※1・2 2019年6月30日現在

JN025387

フレアス通信 〜2020年2月号〜

フレアスでは、北は北海道・南は沖縄まで全国97■■■■■を
受付しています。在宅マッサージ19年の実績を持■■■■■い
方も安心して知識・技術が習得できる研修制度を■■■■■
全国300名※2を超える直接雇用の「施術者」が研修■■■■■！

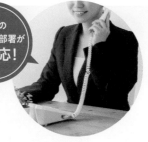

専門の
人材採用部署が
ご対応!

＼あん摩マッサージ指圧師・鍼灸師／

全国で施術者の
相談・応募受付中!!

※就業場所は全国各地に97事業所

┌ フレアス **3**つのポイント ┐
Fureasu Three points

フレアス自慢!! 安心の5日間の研修!!

新人施術者向けに［5日間40時間］の「初任者研修」を実施しております。また「リーダー研修」
「トレーナー研修」「シニアトレーナー研修」など、キャリアアップに応じた研修も充実。

北海道から沖縄まで全国97事業所展開中!!

「働き方」や「希望地」などご相談に応じます。先輩が大勢いる事業所、こじんまりとアットホームな
事業所など、応募者に合った事業所がきっと見つかります。

完全週休2日制・固定給・賞与年2回

フレアスは完全週休2日制。ワークライフバランスを推進しております♪メリハリをつけて仕事ができます。

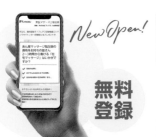

New Open!

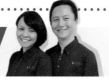
FUREASU JINZAI
フレアス人材バンク Bank

無料
登録

「あん摩マッサージ指圧師」「鍼灸師」の採用活動の一層の強化を図ることを
目的として人材登録サイト『フレアス人材バンク』がオープン!

bank.fureasu.jp ［詳しくはこちら▶］

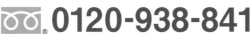
fureasu 株式会社フレアス
人材開発部

採用エントリーは
こちらから!!!

お問合せは

℡ **0120-938-841**

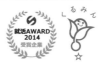
就活AWARD
2014
受賞企業

▲公式採用サイト

▲公式Twitter

┌──────────────┬────┐
│ フレアス 採用   │ 検索 │
└──────────────┴────┘

〒151-0061 東京都渋谷区初台二丁目5番8号西新宿豊国ビル2F

MONTHLY 📷 SNAPSHOT
今月のスナップショット

業界ニュース

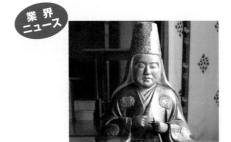

公益財団法人杉山検校遺徳顕彰会は、「杉山和一検校生誕410年記念像」を江ノ島の江島神社に建立する計画を発表した。写真は記念像のモデル（→p.207）

レポート

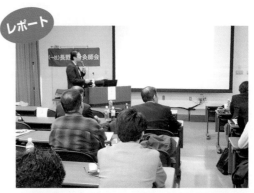

一般社団法人長野県針灸師会（安田政寛会長）は2019年11月17日、信州大学医学部にて頚椎周辺疾患から側弯症をテーマに講習会を開催した（→p.202）

連動企画

連動企画
ツボの選び方

前月号に続き、「ツボの選び方」を大特集。後半となる今月号では、24の研究会から寄せられた渾身の寄稿を一挙紹介する（→p.40）

業界ニュース

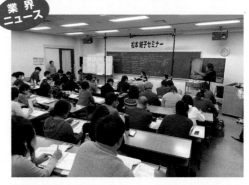

「第10回松本岐子セミナー in OSAKA」が2019年12月15日に東洋医療専門学校で開催。神庭と石門の関係性を解説して実技を披露（→p.203）

発刊記念動画

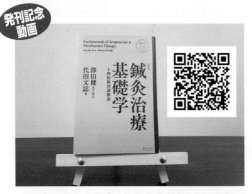

1940年発刊の名著『鍼灸治療基礎学』の新装版が発刊。著者の代田文誌について森ノ宮医療大学鍼灸情報センターの山下仁氏に聞いた。動画公開中！

プレゼント

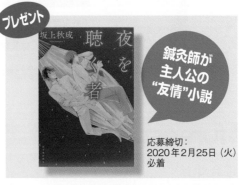

鍼灸師が主人公の"友情"小説

応募締切：
2020年2月25日（火）
必着

次ページの坂上秋成さん著『夜を聴く者』を抽選で1名様にプレゼント。巻末の愛読者はがきか医道の日本Webサイトよりご応募ください。

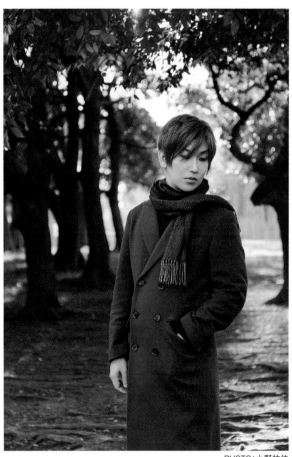

私と鍼灸

書き続けるための生命線

坂上秋成

さかがみ・しゅうせい　小説家、文芸批評家。1984年生まれ。早稲田大学法学部卒業。主な作品に、鍼灸師の主人公ミハイとその親友トウヤとの"友情"を描いた『夜を聴く者』(河出書房新社)を始め、『惜日のアリス』(河出書房新社)、『モノクロの君に恋をする』(新潮社)、『ビューティフル・ソウル』(講談社)などがある。昨年、最新作『Keyの軌跡』(星海社)を発表。

　鍼灸と出会ったのは、初めて小説を出した2013年頃です。もともと自律神経が弱く、忙しさも加わって、何か手を打たないとまずい状態でした。自分で調べて六本木の鍼灸院に行き、生まれて初めて鍼灸治療を受けました。その治療中、合谷に鍼を打たれるとスッと寝てしまい、目覚めたら気持ちがだいぶスッキリしている。これはよいものだと思って、それから定期的に通っています。

　『夜を聴く者』は、鍼灸治療を受けた私の体験がベースになっています。テーマの一つは、鍼灸の効果や意義を物語化することでした。いくつかの書物には、鍼灸は安全性や効果に乏しく、あたかも詐欺のように書かれている。でも私は、実際に効果を感じることができた。私なりのとらえ方で鍼灸を物語化し、そういうものに抗いたい気持ちがありました。

　今でも鍼灸治療を受けると、ほぼ100パーセント何かしらの改善を感じています。私にとっての鍼灸は、体調がどうにもならなくなったときに助けてくれる、駆け込み寺のような存在。書く仕事を続けるための生命線です。

PHOTO：小野祐佳

第

98

回

枸杞子・地骨皮

帝京平成大学 薬学博士 鈴木達彦（すずき たつひこ）

植物画：みやしたはんな
本文イラスト：シュクヤフミコ

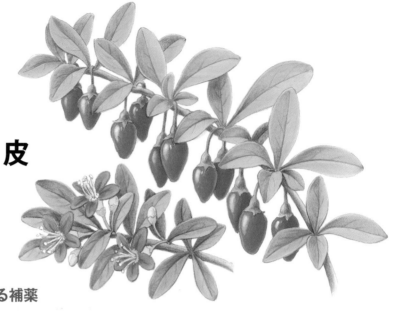

さまざまな部位を用いる補薬

　ナス科クコは、植物体のさまざまな部分を生薬として用いる。果実を利用したときは枸杞子といい、薬用酒の枸杞子酒は強壮強精になるとされている。杏仁豆腐や薬膳料理に添えられていることもあるのでご存知の方も多いだろう。葉は枸杞葉とされて、お茶としたり、若葉を枸杞飯にしたりする。根皮を用いるときは地骨皮とされ、枸杞子に比べて清熱作用を有すると考えられたりもするが、枸杞子、地骨皮ともに強壮薬、あるいは補腎薬とされる。広く利用されており、『神農本草経』にも収載されている伝統的な生薬であるのだが、不思議と漢方処方に配合されることは少ない。

神仙流の補薬

　中国伝統医学の原典には、『神農本草経』をはじめとした一つひとつの生薬の効能を示した本草書と、『傷寒論』などの処方の運用法を示した医方書がある。漢方処方はいくつかの生薬を組み合わせてできているわけなので、生薬の効能の見方は両者において共通の認識があると考えがちであるが、実際は必ずしもぴったりと一致するものではない。本草書には本草書の生薬の見方があり、医方書には医方書の処方理論をもとに生薬を組み合わせる。医方書は医家の見方からつくられ、本草書は神仙流の見方で生薬の効能を論じているのであって、本草書のなかで、ある生薬についての効能が書かれていたとしても、その見方を医家が採用しないということもあったであろう。枸杞は神仙流の理論になじむ生薬といえよう。

　本草書をみると、かつて枸杞は果実、根皮だけでなく樹皮も用いて

いたことが分かる。木本植物であるが、枸杞の幹は刺があり、樹皮というよりも細々とした枝のようである。肉厚ではなく、骨のような枝に小さな葉や花をつけ、秋頃に小さな赤い果実をつける様は、骨髄からわずかな精を絞り出したようである。枸杞の根・茎と果実は、魂と魄の関係性である。魄は頭蓋骨が風雨に晒され白骨化したもので（髑髏）、陰性、地の気を象徴する。魂は髑髏から雲気（云）になって浮遊するものであり、陽性、天の気である。地骨皮は魄の陰性の性質を持つので清熱作用があり、枸杞子は魂の陽性であるので腎の陽気、ときには命門の火を補うことができ、枸杞は全体として魂魄であるのでどちらにしても骨の精を補う強精薬となる。

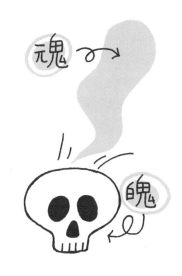

虚実を均衡にする生薬

　枸杞は神仙流において、上品にあたる生薬である。上品の生薬は不老長生をもたらす最終段階に用いる欠点のない完成された生薬である。反面、一つの生薬として完結していて医家が使いづらいということもある。魂と魄の両者の間をまかなう全体性ゆえに、ここにはたらきかける、という際立つものがない。補薬を用いるときは、虚してる部分に集中するような生薬に目が向きやすい。例えば、地黄は特に肥大した根を用いるし、膠飴は次世代に精をつなぐ種子からつくられており、植物が自らの精を一部に集中させた部分であり、こうした生薬は処方のなかに組み込みやすい。一つの虚実の見方では、からだのなかで虚している部分と実している部分があることに原因を求めるが、枸杞は虚の部分だけではなく、魂魄の関係として虚と実にまたがって均衡を取らせるようにはたらく。その点で、一つの個性を持ち寄って処方に参加するというよりは、単体として民間薬的、養生的に利用されやすいと理解される。

　虚実の関係性でいえば、人参の項で示したように、薬精の扱いについて注意する必要がある（単行本『生薬とからだをつなぐ』56ページ参照）。人精と薬精は異なるものであるので、補薬だからといってからだに生じた虚が直接補われるものではない。あくまでも虚と実を平均化させるということを目標とすべきである。前回採り上げた菊花は、眼に精を移して眼精の虚を集中して解消しようとしてしまうきらいがある。杞菊地黄丸という六味地黄丸に枸杞子と菊花を加えた眼精疲労に用いられる処方がある。枸杞子が処方に配合されている比較的稀なものである。杞菊地黄丸では、菊花が眼精を集中させるようにはたらくのだが、行きすぎた補のはたらきで、からだの精を蔑ろにしないように、枸杞子が魂魄の全体性を持って、処方全体のバランスをとると理解することができる。

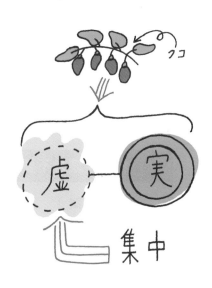

月刊「医道の日本」定期購読のご案内

月刊「医道の日本」は1938年に創刊し、
2018年で80周年を迎えました。
今後も価値ある情報をお届けし、
100周年、そしてその先へ、
皆様とともに歩んでいく所存です。
そんな「医道の日本」では、
お得な定期購読プランをご用意。
この機会にぜひご検討ください。

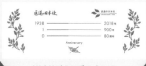

2020年2月末まで!
新規お申し込みで
オリジナル手ぬぐいプレゼント!!

※オリジナル手ぬぐいは
数に限りがございます。

定期購読なら……
- 送料は弊社が負担！
- 弊社セミナーが特別価格に！
- 限定の書籍割引情報や付録あり！

月刊「医道の日本」定期購読料
（金額はすべて税込 ※海外の場合は金額が異なります。）

半年間 6冊

［通常］**5,988円**
（1冊998円×6カ月）

1冊あたり917円

［定期購読割引］
5,500円

1年間 12冊

［通常］**11,976円**
（1冊998円×12カ月）

1冊あたり817円

［定期購読割引］
9,800円

［お申し込み方法］

郵便局の場合●月刊誌綴じ込みの「払込取扱票」をご利用いただくか、弊社までご連絡ください。
クレジットカードの場合●医道の日本社ネットショッピングサイトをご利用ください。https://www.ido-netshopping.com/

継続手続き不要でさらにおトク！「クレジットカード自動継続プラン」※1

［1年間］
9,600円 ※2

［当月＋1年間］
10,400円（初年度のみ） ※3

※1 クレジットカード自動継続プランでは半年間の購読は選択できません。 ※2 定期購読期間はお申し込み日の翌月から12カ月間となります。 ※3 お申し込み時点で発売中の最新号に加え、翌月から12カ月間ご購読いただけるプランです。なお、次年度からは12カ月の自動継続（9,600円）となります。

［お申し込み方法］ 月刊「医道の日本」webサイトか、右記QRコードからお申し込みください。
https://www.idononippon.com/magazine/

お問い合わせ　株式会社医道の日本社

〒237-0068　神奈川県横須賀市追浜本町1-105
TEL：046-865-2161　FAX：046-865-2707
http://www.idononippon.com/

医道の日本 CONTENTS

VOL.79 NO.2 2020年2月

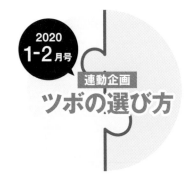

2020 1-2月号
連動企画
ツボの選び方

※連動企画特別編成のため、以下の連載を休載します。
「あはき臨床 私の学び方 伝え方」「臨床に活かす古典」

読者を訪ねて
──「医道の日本」のある風景──

第10回　おかの針療院（東京都品川区）

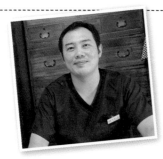

◀おかの針療院、院長の岡野聡氏。鍼灸あん摩マッサージ指圧師のほか、調理師の資格も保有している

HERE

文・写真：編集部

　大学卒業後、「将来は独立し、1人で商売を切り盛りしていきたい」という夢を持ち、居酒屋に就職した岡野聡氏。接客が好きで、お酒や料理で楽しい場を提供することにやりがいを感じていたという。しかし次第に、お酒を売れば売るほど、客の体調が悪くなっていく現実にジレンマを抱くようになる。「やった分だけ人に健康になってもらえる仕事に就きたい」と一念発起し、鍼灸の道へ。接客業から転身した現在も、患者との会話を大切にして治療を行う岡野氏に話を聞いた。

「期待に応える刺激」を追求する治療

　岡野氏はスポーツクラブ内の鍼灸院にて10年間勤務したのち、旧東海道と交差する青物横丁商店街を抜けてほどなくの場所におかの針療院を開業。居酒屋勤務時代からの夢であった「独立」を、鍼灸師として叶えた。現在は、前職から引き続き担当している患者のほか、近隣の住民、医師からの紹介などの患者を治療している。

　そんな岡野氏が重視しているのは「その患者にとって最も心地よい刺激を与える」こと。患者によって鍼の太さや手技を変え、時には鍉鍼、金鍼、パルスなどを使い分けて治療を行っている。治療中に刺鍼時の感覚について「ふわっと温まる感じ」「ずん、と深い感じ」「ビリッと電気が走るような感じ」「チクチクする感じ」など細分化して尋ね、患者本人が「効いている感じがする」と思える刺激の量と種類を、コミュニケーションを通して探っていくそうだ。

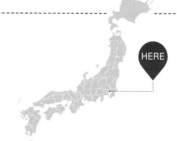

内装の施工はフリーランスの大工に依頼。さらに資材を岡野氏自身で調達するなど資金面を工夫しながら、落ち着いた和風モダンに仕上げた

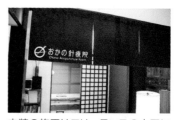

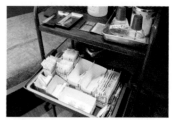

患者によって刺激量を調節するため、多種類の毫鍼、鍉鍼、金鍼をそろえている

岡野氏がこの「効いている感じ」を大切する一番の目的は、プラセボ効果をうまく引き出すためだという。「鍼治療のエビデンスについて悩んだことがきっかけで、プラセボ効果について調べるようになりました。その結果、プラセボ効果を発揮させないと、鍼本来の治効も出せないと仮定し、今はプラセボを中心に治療を組み立てています。『ここに来ると楽になる』『この刺激があると症状が軽減する』という確かな感触を持ってもらうためには、患者が期待する刺激を与える必要があり、その感覚を追求しています」と話す。

2019年、小誌では「マンガでわかるプラセボ効果」の連載を開始。「自分の興味と『医道の日本』がまさにピンポイントでかみ合ったと感じました」と、そのシンクロに驚いたという。

連載の解説動画をYouTubeにて公開

岡野氏は現在、同連載の要点解説をはじめ、鍼灸や健康についての動画をYouTubeにアップロードしている。

「YouTubeは2019年2月から始めました。予約の入っていない空き時間が手持ち無沙汰で始めたのが正直なきっかけですね。初めは自分が出演して動画を配信することに抵抗がありましたが、一度きりの人生なのでやりたいことにチャレンジしてみようと決心しました。続けていくうちに、『医道の日本』や書籍で得た知識をアウトプットすることで、自分の考えが整理できることに気づきました。また、動画の制作はクリエイティブなことですから、そういった作業をすることで、『今日は新しいことは特に何もなかったけれど、動画を一つつくれてよかった。勉強できたな！』と手ごたえを感じることができます」

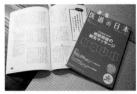

アンダーラインを引き、段落番号が書き込まれた小誌。YouTubeで内容を解説するために、じっくり読み込んでいるという

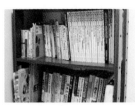

待合室の本棚には、『医道の日本』のほか、プラセボ効果、心理学の本も並んでいる

読者の治療院情報

名称　おかの鍼療院
住所　東京都品川区南品川3-6-10
サンクレスト南品川202
アクセス　京急線青物横丁駅から徒歩3分、りんかい線品川シーサイド駅から徒歩5分
休診日　金曜日・日曜日（ほか、院で指定した日）
スタッフの人数　1人
ベッド数　1台
開業年　2017年

◀おかの鍼療院のYouTubeチャンネルはこちらから

読者が選ぶこの一冊！

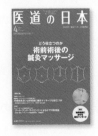

医道の日本2019年4月号（連載『マンガでわかるプラセボ効果』第1回）

「間違った解釈をされると、鍼の効果そのものを否定していると思われかねないプラセボ効果。まさか連載にするとは『医道の日本、思い切ったことを始めたな！』と衝撃を受けました。これからも患者が何を期待して来院し、どう答えを出すかを考えて治療を行い、プラセボ効果をうまく利用したいです」

医療連携の現場から

第9回　東北大学病院 漢方内科

東北大学病院は、宮城県仙台市の中心に位置し、病床数1176床、1日外来患者数2306名（平成30年統計）と宮城県の医療を支える基幹病院である。また、質の高い臨床研究や治験の推進などにおいて、その中心的な役割を担う「臨床研究中核病院」のほか、「特定機能病院」「がんゲノム医療中核拠点病院」などに認定されており、まさに日本の医療の中核を担っている病院ともいえる。今回はそんな同大学病院にある漢方内科で行われている漢方薬治療と鍼灸治療、また西洋医学と東洋医学の連携の様子を取材。また、未来の医療連携を生み出すため、同大学が実践している教育についても話を聞いた。

東北大学病院の鍼灸師の1日

東北大学病院では1996年より、漢方内科において鍼灸治療を行っている。今回、同科にて鍼灸外来を担当している金子聡一郎氏に協力を依頼。院内での勤務に同行した。

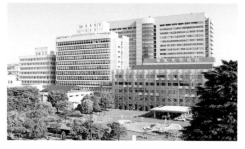

▲ 東北大学病院の外観（写真提供：東北大学病院 漢方内科）

朝早くから始まる勉強会

取材当日の7時30分、外来が始まるより早いこの時間から、金子氏は漢方内科に所属する医師や鍼灸師からなる朝の勉強会に参加した。この朝の勉強会では、症例検討、日本漢方のバイブルである『傷寒論』の輪読会、中国語の医案（症例）の輪読会、医学論文の抄読会や学会で発表するポスター資料に関するディスカッションなどが行われる。当日は、ポスターの内容を確認しつつ、医師や鍼灸師各人が専門分野からの見解を述べていた。

また、会議室には別の医療機関につながっているモニターが用意されており、同じ機器が設置された宮城県内の医療機関からリアルタイムで会議に参加できるようになっていた（**写真1**）。金子氏によると、「これは地域医療振興のために宮城県が主導して構築したネットワークシステムで、カルテなどの情報を医療機関で共有できるほか、このようにテレビ会議を行うことも可能です」とのことだった。

外来での施術と医学生への鍼灸教育の両立

朝の勉強会が終わると、金子氏は漢方内科の外来ブースに移り、鍼灸の施術を行う。

表1 施設情報

名称	東北大学病院 漢方内科
所在地	〒980-8574 宮城県仙台市青葉区星陵町1番1号
所属する 鍼灸師の数	2人（金子聡一郎氏、神谷哲治氏）

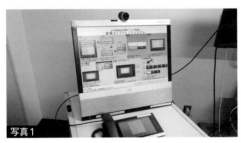

写真1

▲カメラ付きのモニター。カルテなどの情報共有のほか、テレビ会議なども可能。ICTの技術を活用して効率化を図る（写真提供：東北大学病院 漢方内科）

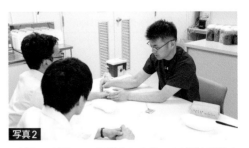

写真2

▲鍼灸の実習にて、医学生に合谷への刺鍼を実践する金子氏（写真右）

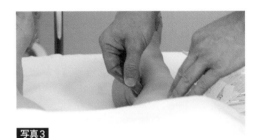

写真3

▲同科の鍼灸では指サックを使用しない代わりに、押手なしの刺鍼を行っている（抜鍼時にはグローブを使用）

そのまま午前が過ぎるかと思いきや、10時30分頃に今度は医学生が待つ研修室へ移動。5年生に対する鍼灸に関する実習を行った。東北大学医学部では、まず4年生の時点で全学生に漢方と鍼灸に関する講義が1コマあり、5年生と6年生では選択科目として漢方内科での臨床実習を選ぶことが可能である。金子氏は同科における鍼灸に関する実習や授業を担当している。

取材時は、5年生への実習に関しては、まず鍼がどういうものか知ってもらうため実際に鍼を手に取ってもらい、その後、刺鍼を経験してもらう（**写真2**）。そのうえで刺鍼の作用機序など、基本的な内容を解説する。また、鍼灸が保険（養療費）適用になる疾患があることや、世界の鍼灸事情や研究の概要なども説明、学生が自分の足三里への刺鍼を体験する場面もあった。

その後、12時頃から再度外来患者の診療に入る。同大学では鍼灸師は金子氏を含め2人在籍しており、それぞれが別の曜日を担当し、1カ月でのべ約100人に治療を行って

いるという。患者の問診、脈診、腹診、舌診などの確認などは一般的な鍼灸施術と変わらないが、特徴的なのは押手を使わない点であった（**写真3**）。これは清潔操作の一環として行っているとのことだった。

異なる立場との交流を深める症例検討会

16時頃に外来が終わると、同科の漢方専門医、専攻医や研修医、鍼灸師、大学院生などを交えた新患の症例検討会が始まる。患者の電子カルテを見ながらディスカッションを行うのだが、これには各専門家の意見を取り入れることのほか、それぞれの立場の人間が同じ空間で学習するといった目的もある。

検討会では、鍼灸を追加したほうがよいという意見になれば、そのまま金子氏らに患者が紹介される。事前に患者の情報共有を行うことでスムーズな鍼灸治療の開始を可能にしている。また、鍼灸師も初診時の検査結果などを共有することによって患者の状態を把握し、治療に臨むことができる。

10年先の連携を見据えた教育改革

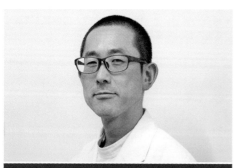

高山真氏（たかやま・しん）
東北大学大学院医学系研究科 漢方・統合医療
学共同研究講座

Q. 他職種連携のポイントは。

高山 他職種連携は大きな病院と中規模の病院、また鍼灸院、歯科医院、診療所とのつながり（連携）を通じて行われます。さらに細かく見ると病院内でも診療科同士のつながり、指導医から研修医、医学生のつながりがあります。これらを全部円滑にしていくことが必要です。鍼灸を医療機関においてより認知してもらうためには、つながりの最初の段階である医学生から、鍼治療を理解してもらうことが一番のポイントだと考えます。

Q. 医学部では現在、鍼灸を教えているのか。

高山 現在、日本国内にある82の医学部で行う卒前卒後の漢方教育について、共通化された基盤カリキュラムを使おうという活動がありまして、私も協力しています。そのなかでは、鍼灸教育を入れたほうがよいとする大学も多いのですが、その理由は文科省の方針だけではなく、国際基準で認証された医学部になるためでもあるのです。認証を受けた医学部を卒業すれば、海外で医師免許を用いる申請を行うことができる資格を得ることが可能です。その認証基準のなかには、自国の伝統医学を教えていることも含まれています。日本でいう伝統医学は漢方や鍼灸が該当するので、医学部で鍼灸も教えたほうがよいというのは、国際基準を考慮してだと思います。

東北大学では、鍼灸の講義や実習を学んだ人たちが毎年卒業しています。これが非常に大切で、10年経て世代が変われば、多くの医師が鍼灸を知っていることになる。それがつながりとして一番理想的な形です。つながりとしてはほかにも、医師と鍼灸師、そして医学生が一緒に勉強できるようにと考え、症例検討会を開催しているのもポイントですね。漢方専門医を取得するために勉強している耳鼻科医などの専攻医も一緒に勉強しています。

他職種が相互理解をするためには、多くの職種と関係を構築しディスカッションができる環境が必要です。医学生には興味があれば鍼治療の臨床研修を手伝ってもらいますし、鍼の研究で論文を書いたりしています。そうして鍼灸論文が増え、質のよいものが「PubMed」という医学論文のデータベースに蓄積されていけば、信頼性も向上していきます。

ただ現在、漢方の指導医が少なくなっている点が懸念されます。指導医がいないと専門医が育てられず、専門医がいないと初期研修などの指導ができず、学生に指導ができません。まずは専門医をたくさん育てる必要があります。現状ではこの取り組みはうまくいっているので、これからも増えていくことに期待しています。

Q. 他職種連携で鍼灸師に求められる行動とは。

高山 医師や薬剤師、看護師といった職種の勉強会やワークショップに参加し、コミュニケーションをとることではないでしょうか。

やはり互いの顔が見える場所で机を並べて、自分の立場で意見を述べることは大切です。そうして互いに知らない知識を共有することでリスペクトも生まれますし、会って顔見知りになることで困ったときに相談できるようにもなります。私が所属する日本東洋医学会の宮城県部会と全日本鍼灸学会の東北支部はここ4年間、東北大学で同じ日に学術集会を開催しています。鍼灸関連の学会などでもそういった機会が増えていると思うので、どんどん参加してみてはどうでしょうか。

Q.東北大学での東洋医学教育はどのようにつくられたか。

高山　東日本大震災後、東北大学では人手が不足しており、漢方内科における鍼や漢方、診察の講義を、すべて私一人で担当した時期がありました。しかし、私一人では持続が難しかったため、それぞれの分野ごとに担当者をつける現在の形に変更しました。そうすることで今後、担当者が異動になっても、代わりの先生が対応できるようになっています。

大学ではないですが、2020年6月には第71回日本東洋医学会学術総会が仙台市で開催されます。特別企画「卒前卒後漢方医学教育」では、漢方教育シンポジウムや鍼灸も含む漢方教育のアクティブラーニングを受けてもらったあと、OSCE（オスキー）やテストを受けていただきます。OSCEでは学生が患者への漢方的な診察、診断をして、周りで評価をするという、学生側、評価者側、あとは見学者側という3つの輪ができる想定です。

Q.教育において今後の目標は。

高山　東北大学における東洋医学教育の基本的な形をつくれたと思うので、あとはこれを続けていく。運用するなかで少しずつ修正し、医師の方々の理解が深まっていくよう、地道

に運用していくだけです。問題は若い人たちが入ってきて、この教育を続けてもらえるかでしょうか。そのためにも教育や研究がしやすい環境を私たちがつくる。そうすれば私たちがいなくなったあとも、ずっと同じ形が続いていくと考えています。

医師・大学院生へのQuestion

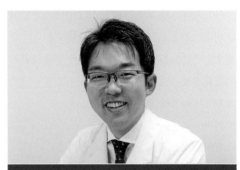

有田龍太郎氏（ありた・りゅうたろう）
東北大学病院 総合地域医療教育支援部・漢方内科 大学院生

Q.研究における他職種連携をどう考えるか。

有田　私は漢方内科で診療をしながら東北大学の大学院に通っていますが、大学院に入学してまもなく、鍼灸師の金子先生と一緒に過敏性腸症候群に対する漢方治療の臨床研究に携わってきました。この研究は他科との共同研究であり、連携が円滑にいったため100人以上の患者さんにご協力いただくことができました。自分たちの科だけではなく他科とも連携が取れていたからこそ、この臨床研究を進めることができたと思っています。

鍼灸分野も金子先生が独自の研究しており、他病院の先生方と連携しています。東北大学ではほかの診療科、ほかの職種、ほかの病院と横のつながりが構築されていて、かつそれを活用した連携をとれることがよいと思いますし、研究における一番の成功の秘訣ではないかと思います。

Q.鍼に対する抵抗はなかったか。

有田　私は鍼に対する抵抗よりも興味のほうが勝っていました。患者さんのなかには鍼に対して抵抗のある方もいます。もし患者さんに鍼をすすめるとき、また患者さんから「鍼ってどうですか」と聞かれたときは、外来に置いてある刺入されないタイプの円皮鍼を見せて「刺さない鍼もありますよ」と説明しています。

　私は現在、東北大学病院だけではなく宮城県北部にある病院で地域医療支援を行っています。その病院の患者さんやスタッフに私が円皮鍼を使って、そのよさを知ってもらったりもしています。

Q.他職種連携で鍼灸師に求められることは。

有田　やはり西洋医学の先生方と同じ言葉で話すのはとても大切なことです。私たちも漢方を扱っていますが、東洋医学的な内容だけを西洋医学専門の医師に説明しても理解してもらえません。しかし、西洋医学の目線から、基礎研究や臨床研究のデータを含めて漢方のことを丁寧に説明すると、漢方や鍼灸を取り入れることを検討していただける可能性は十分あります。

　また、漢方内科で金子先生たちと連携ができているのは、互いに東洋医学的な知識を持ち共通言語があるから、という理由も当然あります。ただそれだけではなく、金子先生たちも西洋医学的な知識、漢方薬の知識を持ち、私たちが「この患者はA病という疾患で、漢方は〇〇湯を使っています」といえば、「A病ではこういう症状が出ますよね、漢方ではここを治療しているから鍼灸はこちらの治療をしましょう」と、スムーズなディスカッションができるからだと思います。

Q.鍼灸師（業界）ができることとは。

有田　現在は伝統医学にもエビデンスが求められる時代になっていて、世界の伝統医学・統合医療の学会でも毎年、鍼灸を含めさまざまな研究が発表されています。他職種連携のためにはやはり、今あるエビデンスをさらに活用していくことではないでしょうか。

　日本東洋医学会ではEBM特別委員会が設立され、漢方薬治療に関するエビデンス集（Evidence report of Kampo Treatment: EKAT）をまとめてWebサイト上に公開しています。これと同様に、鍼灸治療に関するエビデンス集もあると大変有益ではないかと思います。まとめるのは容易ではありませんが、エビデンスに基づいて鍼灸の有効性を説明できることは他職種間の架け橋となる重要なポイントだと思います。また、SNSにも鍼灸の論文を読むグループがありますので、こうした活動がもっと広まっていくと個人でも勉強しやすいと思います。

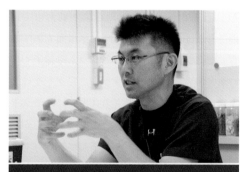

鍼灸師へのQuestion

金子聡一郎氏（かねこ・そういちろう）
東北大学大学院医学系研究科 地域総合診療医育成寄附講座 助教

Q.医療機関で鍼灸師が働くメリットとは。

金子　今、優先される治療が鍼灸ではないと思われたとき、医師へ迅速に相談することができる点などでしょうか。例えば、外来患者

さんに帯状疱疹が認められたときは、まず抗ウイルス薬の使用が適切と考えられますので、すぐに当科の医師へ相談します。帯状疱疹に鍼がダメだということではなく、抗ウイルス薬には発症72時間以内の内服が皮疹の治癒を促進するというエビデンスがあるからです。

また、当院は教育機関でもあるので、私個人としては、鍼灸のよさを知っている医学生・研修医が一人でも増えてくれることを目標として活動しています。そういった面でもここで働くメリットがあると考えています。

Q.安全面についてどういった要望があるか。

金子　まずは、リスク管理をしっかりすることです。外来施術において、些細な異変でもその背後に隠れた疾患が疑われた場合はすぐに相談するようにしています。上でも述べましたが、治療の優先順位に間違いがないように常に注意を払っています。

また、清潔操作の一環として、当院では刺鍼時に押手はおこないません。抜鍼時には、標準予防策としてグローブを使用するなどをして対策をとっております。

Q.患者への施術で気をつけていることは。

金子　どんな治療もそうだと思いますが、鍼灸治療を行わなくても症状が出現しない状態、つまり治療の終了を目指すということでしょうか。疾患によっては継続的に治療を行うほうが望ましいものもあると思いますが、患者さんには初めてお話しするときにその目標をお伝えしています。

ほかには、患者さんに分かりやすく説明する。症状や治療についても東洋医学と西洋医学、両方の側面から話すことにしています。

Q.他職種と連携するために求められる知識は。

金子　当然なことかもしれませんが、最低限の西洋医学の知識は必要と考えております。その最低限の目安として、個人的な意見としてですが、患者さんの疾患について、例えば『year note』（メディックメディア社）の項目は目を通すべきかなと思っております。この本は、大学院入試の勉強をする際に部分的ですが使用しました。医学生が1年間かけて勉強するものらしく、鍼灸師もそれくらい勉強するべきではないかと感じました。また、事前に勉強しておくことが大前提ですが、もし「知らない」ことがあったら「知らない」ことを認識し、次回までに勉強しておくことは最低限必要なことかなと考えております。

Q.鍼灸師が医療機関で働くうえで気をつけるべき点や、生かすことができた経験、学習を教えてください。

金子　私が在籍するのは大学および大学病院なのですが、私のような者でも在籍できるのは「学位（博士）」が取得できたからです。周囲の方々に多大な迷惑や苦労をおかけしながらですが、なんとか取得することができました。日々勉強というのはその後も変わらないのですが、その課程で学んださまざまなことが今でも活きていると感じています。取得するのは簡単ではありませんが、手段はさまざまあるようですので、ぜひ、チャレンジする人が増えてほしいと考えています。

また、（公社）全日本鍼灸学会の鍼灸師の認定制度が2020年4月から変わると聞いています。研修期間が設けられ、医療機関での研修を必要とするとも聞いています、逆をいえば医療機関での研修を受けられる機会が増えるようになるかもしれません。

これを読まずに脈診は語れない！

新刊

【現代語訳】
脈論口訣
― 原文・注釈・解説付き

著：曲直瀬道三
訳・校注：篠原孝市

350ページ　B5判
定価：（本体4,500円＋税）

戦国時代の名医、曲直瀬道三の名著が蘇る！
日本鍼灸の原点はここにあった――

　信長、秀吉、家康と天下人から信頼された、戦国時代の名医、曲直瀬道三。曲直瀬道三の脈論を編集した『脈論口訣』には、現在、経絡治療で行われている脈診のルーツが凝縮されている。伝統医療の一つの原点がここにあるといっても過言ではない。

　本書は、全5巻にわたる『脈論口訣』について、日本鍼灸研究会代表で、井上恵理・本間祥白・井上雅文の流れをくむ経絡治療家・篠原孝市氏が全文の現代語訳を行うとともに、重要箇所に対して、臨床に応用しやすいように、校注と解説をつけたものである。

　本書を読めば、曲直瀬道三が脈診からどのような治療体系を形づくったのか、その息遣いを感じることができるだろう。日本鍼灸のアイデンティティに迫る1冊。

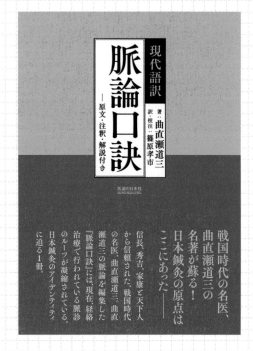

現代語訳
脈論口訣
― 原文・注釈・解説付き
著：曲直瀬道三
訳・校注：篠原孝市
医道の日本社

戦国時代の名医、曲直瀬道三の名著が蘇る！日本鍼灸の原点はここにあった――

信長、秀吉、家康と天下人から信頼された、戦国時代の名医、曲直瀬道三。『脈論口訣』には、現在、経絡治療で行われている脈診のルーツが凝縮されている。日本鍼灸のアイデンティティに迫る1冊。

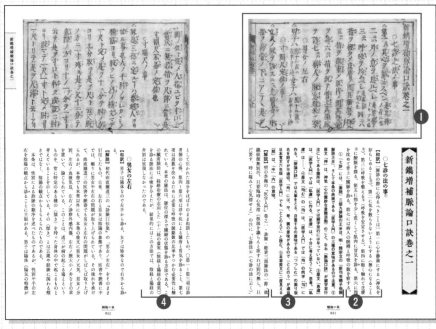

❶ 原文に触れて、
▼
❷ 和訳で
　　内容をつかみ、
▼
❸ 校注で理解し、
▼
❹ 解説を
　　臨床に活かす

医道の日本社

フリーダイヤル **0120-2161-02**　Tel.**046-865-2161**　ご注文FAX.**046-865-2707**
1回のご注文 1万円（税込）以上で梱包送料無料〈1万円未満：梱包送料880円（税込）〉

『はじめての鍼灸』特装版が登場！

鍼灸はみんなのミカタ

B5サイズ 上製

一般向け資料『鍼灸FACTBOOK』を4団体監修のもと、改訂したA5判冊子『はじめての鍼灸』。豊富なイラストで分かりやすいと好評です。本書は、冊子版をB5サイズの上製書籍版としてリサイズし、お子様やご高齢の方にも優しい大きな文字で読みやすくしました。治療院の待ち合い室に置く読み物、プレゼントにも最適！患者指導にもお役立てください。

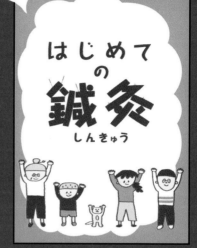

監修	国民のための鍼灸医療推進機構（AcuPOPJ）
制作	医道の日本社編集部
定価	本体2500円＋税
仕様	B5判 上製32頁
発行	（株）医道の日本社

豊富なイラストで読みやすい

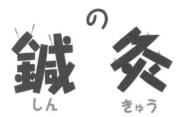

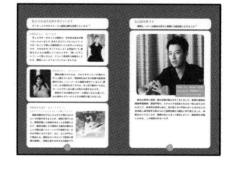

A5判冊子も絶賛発売中！

著名人インタビュー収録

こんな所で活用できます

鍼灸院 / オープンキャンパス / ボランティア etc……

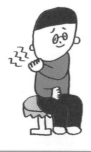
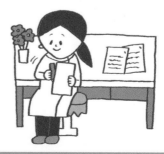

監修	国民のための鍼灸医療推進機構（AcuPOPJ）
制作	医道の日本社編集部
定価	本体220円＋税
仕様	A5判 並製32頁
発行	（株）医道の日本社

医道の日本社　フリーダイヤル **0120-2161-02**　Tel.**046-865-2161**　ご注文FAX.**046-865-2707**

1回のご注文1万円（税込）以上で梱包送料無料。1万円未満：梱包送料880円（税込）。A5判梱包送料140円（税込）

NHKの特番「東洋医学ホントのチカラ」第2弾
収録現場を
取材してきました!

（写真提供：NHK）

　NHK特集番組「東洋医学ホントのチカラ〜冬のお悩み解決SP〜」（NHK総合テレビ・72分）が、2月5日（水）午後7時30分から放送される。

　先月号（2020年1月号）では、番組ディレクターに取材し、第1弾の反響と第2弾となる今回の特番に込められた制作側の鍼灸への思いをお伝えした。今回は放送に先立ち、収録現場を取材してきたので、レポートする。

　収録はNHKで最も大きなスタジオで行われた。経絡をモチーフにした豪華なセットにも、特番への大きな期待が現れている。番組

の司会を務めるのは、ファッションモデルのアンミカさんと、アナウンサーの青井実さん。

　「病を治す選択肢の一つとして、東洋医学が注目されています」

　司会のそんな言葉とともに番組はスタート。ゲスト陣が鍼灸の経験について、それぞれ明かすなか、アイドルグループSKE48の須田亜香里さんと惣田紗莉渚さんの鍼体験への話に注目が集まる。舞台裏に鍼灸師のトレーナーが帯同している様子が実際の映像とともに紹介。ゲストからは驚きの声が上がった。

　ツボとは一体何なのか──。伊藤剛氏（北

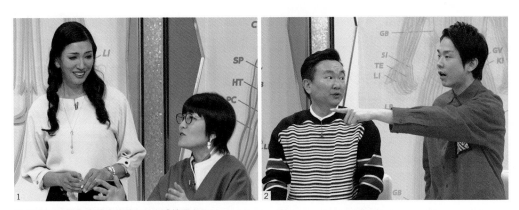

1 頭痛への鍼灸治療を体験した光浦靖子さん
2 M-1グランプリ準優勝のお笑いコンビ、かまいたち。収録時はツボ名にまつわるダジャレも飛び出した

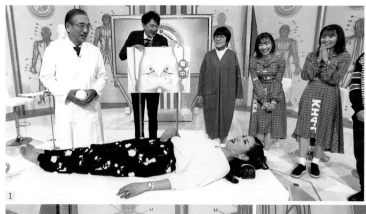

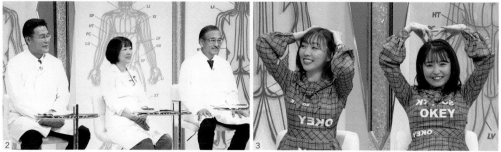

1 「冷え症」改善のツボ押しを体験するアンミカさん
2 講師陣。左から大野智氏、安野富美子氏、伊藤剛氏
3 百会のツボを押すSKE48の須田亜香里さん（左）と惣田紗莉渚さん（右）

里大学東洋医学総合研究所・客員教授）がスタジオで解説。惣田さんが治療を受けたツボの場所が明かされたうえで、鍼治療のメカニズムを解説する実験VTRも紹介された。続いて、安野富美子氏（東京有明医療大学保健医療学部教授）が、お笑いコンビのかまいたちの2人を始め、ゲスト陣にツボ押しセルフケアを伝授。予想以上の身体の反応にスタジオが沸く一幕もあった。

そのほか、お笑いタレントの光浦靖子さんが頭痛への鍼治療を1カ月にわたって受けた結果や、イギリスでの鍼灸ブーム、また、うつ病患者への鍼灸治療における脳血流変化の測定結果などのVTR映像が流された。番組構成としては、経穴や経絡をはじめ、鍼灸の内容が盛りだくさんで「ファシアと経絡に関係性があるのではないか」という科学番組ならではの切り口も見られた。

収録の終盤では、ゲストから「東洋医学は根拠が薄いんじゃないかと思っていたけど、薬も使わないし、まず試してみたいと思った」という声が上がるなど、番組の視聴者が鍼灸を始めとした東洋医学に関心を持つ、大きなきっかけになりそうだ。

 Information

● 番組名
NHK特集番組「東洋医学ホントのチカラ 〜冬のお悩み解決SP〜」

● 放送予定
2月5日（水）午後7:30 〜 8:42（総合テレビ・72分）
〈司会〉 アンミカ、青井実（NHKアナウンサー）
〈ゲスト〉光浦靖子、山内健司・濱家隆一（かまいたち）、須田亜香里・惣田紗莉渚（SKE48）
〈講師〉伊藤剛（北里大学東洋医学総合研究所・客員教授）、安野富美子（東京有明医療大学保健医療学部教授）、大野智（島根大学医学部教授）、ほか

待望の映像化！

DVD よくわかる 長野式治療

DVD VIDEO

3月上旬発行予定

出演・監修：長野康司　時間：約140分　価格：本体15,000円＋税

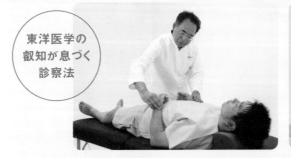

東洋医学の叡知が息づく診察法

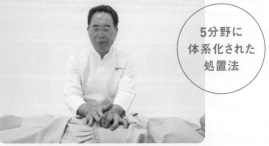

5分野に体系化された処置法

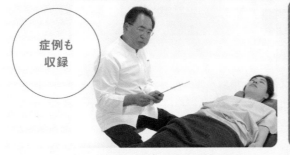

症例も収録

主な内容

〈診察法〉
問診、脈状診、腹診、火穴診、局所診

〈処置法〉
免疫系処置、血管系処置、神経・内分泌系処置、筋肉系処置、気系処置

〈症例（治療の流れ）〉

あなたもできる！　よくわかる長野式治療！

　故・長野潔氏が創始した「長野式治療」は、西洋医学の知見、東洋医学の脈診・腹診などの手技を用いて、病気を起こしている要因を探り、病人をまるごと診るという特長を持つ治療法。臨床における"治すこと"に主眼をおいた東西折衷の治療法として、即効性、再現性があり、日本を始め、海外でも多く取り入れられている。

　今回、この長野式治療をイチから学べるように映像化。長野潔氏の子息で、長野式臨床研究会代表の長野康司氏が診察法から処置法までをわかりやすく実演。2015年発行の書籍『よくわかる長野式治療』を構成のベースにしており、書籍と併せて視聴するとよりいっそう理解が深まる内容となっている。

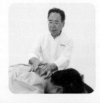

出演・監修　長野康司（長野式臨床研究会代表）

1956年、大分県生まれ。1980年、東京鍼灸柔整専門学校（現・東京医療専門学校）卒業。1980～84年、各研究会、流派に参加することで、先代長野潔が創始した長野式治療の価値を再認識。1998年、長野式臨床研究会を立ち上げる。現在、日本はもちろん、ドイツなど海外においてもセミナーを開催し、長野式治療の普及に努めている。大分にて鍼灸院経営。著書に『よくわかる長野式治療』（医道の日本社）がある。

医道の日本社　フリーダイヤル 0120-2161-02　Tel.046-865-2161　ご注文FAX.046-865-2707
1回のご注文 1万円（税込）以上で梱包送料無料〈1万円未満：梱包送料880円（税込）〉

誌上で鑑別トレーニング

外傷整復道場

【第 98 回】

帝京平成大学ヒューマンケア学部
柔道整復学科助教
西沢正樹（にしざわ・まさき）

Profile
2008年、帝京平成大学卒業後、東京
都練馬区の樽本接骨院勤務。2011年、
呉竹学園東京医療専門学校鍼灸科卒
業。同年、樽本接骨院グループ千川
接骨院院長。2012年、長野救命医療
専門学校非常勤講師。2014年より
現職。

企画 協力	伊藤譲 日本体育大学保健医療学部 整復医療学科教授

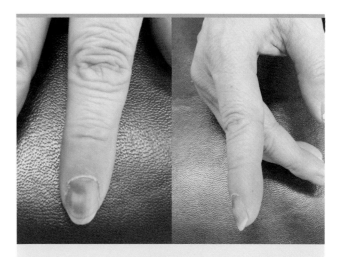

🔍 **鑑別してみよう**　患者は50歳の女性。写真は受傷日に撮影したもの。

ヒント
・爪下血腫を認める。
・第2指に激しい疼痛を認める（拍動痛）。
・第2指の骨軸に沿った圧迫痛を認める。

CASE 受傷状況や症状

　自宅で掃除中、ドアに右第2指を挟み負傷した。その後、爪下の出血と疼痛が増強してきたため来院した。自覚症状として、右第2指の激しい自発痛を訴えた。他覚所見として、右第2指の腫脹と爪下血腫を認め、末節骨から骨軸に沿った軸圧痛、直達性局所痛を認めた。骨折の固有症状である異常可動性や軋轢音は認めなかったが、爪下血腫や拍動痛があるため応急手当として固定を施し、整形外科を紹介した。

**鑑別の
ポイント**

POINT 1
受傷機
転を聴取
する。

POINT 3
爪下血腫
の有無を
確認する。

POINT 2
疼痛の
程度を確認
する。

右第2指末節骨骨折

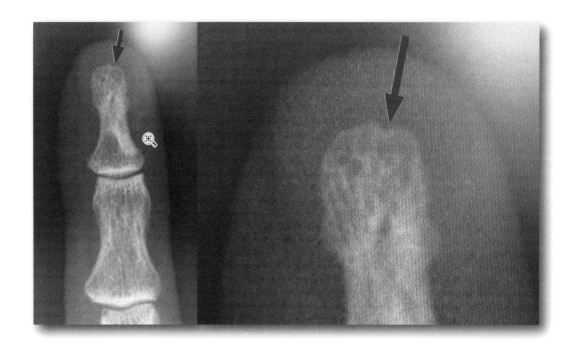

疾患の特徴

　末節骨骨折は指骨骨折のなかで最も発生頻度が高く、日常診療でもしばしば遭遇する疾患である。末節骨は筋の停止部（伸筋腱、深指屈筋腱）であるため、骨折の程度が骨片転位や骨癒合期間に影響する。末節骨の遠位部での骨折は、ドアに指を挟まれるなど圧挫のように直達外力で骨折することが多いため、粉砕骨折になることもある。注意すべきは爪下血腫であり、血腫が大きくなるほど疼痛も大きくなる。また、開放骨折になる頻度も高く、爪の損傷がある場合ははがれていなくても開放骨折と同様に扱い、直ちに医師に紹介する。

　末節骨骨折は、骨片が転位することは少ないが、患者の自己判断で副子を除去し指を使用してしまうと、遷延骨癒合や骨癒合不全に陥る場合もあるため注意が必要である。

　爪下血腫があり激痛を訴える場合は、骨折自体の疼痛か爪下血腫による疼痛かの鑑別は困難であるが、骨折を念頭に対応する。骨折による血腫は一般的に激痛であり、安静やアイシングなどで疼痛が軽減することはない。そのため医師への早急な紹介が必要である。

治療法・整復法・治療の注意点など

　指尖部の損傷で来院した場合は、まず爪下血腫や皮下出血斑の有無を確認する。疼痛が強い場合には血腫の除去が必要となるため、応急手当として固定を施し、整形外科を紹介する。また、爪下血腫が小さい場合でも時間の経過とともに血腫が大きくなる可能性もあるため、患者には十分に説明しておく。前述した通り、爪下血腫がある場合は疼痛が強いため、骨折を念頭に対応する。その場合、超音波画像診断装置により容易に鑑別できる。超音波画像診断装置のプローブを患部に当てる際は、ジェルをできるだけ多めに使用することが大切である。ジェルが少ないと、プローブを密着させる際の患部の圧迫により、うまく画像を描出できないだけでなく、圧迫により患部に疼痛を与えることになる。したがって、ジェルを多めに使用しプローブを患部から浮かせるようにすると、患部の負担なく描出することが可能である（写真）。

　転位がない場合、アルミニウム製副子やキャスト材を用いて指尖を保護するように成形し、3〜4週間の固定で骨癒合が得られる。患者は疼痛が消失すると自身の判断で固定を外してしまい、結果として遷延癒合や骨癒合不全に陥ることがある。物をつまむ動作は予想以上の力が加わるため、骨癒合不全が起きれば日常生活に影響が出る可能性があることを説明する。

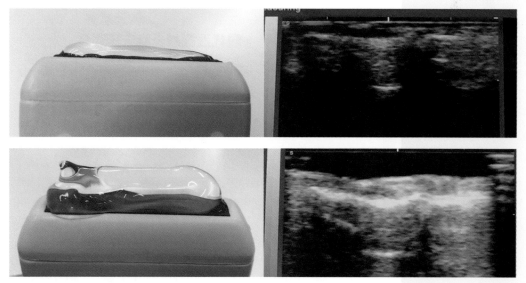

写真　上：プローブ使用時にジェルを少なくした場合（左）の描出画像（右）　下：ジェルを多めにした場合（左）の描出画像（右）

今回のまとめ

　損傷部は指尖であり、指を挟んだという受傷機転であれば骨折を疑う。また爪下血腫や皮下出血斑がある場合、時間の経過とともに疼痛が強くなることがあるため、整形外科と連携をとること、また患者に説明をしておくことが重要である。患者は指先の損傷を軽視しやすいため、骨癒合不全の可能性や日常生活への影響を説明し、理解させることも重要である。

2

2月号に
参加する
研究会

- 柿田塾
- 漢方鍼灸臨床研究会
- 漢方鍼医会
- 漢法苞徳会
- 経鍼会
- 経絡治療学会
- 元掌塾
- 現代医療鍼灸臨床研究会
- 古典医学研究 鍼和会
- 積聚会
- 鍼灸経絡研究 紘鍼会
- 卒後鍼灸手技研究会
- 天地人治療会
- 東京入江FT塾
- 東京九鍼研究会
- 東京都鍼灸師会
- TOMOTOMO
- 日本指圧師会
- 日本良導絡自律神経学会
- 日本臨床鍼灸懇話会
- 病鍼連携連絡協議会
- 文京鍼研究会
- 牧田総合病院東洋医学課
- 律動法協会半身症候鍼灸研究会
（計24の研究会）
※五十音順

連動企画
ツボの選び方2

前号の2020年1月号と連動でお届けする「ツボの選び方」。
2月号には24の研究会が参加する。

小誌が提示した症例「45歳、男性、中肉中背、腰痛」に対して、
各研究会は
「問診診察・証立て」
「依拠する選穴理論」
「選んだツボへの施術方法」
を回答。あわせて
「日常の臨床で用いる治療道具とワゴンの写真」と
「研究会の発足の目的、背景　会費、特徴など」の最新情報
を提出した。

回答は、各研究会の代表者と学術担当の中堅会員による
連名を条件としているが、今号に登場する研究会は
代表者ではなく、あえて若手会員を起用しているところもある。
日本の鍼灸業界において、今や最大規模の研究会の一つとなった
経絡治療学会がその筆頭である。

現代医学的な病態把握を行ったうえで鍼灸治療を行う研究会は、
提示症例の情報の不備を指摘する。

今号は鍼灸だけでなく、
あん摩、指圧を治療法の中心とする研究会も参戦。
多彩な顔触れとなった。
今号も各研究会の手の内が、ここにさらされる。

（研究会の最新情報は小社Webサイトと連動しています）

CONTENTS

写真集
カラーで見る各研究会の治療道具、ワゴン

研究会の最新情報
各研究会の発足の目的、背景、特徴、主な勉強会など
（各研究会の1ページ目に掲載）

寄稿集
ツボの選び方
「問診診察・証立て」「依拠する選穴理論」
「選んだツボへの施術方法」「道具の写真と説明」

写真集

カラーで見る各研究会の
治療道具、ワゴン

　1月号にひきつづき、各研究会の主な執筆者が提出した治療道具とワゴンの写真をカラーで公開する。

　鍼と灸の道具のみを乗せたワゴンもあれば、カラフルな色の道具を用いている会もある。金や銀の鍉鍼、大きさ、長さ、形もさまざまである。配置にもそれぞれ意味があるだろう。治療ブースの写真を提示した研究会もあったので掲載した。「衛生面に配慮したレイアウト」とのことである。治療スタイルと個性がはっきりと表れる治療道具とワゴン。1月号と同様、道具のカラー写真で執筆者のことを想像し、p.40からの寄稿集「ツボの選び方」を楽しんでいただきたい。寄稿集には道具の説明文も掲載している。

No.	
19	伝承医学　柿田塾

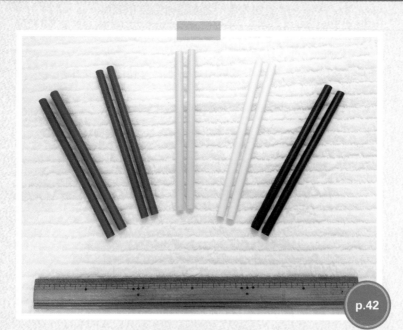

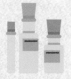

p.42

No.
20　漢方鍼灸臨床研究会

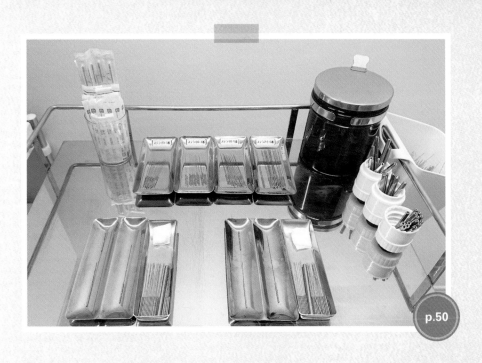

p.50

No.
21　漢方鍼医会

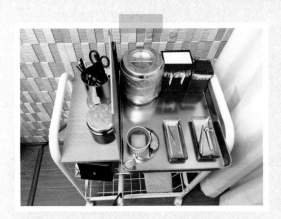

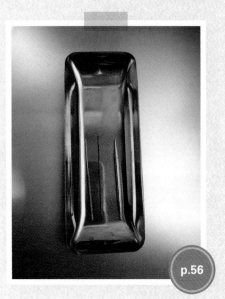

p.56

No. 22　漢法苞徳会

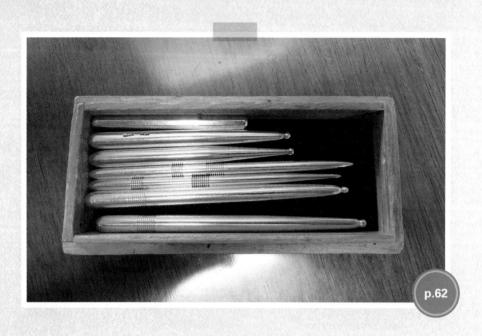

p.62

No. 23　経鍼会（経絡鍼灸研究会）

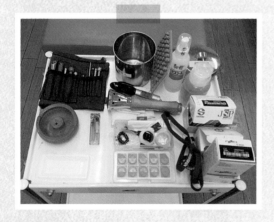

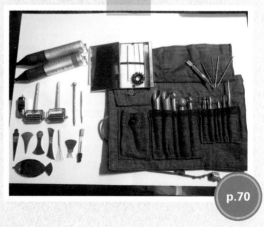

p.70

No. 24 経絡治療学会

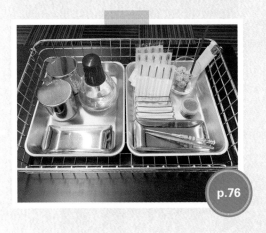

p.76

No. 25 元掌塾

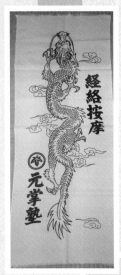

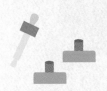

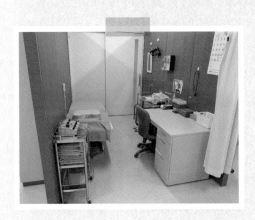

p.84

No. 26 現代医療鍼灸臨床研究会

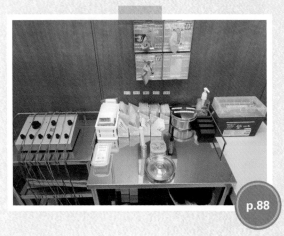

p.88

No.
27　古典医学研究 鍼和会

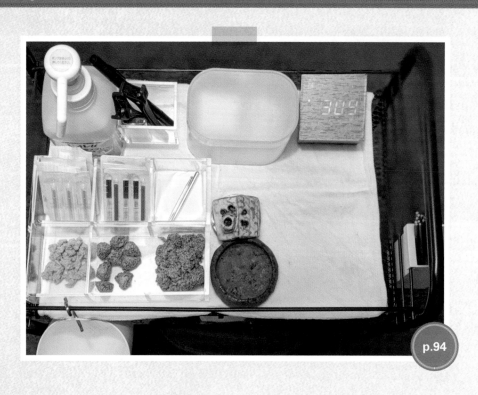

p.94

No.
28　積聚会

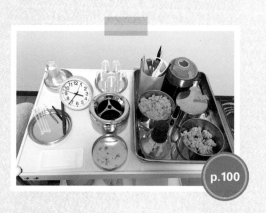

p.100

No.
29　鍼灸経絡研究 紘鍼会

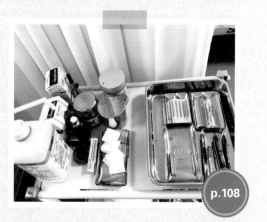

p.108

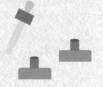

No. 30 卒後鍼灸手技研究会（通称：卒後鍼灸）

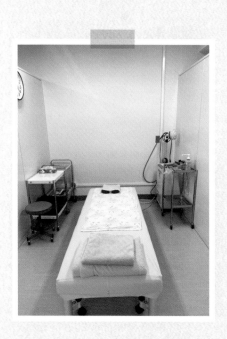

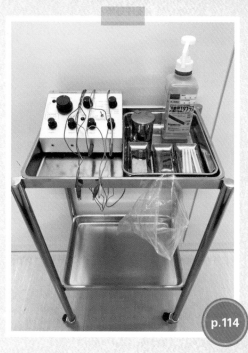

p.114

No. 31 天地人治療会

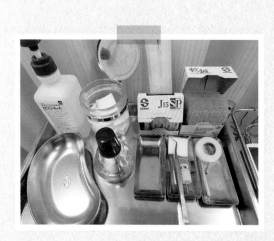

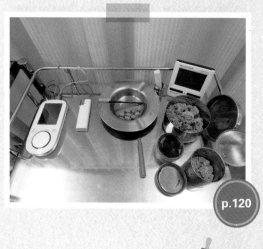

p.120

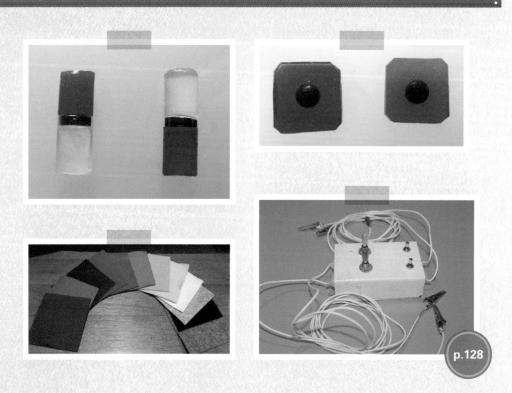

No. 32　東京入江FT塾

p.128

No. 33　東京九鍼研究会

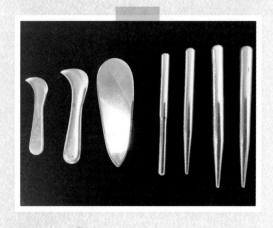

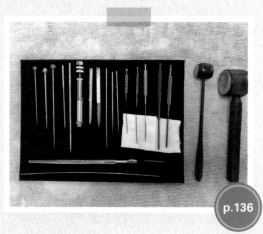

p.136

No.
34　東京都鍼灸師会

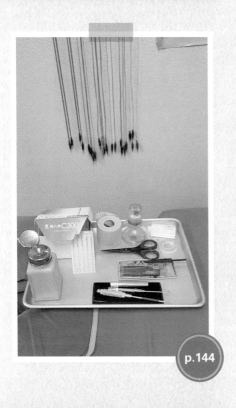

p.144

No.
35　TOMOTOMO（友と共に
学ぶ東西医療研修の会）

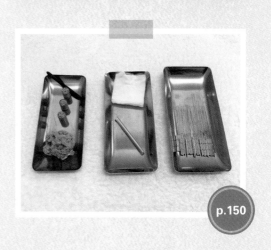

p.150

No.
36　日本指圧師会

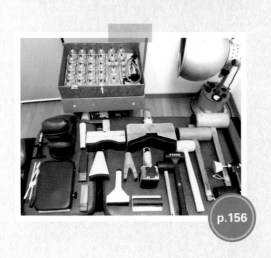

p.156

No.
37　日本良導絡
自律神経学会

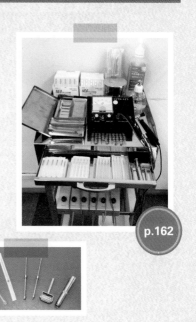

p.162

No. 38 日本臨床鍼灸懇話会

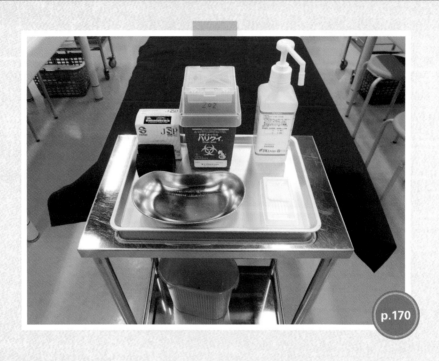

p.170

No. 39 病鍼連携連絡協議会

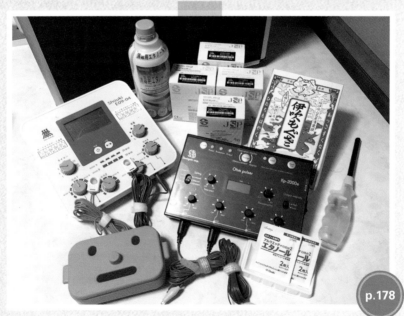

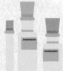

p.178

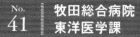

| No. 40 | 文京鍼研究会 |

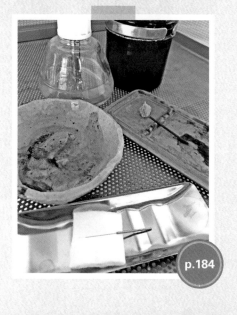

p.184

| No. 41 | 牧田総合病院 東洋医学課 |

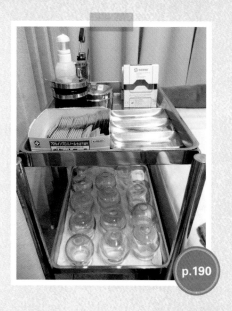

p.190

| No. 42 | 律動法協会半身症候鍼灸研究会 |

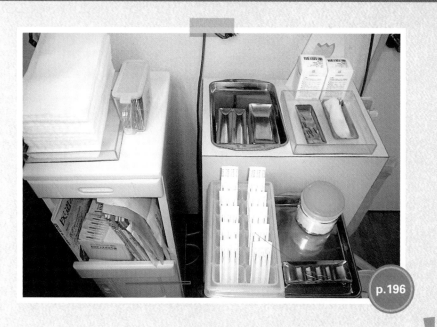

p.196

p.40からの本編には、それぞれの治療道具、ワゴンの説明を掲載しています。

TEMPOROMANDIBULAR DISORDERS
Manual therapy, exercise, and needling

2020年4月発行予定

顎関節への徒手療法

機能障害の評価と治療のすべて

「顎関節症」を治す基礎から臨床までを集約

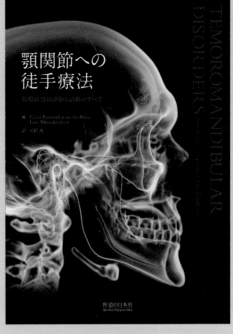

著者：César Fernández-de-las-Peñas
　　　Juan Mesa-Jiménez
監訳：河野渡（日本歯科東洋医学会会長）
定価：（本体6,500円＋税）　B5判　約320ページ

　歯科口腔領域のみならず全身に影響を及ぼす顎関節の障害、本著はそんな顎関節の基礎知識や診察方法、治療法までを網羅的に紹介。編集者であるCésar Fernández-de-las-Peñas氏とJuan Mesa-Jiménez氏はともに理学療法士の資格を持ち、ペインクリニックで治療に携わっていた経験を生かし、慢性疼痛に関する研究を行っている。そのため、本著は多様で豊富なエビデンスを踏まえた内容となっており、より確実な顎関節症治療の指針として役立つ内容になっている。

　本著は4つのパートに分かれており、パート1では顎関節症の疼痛の疫学や分類、病態生理など、顎関節症の基礎となる部分を、パート2では主に顎関節症の検査について説明。パート3では関節や筋、筋膜、神経への治療介入を目的とした複数のマニュアルセラピーや運動療法について、そして最後のパートでは鍼治療などの治療法に関する内容を紹介している。

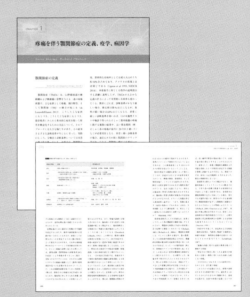

　本著一冊で基礎的な情報から治療法までを学ぶことができる、まさに「顎関節症の教科書」ともいうべき内容となっている。

主な内容

医道の日本社
フリーダイヤル 0120-2161-02　Tel.046-865-2161　ご注文FAX.046-865-2707
1回のご注文 1万円（税込）以上で梱包送料無料〈1万円未満：梱包送料880円（税込）〉

［増補改訂版］
ファッシャルリリース
テクニック

Fascial Release for Structural Balance Revised Edition

新刊

著：James Earls & Thomas Myers

監訳：赤坂清和（埼玉医科大学大学院教授）

定価：本体4,500円＋税　B5判　324頁

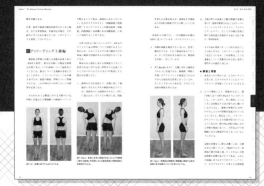

高い治療効果の獲得には、
筋筋膜（ファシア）へのアプローチが
不可欠になってきた

　筋筋膜は筋だけでなく全身の骨や臓器、結合組織にまで張りめぐらされ、その範囲と機能性により、人体の健康そのものに深くかかわっている。いまや臨床で無視できないこの筋筋膜に働きかけ、身体の構造バランスを整える代表的な手技療法が「ファッシャルリリーステクニック」である。

　今回の増補改訂版では、手技治療のプロセス写真を全面的により分かりやすい角度で再撮影。また構造バランスの歪みやねじれを視診でとらえ、クリニカルリーズニング（臨床推論）の理解を深める「ボディリーディング」の「上級編」を、施術する各部位ごとに追加し、視診に磨きをかけたい人に最適な構成になっている。筋筋膜の知識と知られざる機能、その効果的な治療法をマスターしたい方に！

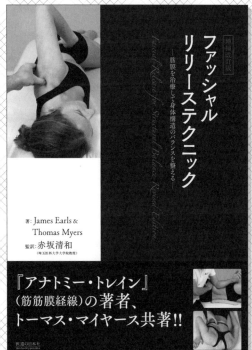

『アナトミー・トレイン』
（筋筋膜経線）の著者、
トーマス・マイヤース共著!!

─「増補改訂版」3つのポイント─

● 手技治療のプロセス写真を全面的に刷新

● 全編の和訳を、より分かりやすい表現に見直し

● 全身姿勢評価法の一つ「ボディリーディング」の「上級編」を、各部位ごとに追加

医道の日本社　フリーダイヤル 0120-2161-02　Tel.046-865-2161　ご注文FAX.046-865-2707
1回のご注文 1万円（税込）以上で梱包送料無料〈1万円未満：梱包送料880円（税込）〉

「ツボの選び方」
症例と課題 （年月日の情報を追加）

症例

【患者】

45歳、男性。中肉中背。

患者の生年月日：1974年5月19日

【経過】

X-20年、運動中にぎっくり腰を発症。動けなくなり緊急でクリニックを受診（1999年1月14日）。3日間医師の往診を受ける。その後、接骨院にて干渉波による治療を受ける。

X年、6カ月前に極度のストレスを感じたあと、急性腰痛を発症（2019年1月30日）。3回の鍼灸治療により改善したが、デスクワークで長く座位を続けると腰部に違和感が生じる。胸腰部伸展動作で腰部に若干沁みるような痛みがある。

【主訴以外の所見】

望診：愛想がよく、明るくよくしゃべる。顔は日に焼けて黒いが、胸腹部や背部は白い。

聞診：声は大きくて高いが、しばらくしゃべっているうちに小声になる。

問診：夢は毎晩のように見るが、睡眠中に目が覚めることはない。8時間以上寝ないと昼間きつい。午前中はなんとなく身体がだるく、午後から夜にかけて本調子となる。毎食後、一時的に猛烈に眠くなる。常に過食気味で、甘味を好む。便秘することはなく、日によって、毎食後に排便に行くことがある。排尿の回数は他人よりもやや少なく、尿が少し赤みを帯びている。肩こりの自覚はなく、頭痛も背中の痛みもないが、手足ともに、ややほてる感じがある。

切診：脈状は左右ともに沈、虚、数、濇。左右寸関尺の相対的虚実は、左関上が最強、右関上が最弱。各部の虚実の関係は左寸口＞右寸口＞右関上で、左右の尺中は左寸口と同程度の強さであるが、左右差は判定できない。

前腕部の大腸経、下腿部の胆経に圧痛が見られる。

腹部や腰背部の皮膚に触れると、やや冷たい感じがする。

この治療院への初診日：2019年7月13日。

課題（上記の症例に対して）

- どのように診察をするか、どのような証を立てるか。
- 選穴理論

  病態の解析を行った場合は、病の機序や原因。証の内容。本症例の治療穴（選経や選穴、中心となる穴と補助穴、鍼穴と灸穴）と、その治療穴を選ぶ理由（典拠とする文献や理論）。
- 選んだツボへの施術方法

  鍼の場合は鍼の種類、刺鍼角度、刺鍼深度、雀啄など手技の有無、置鍼時間。

  灸の場合は艾の種類、艾炷の大きさ、壮数、使用する線香。

  あん摩マッサージ指圧の場合はその術法、時間。
- 道具の写真（上記の道具を含む、日常の臨床で用いるワゴン上の写真）**とその説明文**

寄稿集「ツボの選び方」において、小誌が提示した症例と課題は左下のとおりである。
寄稿は一つの症例に対する回答であるから、各研究会のスタンスが一目瞭然である。
各研究会の1ページ目には、会の最新情報を掲載した。そして、年月日を重視する複数の
研究会の問い合わせに応じ、患者の生年月日、整形外科を受診した年月日、急性腰痛を
発症した年月日、治療院に来院した年月日の情報を提示した。色文字で示している。

索引（2月号）

※本寄稿集内の「診断」は主に東洋医学的な診断を指す。
※五十音順。各研究会の欄では「主な執筆者」を上に掲載している。
※年月日の情報は要望のあった研究会のみに知らせている。

No. 19

伝承医学 柿田塾（かきたじゅく）

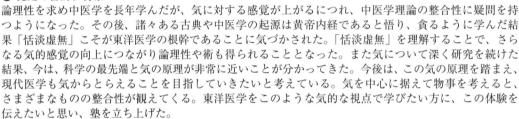

❶ 主催者、代表者名
柿田秀明

❷ 会の発足年
2001年

❸ 発足の目的、背景
論理性を求め中医学を長年学んだが、気に対する感覚が上がるにつれ、中医学理論の整合性に疑問を持つようになった。その後、諸々ある古典や中医学の起源は黄帝内経であると悟り、貪るように学んだ結果「恬淡虚無」こそが東洋医学の根幹であることに気づかされた。「恬淡虚無」を理解することで、さらなる気的感覚の向上につながり論理性や術も得られることとなった。また気について深く研究を続けた結果、今は、科学の最先端と気の原理が非常に近いことが分かってきた。今後は、この気の原理を踏まえ、現代医学も気からとらえることを目指していきたいと考えている。気を中心に据えて物事を考えると、さまざまなものの整合性が観えてくる。東洋医学をこのような気的な視点で学びたい方に、この体験を伝えたいと思い、塾を立ち上げた。

❹ 会員数
約30名

❺ 主な勉強会、セミナーの開催頻度と開催場所
【柿田塾定例会】毎月1回第3日曜日9：30〜12：00（大阪市・大阪産業創造館など）

❻ 代表的な会費等
入塾金：10,000円、受講費：4,000円／1回、聴講費：5,000円（学生2,000円）※ただし聴講は3回まで。

❼ 主な支部
なし

❽ 会の特徴
1.最良の気的医療を目指しているため、邪気と正気との区別を感覚的に、また明確に分けることを大事と考えている。そして治療は正気を補うことを専らとしている。塾生には気的感覚が上がる方法を指導している。
2.補法としては、豪鍼は使わずに接触鍼のみ用いる。接触鍼は物の形、質、色、温度などと気とのかかわりの研究の結果生まれた、当塾独特のものである。これは気の去来を感じ取る訓練道具でもあり、治療しつつ感覚も上がる。
3.人の気はその人の心持ち次第で邪気にも正気にもなる。病む人を心底治してあげたいという心持ちの方は大歓迎。
4.東洋医学も現代医学も気的に解釈することで整合性を見出すことができ、熟達すれば器官単位の虚実寒熱も診断できる。

❾ 連絡先
伝承医学　柿田塾　城田吉彦
〒656-2131　兵庫県淡路市志筑1138-6　おのころ治療院内
TEL/FAX：0799-62-0990
E-Mail：shirota_hiko@yahoo.co.jp　HP：kakitajuku.kakitaryu.com/

柿田塾の「ツボの選び方」

正邪脉診法で正気を診、正気を補う

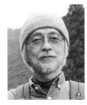

柿田秀明（かきた・ひであき）

1983年、関西医療学園専門学校卒業。1983年、関目鍼灸治療院開業。臨床歴40年。著書に『あなたも健康になれる―大事なことは、間違った常識に気づくこと―』（たにぐち書店）。伝承医学 柿田塾塾長。

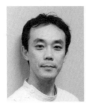

伊藤和真（いとう・かずま）

1992年、明治鍼灸大学（現・明治国際医療大学）卒業。1995年、同大学附属病院研修鍼灸師修了。2002年、同大学外科学教室研修生修了。2007年、京都大学大学院人間・環境学研究科博士前期課程修了。2014年、同大学大学院人間・環境学研究科博士後期課程単位取得退学。2015年、京都大学博士学位取得（人間・環境学）。2019年、鍼灸治療院 鶴舞社中（つるまいしゃちゅう）開業。柿田塾学術部長。

　今回、テーマ「ツボの選び方」の寄稿依頼をありがたく思う。提示症例への経穴の選び方は、流派により患者に対する視点や意識に違いがあり、得たい情報にも差異がある。今回の提示症例の四診も柿田流で必要な情報と差異がある。故に本来の柿田流の診断から治療、選穴へという流れが表現できないかもしれない。ご理解いただきたい。

　本題に入る前に、柿田塾で指導している柿田流の流儀を簡単に説明させていただく。

▌I. 柿田流について

1. 柿田流の基軸

　柿田流は患者を人間としての理想的状態に戻すことを目指す。理想的状態とは正気が充実している状態である。病や症状の発症には邪気の存在もある。しかし邪気は正気が十分に充実していないために生ずる、と考える。診断は正気がどこにどれだけ不足しているか、を明確化する。治療は不足している正気を補うことを最優先とする。養生指導は正気を極力消耗させず、正気を増やすための行為である。加えて患者の意識変容を促す行為である。柿田流は患者の現在の症状がどのように発症したか、そのストーリーを考え、再発しないために養生指導を行う。治療を施すだけでなく、症状出現に至った原因を改善に導くことこそが、本当の治療につながると考える。そのため養生指導は治療の上位に

位置する。

2.四診について

　四診は診断を導くための情報収集である。しかし往々にして、治療者の知識・感覚・経験・意識などの能力により異なる情報となる。例えば、問診は患者の虚言を見抜けるか否かで大きく異なる。望診は気を視覚化できるか否かで大きく異なる。聞診も切診もしかりである。切診の脈診では触覚から得られる脈状を形象とすると、その形象を形成する正気の有無を感じ取れるか否かで診断内容は真反対の結果になり得る。

　柿田流が述べる正気とは「生命体として存続するために必要な気」である。肉体と正気が合わさって初めて人間という生命体となる。このとき肉体には正気とは別に物質としての気が存在する。気はすべての物質に存在するが、物質が持つ気のなかには人にとって正気となるものもあれば邪気となるものもある。

　もう少し詳しく説明する。望診は身体よりあふれている正気（衛気）を主に診る。目元口元より心理状態や性格など、こころのなかをみる。加えて心理状態や性格、今の思考内容などを理解するために患者の形や動きにも注目する。そのほかとして舌診や顔面診など視覚から得られる色や形状などもみる。

　問診は陰陽五行などの東洋医学的概念だけでなく、現代医学的内容も視座に持つ。

　聞診は治療者の耳・鼻などから患者の正気の有無とその程度を中心に診る。

　切診は柿田流の大きな特徴であり、常に正気の量を直接とらえることを意識する。経絡への切診である切経では皮膚表面に加え、皮下の正気の状態も診る。脈診は柿田流において最も特徴的な診察法である。治療者の触覚だけでなく直接、気を認知することを主とする。具体的には、正気と邪気を区分し、正気の量をとらえることを主とし、邪気の種類や量の把握を従とする。

3.証と診断について

　柿田流では、東洋医学的視点による症状と最も深くかかわる身体の不調の原因または治療方針となるものを証とする。加えて西洋医学の各器官や組織の正気の有無とその程度もとらえ、東洋医学・西洋医学双方から病態把握を行う。これを診断とする。証や診断内容は複数あることも多い。また診断から病の流れを導き、今に至るまでの経過も大事とする。これらにより養生内容と今後の病の進展が理解できるためである。

4.治療と養生指導について

　柿田流は身体全体を診断し、可能な限り不調部分を改善させることを治療とする。なぜなら久病や重病は最大不調部分の治療だけではより高い効果が得られにくいためである。

　養生指導は症状出現の根本原因を改善するため、治療以上に重要である。そのため、主訴や身体の状態の詳細な解析を行う。

┃ Ⅱ. 問診診察・証立て

各内容の説明をさせていただくが、誌面の都合上、重要と考える診察内容の分析を記載する。

1. 経過

初診時の状況は年齢45歳、特に肉体労働、外的要因の影響、過去の主訴原因となるような事故などの発生、体重増加や環境の変化についての記載がない。これらが無存在ならば、腰部への大きな物理的負荷はないと考える。ただし、20年前の3日間医師の往診既往を考えると腰部に強いダメージがあったと推測する。若い頃の怪我は完治したようにみえても損傷部は正気の不通を起こしやすい。後年になり病気の引き金になることも多いので注意が必要である。また運動は毎日継続か、たまに行うのかにより病態把握が変わる。毎日継続ならばそれなりに腰部の筋は強いと推測する。たまの運動であれば、運動が腰痛を誘発することもある。また運動内容も大切である。寒中の軽装でのランニングは風を切ることで体表は強く寒邪を受ける。このとき腰部に発汗があれば、腰痛につながる可能性が高い。

「6カ月前に極度のストレス後の腰痛」から、ストレスも発症に関係したと思う。ただし主原因かどうかは後述する。

「3回の鍼灸治療により改善」だが、略治していたのか今回の発症時まで継続して治療をしていたのか知りたい。治療を継続し、患者の生活習慣も熟知していたなかでの今回の発症であれば、「ストレスと発症の因果関係」は意味があり、本情報の重みは増す。しかし、ほかに原因の存在も考える必要がある。このまま安易に「ストレスと腰痛」とを結びつけると、東洋医学的には肝と心の失調、それによる脾の失調、現代医学的には過度の精神的緊張に直行してしまう。原因の多くを精神的ストレスに結びつけることは病の本質を見逃すこと、そして治療効果の低下にもつながる。

外界の寒暖が気になる。編集部へ症例の具体的時期を問い合わせたところ、20年前が1999年1月14日、6カ月前が2019年1月30日とのことであった。この時点で外邪としての寒邪を視野に入れる必要がある。発症が急激に冷え込んだ日であれば、いよいよ寒邪の影響が浮上する。より寒邪の関与を確認するためには、居住地の場所や標高や戸建てかマンションか、などの情報が必要となる。

加えて花粉症などのアレルギーの有無や化学物質過敏症などの有無を知りたい。一般的な認識は少ないが、これらの発症時はかなり正気が損なわれる。そして表皮・真皮・皮下組織など身体の表層から筋膜や筋・靱帯・関節・骨・脊髄・脳・内蔵など身体の深部のあらゆる部位に不調を来す。アレルギーが関係するならば今回の腰痛発症の大きな伏線となる。1月頃にはスギ花粉が飛散している[1]。現在では花粉表面に微小粒子状化学物質の付着も多い[2]。現在の花粉は昔のような単純なものではなく、化学物質の塊であることにも注目しなければならない。化学物質の人体への影響は症状が出ない限り意識されることは少ない。しかし、体内に取り込まれた化学物質を無害化するため、身体は常に正気を消耗し続けている。正気が充実した者でも、この状態は長く続くと、もともと正気が不足しやすい部位や正気の不通を起こしやすい部位にさまざまな問題を生じる。

また、男性なので夜の営みとの関係も考慮しなければならない。状況によっては正気を大きく損傷するためである。

もし継続的に患者への鍼灸治療を行っていた場合、日常の長時間座位に対しての対処法、例えば時々

立って腰の緊張を解放させる、さらしを巻く、冷えを考慮すれば電気座布団の使用を勧めるなどの指導で本症状の予防も可能であっただろう。

　腰痛部位の左右差の記載がないが、東洋医学的には足太陽膀胱経の正気の虚と考える。

2. 主訴以外の所見

(1) 望診・聞診

　「愛想がよく、明るくよくしゃべる」「声は大きくて高いが、しばらくしゃべっていると小声になる」の2点を考え合わせると、他人へ気遣う性格がうかがえる。この性格が正気の不足を招く一要因かもしれない。会話のための思考は正気を消耗する。小声になるのも正気消耗の現れと考える。また仮面うつの可能性がある。上記性格も仮面うつも心の正気虚である。ちなみに脈を診ながら会話すると会話中は上焦部（寸口）に正気が集まり、会話が止まったときに寸口部は虚となることが多い。しかし緊張しやすい性格ならば、診療中もその緊張が継続するため、診察中は常に寸口部の実（正気の充実）がみられるだろう。そして帰宅後、くつろいでいるときに寸口部は虚に転じている可能性がある。仮面うつを見抜くのは簡単ではない。ちなみに「声は大きく高い」から、陰陽論を短絡的に用いれば心実となる。しかし前述のごとく仮面うつを有する場合、心虚となる。

　「胸腹部や背部は白い」として、柿田流では「白＝肺」など短絡的な五行説は用いない。肺の関係性としては大気汚染などによる影響にも重点を置く。

(2) 問診

　夢や睡眠状況、食後の眠気、甘味の嗜好は正気不足を表している。

　大便状態では、便秘がないことが健康と言い切れない。排便と同時にいくらかの正気が漏れる。正気不足の者は身体が制御して排泄しないこともある。また一日に何度の排便も、一気に排便すると正気が漏れすぎて不調を来すため、身体がコントロールしていると考える。

　排尿状態や手足のほてりは、初診時だけでなく通年この状態なら水分摂取不足を懸念する。陰虚を生じやすい。水分不足は身体の炎症を起こしやすく、筋肉などは一度傷めると修復が悪い。

　肩こりや痛みの無自覚は長時間のデスクワークを考えると、正気が充実しているか、痛みを感知する機能がうまく働かないほど正気が虚しているかのどちらかである。所見より後者と考える。

(3) 切診

　柿田流の切診は脈・経絡・経穴などのなかにある正気を直接、感じとらえる。一般的な東洋医学で述べられる実脈も正気は虚であることが多い。本症例の一般的な脈状診の解釈は次の内容と考える。

　「沈」正気は浅表部に少なく、深部に気が集まっている。

　「虚」虚証である。

　「数」何らかの熱証がある。上記虚脈から虚熱と考える。

　「濇」精血不足、気滞血瘀が考えられる。

　これらの解釈より、脈状診に重きを置く東洋医学諸派は精血不足、虚熱に加えて気滞血瘀証、病位は沈位と導かれるだろう。しかし、柿田流では脈状も参考にするが、正気をダイレクトにとらえる正邪脈診法を用いている[3][4]。柿田流では上記四脈状は、すべて正気虚を根本問題として生ずるととら

えている。

　「相対的虚実」から、脈差診としては①脾虚、②肺虚と導くと考えられる。しかし柿田流では、触覚による脈力の認知と実際の正気の量は一致しない場合が多いととらえているため、本情報の分析は行わないものとする。一つ気になった点として、左寸口脈が最も力があるようであるが、緊張しやすい性格を持つ患者の場合、往々にして現れるものであり、落ち着くと虚になることが多い。そのため患者の身体の本来の状態を現す情報かは判断しにくいと考える。

　一般的東洋医学では硬結や圧痛も実証ととらえることが多い。柿田流ではこれらの反応は正気不足により経脈の流れが滞り生じたものとする。前腕部大腸経、下腿部胆経の圧痛はこれに当たる。

　「腹部や腰背部のやや冷たい感じ」から、これらの部位に正気が少ないと診る。経絡的には足少陰腎経と足太陽膀胱経、足陽明胃経の虚と診る。

3.証立て

（1）病態解析

　20年前のぎっくり腰のダメージで腰部へ気が通りにくい状況がベースにあった。加えて元来、患者は気を遣う性格のため常に正気を消耗していた。本患者も手足のほてり、脈数、毎晩の夢などの陰虚傾向の症状と脈沈・腹部腰背部の冷感などの陽虚傾向の症状が混在している。柿田流では、陰虚と陽虚とは一つの身体のなかで混在することが多いと認識する。特に多くの久病や重症患者の場合、混在している。本症例も混在である。経絡的には足少陽胆経、足太陽膀胱経の異常を考えるが、全身の虚を考慮すれば腎と膀胱の虚を考える。

　ただし、継続的原因や腰部深層部損傷の可能性があることから、効果的な治療を行うためには、より詳細な診断が必要である。現代医学的診断も必須である。

　ストレスも原因の一つと考えるが、今回の四診情報だけでは判断しがたい。20年前と6カ月前の腰痛も発症は1月である。寒邪や花粉の要因も考える必要がある。これらを考慮せずにストレスを原因とするのは安易すぎると思う。

（2）証立て

　今回の腰痛に対する最終的病因としては「腎膀胱の虚」とする。

　　○正邪弁証：正気虚

　　　　　　　　（少し詳細に述べると、陰陽両虚で陽虚の部分と陰虚の部分とが混在している）

　　○臓腑弁証：腎膀胱の虚

　　○経絡弁証：足太陽膀胱経の虚

　　　　　　　　（足少陰腎経と足陽明胃経の虚も考えるが、主訴である腰痛の中心的弁証は足太陽膀胱経とする）

┃ Ⅲ.選穴理論

　選穴は足太陽膀胱経井穴の至陰とする。加えて全身の健全化を目指すため、他の十一井穴も補う。

井穴は深部を流れる経脉と、浅部を流れる陽絡・深部を流れる陰絡を総称する絡脉とが合流する経穴である[5]。そのため身体の深部と浅部の両方へ補気できる井穴を使用する。足少陰腎経の井穴である湧泉ではなく至陰を用いる理由として、足太陽膀胱経は背部腧穴を有し各臓腑へ直接正気を補いやすいこと、脊髄や脳へも流注し全身へ影響を及ぼすことが可能であること、などが挙げられる。また足小指の爪甲内側根部は足少陰腎経とかかわりがあると認識している。柿田流の接触鍼は広範囲に補うことができるため、小指全体に接触鍼の効果が及ぶ。これらも考え合わせて至陰とする。

Ⅳ.選んだツボへの施術方法

柿田流独自の接触鍼である五行鍼（別名、パワースティック）[6]にて左右至陰に補法を行う。後に全体の治療としてほかの十一井穴も用いる。用いる色は五行説の五色に従い、正気が至るまで補う。

この治療法は、気の去来を感じながら治療を行うことになるため、治療と同時に診断となる。すなわち四診から導いた病態把握を判定しながら治療ができる。

Ⅴ.道具

五行鍼は柿田流における、経穴施術時に生じる気の変化を体感訓練するための道具として開発したものである。補気用具としても、これに勝るものがないので現在、治療にも用いている。
（カラーページで各鍼の色を確認できる）

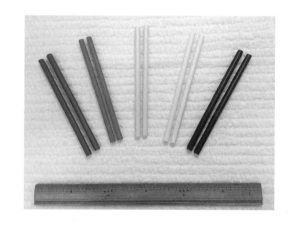

基本的に治療には井穴を用いる。五行説の五色に従い井穴に接触させ、正気が至るまで補う。

【参考文献】
1) 協和キリン.花粉症ナビ.花粉カレンダー.https://www.kyowakirin.co.jp/kahun/about/calendar.html（2019年11月4日）.
2) 国立研究開発法人.国立環境研究所.なぜこんなに増えているのか？　花粉症(2).
https://www.nies.go.jp/fushigi/050511.html（2019年11月4日）
3) 柿田秀明.化学物質過敏症の治療.医道の日本2007; 66(2): 98-101.
4) 脈診の研究会紹介 柿田塾.医道の日本2016; 75巻(9): 34-5.
5) 霊枢.経絡論篇第五十七.帝曰、絡之陰陽亦応其経乎.
6) 柿田秀明.五行鍼（ごぎょうしん）の活用.漢方の臨床1998; 45(11): 235-43.

ご存じ
ですか？

医道の日本社Webサイトで 月刊「医道の日本」 最新号の情報が見られます！

http://www.idononippon.com/magazine/

毎月末頃に
情報を更新！

業界ニュースの一部を掲載！

定期購読（クレジットカード自動
継続プラン）のお申し込み

電子版アプリのダウンロード ＊1

毎月、記事に
関連した
動画を公開！ ＊2

目次検索 ＊3
記事タイトル、著者名などから
掲載号を探せます。

バックナンバー ＊4
過去の号の表紙と目次、
関連動画＊2を掲載

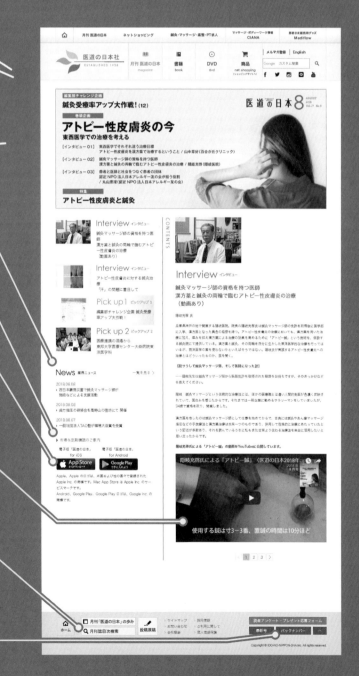

＊1_アプリ内で年間購読または任意のバックナンバー購入の手続きが必要です。 ＊2_2017年2月号以降。動画の公開が当月号の発売日以降となる場合がございます。 ＊3_1993年1月号以降の目次に記載されている内容が対象。 ＊4_2007年1月号以降。

No. 20 漢方鍼灸臨床研究会
（かん ぽう しん きゅう りん しょう けん きゅう かい）

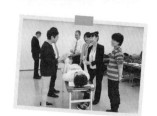

❶ 代表者名
末廣賢一

❷ 会の発足年
2008年

❸ 発足の目的、背景
開業経絡治療家8人で発足する。徹底的に「治癒力のある脈づくり」を実践研究し、本治法における治療法則、補瀉刺法を構築する。鍼灸専門で開業できる臨床力を養成する。

❹ 会員数
30人

❺ 主な勉強会、セミナーの開催頻度と開催場所
【月例会】毎月第3日曜日（大阪府・大阪駅前第3ビル17F）
【臨床家養成塾】毎月第4or第5水曜日（指導者鍼灸院）
【指導者勉強会】毎月第1水曜日
【セミナー】毎年6月第3日曜日・月曜日　2日間（大阪府・池田不死王閣）

❻ 代表的な会費
有資格者：入会金30,000円　年会費50,000円、学生：入会金25,000円　年会費40,000円
聴講費：有資格者4,000円　学生1,500円

❼ 主な支部
なし

❽ 会の特徴
1. 自費治療で1日2桁の患者を診ている臨床家たちが、その技術を伝えるため少人数制で指導している。学術の3本柱を「本治法」「標治法（KACS鍼）」「患者対応（本会ではドクターモードと呼んでいる）」とし、すべて現場に根を下ろした学術の探究を行い、さまざまな疾病治療に対応できる臨床家としての実力を養う。
2. 開業を目指す鍼灸師、学生に対して積極的にノウハウを提供し支援する。またそれぞれ臨床家個人の経験を会で集約し、情報提供を行う。臨床における不測の事態に備え、未然に防ぐノウハウを会員間で共有する。
3. 真に治す実力をつけるだけでなく、鍼をする喜びを感じられる鍼灸師になる。その喜びを分かち合う同志の集まりが本会である。

❾ 連絡先
漢方鍼灸臨床研究会　大樹鍼灸院内　松田大樹
〒564-0051　大阪府吹田市豊津町12-24
TEL/FAX：06-6192-2366　E-Mail：taiju1127@leto.eonet.ne.jp
HP：http://kacs.iinaa.net/

漢方鍼灸臨床研究会の「ツボの選び方」

陰実の絡んだ陰虚証、脾虚肝実証

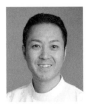

我孫子大輔（あびこ・だいすけ）

1998年、明治鍼灸大学（現・明治国際医療大学）卒業。2005年、あびこ鍼灸院開業。
漢方鍼灸臨床研究会（KACS）副会長。

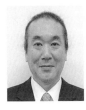

末廣賢一（すえひろ・けんいち）

2000年、行岡鍼灸専門学校（現・大阪行岡医療専門学校長柄校）卒業。2003年、
末廣鍼灸院開業。漢方鍼灸臨床研究会（KACS）会長。

❙ I. 診察・証

1. 四大病証

　陰虚証ベースに陰実証が絡んでいると考えられる。

　「愛想がよく、明るくよくしゃべる」「声は大きくて高い」「過食気味。排尿回数少なく、少し赤みを
帯びている」「手足ともに、ややほてる感じがある」などにより、陽気が盛んなことがうかがえる。「午
前中身体がだるい」「毎食後眠くなる」「腹部や腰背部の他覚的冷え」など、陽気の働きが悪いための
病症もあるが、陽虚傾向とするほどでもなさそうである。

　極度のストレスを感じたあと急性腰痛を発症したことから、陰実証も大きく関与していることがうか
がえる。

　脈状の沈・虚・数・渋は、おそらく病症から判断してある程度の有力脈であろうと推察できる。仮
に空虚な無力脈であるとするならば、脈を浮かす陽気の力もなく、渋脈になるほど陽気の推動作用も
低下していることになり、全く病症と合わない。そして沈脈であることから、陰実による求心性の力
が強く、渋脈を呈するほど陰実による流れの阻害があることがうかがえる。しかし実脈ではないため、
陰実の影響や陰虚による虚熱はそれほど激しいものではない。これは病症の程度や慢性度からもうか
がえる。数脈に関しては、初診の場合は生理的な数脈のケースも考慮して診断基準にはしない。

　以上のことから、陽気の働きの悪さによる病症は、陰実が気血の巡りを阻害しているためのものと

考え、陰虚陰実証とする。

2.証決定

　脾虚肝実証とする。

　本会では、病症を五行に分類するということはしていない。なぜなら、臓腑は互いに影響し合っており、発生した虚熱・気滞・血滞・瘀血・水毒などは他臓腑に波及することも多いためである。例えば、腎虚陰虚証や肝虚陰虚証などでも、虚熱が胃に波及することにより過食で甘みを好むようになるケースがよくある。あくまでも病症は、四大病証などの病理病態を把握するための、一つの材料としてとらえるべきである。

　そのため証決定は、四大病証と素因を考慮しながら腹証と比較脉診（本会では、『難経』四難・五難をベースにし、各脉位の脉状が正脉と比較してどのような状態になっているかを観察する比較脉診を用いている）で診ていくことになるのだが、あまりに情報が少ないため確定がしにくい。今回は、各脉位の脉状を推定しながらの証決定となることをお許しいただきたい。

　まず、陰虚ベースなので陰臓（脾・腎・肝）の虚がメインの証となる。経絡治療家のなかには陰虚でも肺虚証で治療する考え方があるようだが、本会の考えでは肺は陽気を主るため肺虚陰虚証は成り立たない。虚性七十五難型肺虚肝実証は陰虚ベースでも成立するが、この場合は腎の虚がメインとなる。そして陰実証が絡むため肝実証となる。本会では「陰実＝肝実」としている。陰臓の中で陽気が存在し、停滞を起こすのは肝のみだからである。肺や心も実を呈することはあるが、陽臓なので陰実とはならない。

　比較脉診では左関上が最強とあるが、全体の脉状から推察するに、求心性の緊張感を持った堅さがあり、渋脉もきつい脉状であると思われる。これは肝実を示している。

　次に右関上が最弱とあるが、空虚さが目立つ脉ではあるものの艶のない堅さも存在すると思われる。これは脾虚を示しているが、脾虚証を確定するためには右寸口と両尺中の脉状を観察する必要がある。

　右寸口は左寸口より虚となっているが、ここは弾力ではなく陽分の輪郭を診なくてはいけない。おそらく手首をそらして右寸口の陽分の輪郭を観察すると、きれいに丸みを帯びているはずである。両尺中は左寸口と同程度の強さとあるが、手首をそらすと両尺中ともに腎の正脉である滑・濡が観察できるはずである。腎は脾虚証の場合は実になるが、剋す側の実の場合、原則としてほぼ正脉に近い脉状が観察できる。

　以上が確認できれば、証は脾虚肝実証で確定できる。

▌Ⅱ.病の機序・原因、選穴理論

　大きな原因としては、6カ月前の極度のストレスが肝実を生み、気滞・血滞が生じることにより腰痛が発症したと思われる。ベースとなる陰虚は慢性的にあると思われ、それによる虚熱も痛みに関与している。現在は長時間の座位や胸腰部伸展動作で違和感や痛みが出ることから、腰部には瘀血所見（非活性状態の深部硬結）が残っているものと思われる。

　施術はすべて鍼にて行う。

1.本治法

　証が脾虚肝実証であるため、脾・心包を補い、肝を瀉すのだが、本会では肝実の瀉法を先に行う。陰主陽従・補法優先の原則に従えば、脾・心包の補法を先に行うことになるのだが、肝実が全体の気血の巡りを阻害しているため、肝実がある状態では補法の効果が発揮されにくい。そこで本会では、臨床追試の結果、肝実が存在する場合は肝実瀉法から行うほうがよいという結論になっている。肝実瀉法は『難経』六十九難の原則に従うと、肝経の火穴である行間に行うことになるが、実所見は左太衝もしくは左中封に出現しやすいことから、本会ではこの2つのうちより実反応の強いツボへ瀉法を行う。続いて『難経』六十九難の原則に従い脾経と心包経を補う。今回の症例は求心性の緊張感ある脈状なので、補法のツボは金穴である右商丘と右間使を用いる（五味の働きを応用した選穴法。経金穴は辛味の作用と同じ性質で、発散作用がある。求心性の緊張感ある脈状の場合は適応することが多い）。

　陰経のバランスが整うと、陽経に邪気（虚熱、実熱、気滞、水毒、瘀血などの停滞し病症を生み出すもの）が浮いてくる。陽経の邪に対しては絡穴が適応するので、胃経の邪は右豊隆、胆経の邪は左光明から瀉法にて処理する。

　胃経と胆経の邪は、陰虚証の場合にはほぼ必ず存在する。胃は、口から入ってきたものを消化するため陽気が盛んであり、また水穀の精微から陽気を生み出す腑でもある。そのため断食でもしない限り、胃経に虚熱は停滞しやすい。また胆経は、胃経から虚熱が波及しやすい経であり、陰実証の場合は肝実からくる気血の停滞もあるため、胆実となりやすい。ほかに「尿が少し赤みを帯びている」ことから、膀胱経にも邪が存在するかもしれないが、その処理をするかどうかは脈次第である。膀胱経の邪の瀉法は、同じく絡穴の左飛揚を用いる。

　今回の症例の主訴である腰痛に、直接的に大きな影響を及ぼしているものは、肝実と胆実であると思われる。もちろん順を追って、全体的に身体の状態が整うよう本治法を進めるのだが、なかでも肝実と胆実は脈をよく観察しながら丁寧に取り除く必要がある。

2.標治法

　実地臨床においては標治法も重要になってくる。苦痛を緩和するだけなら本治法のみでこと足りる場合もあるが、患部に形成された瘀血所見を健康状態に戻していくならば、標治法は必然である。実際に標治法を的確に行うことで、脈状が大きく改善することもよくある。

　仮に水質汚染が原因でヘドロが溜まっている川があるとする。水質を改善することが本治法だとすると、底に溜まったヘドロを直接掻き出すのが標治法である。両方行うことで川は本来の健全な姿を取り戻す。

　腰部の違和感や痛みが生じている部位に、瘀血所見を取り除く目的で数カ所治療穴を取る。その際、筋肉を軽く揺すりながら動きにくいポイントを絞っていく。最終的には鍼をする一点を左手示指の指先で取るのだが、そこは患者の訴えと一致する。

▌Ⅲ.ツボへの施術方法

　用鍼や深さは、術者の技量や患者のツボの状態によって変わるため、ある程度の幅を持って記述する。

1. 本治法

（1）肝実瀉法、左太衝もしくは左中封

　銀8分〜1寸の3番〜5番鍼にて、直刺で2〜5mm（鍼先が実所見の中に入り、気が絡むポイントまで）刺入、気至るを度としてゆっくり抜鍼し、鍼口は閉じない。左関上の脈が、正脈である牢・長の脈になるよう瀉法を行う。

（2）脾経、心包経の補法、右商丘、右間使

　銀8分〜1寸の3番〜4番鍼にて、経に従い45度の角度の斜刺にて1〜3mm（鍼先に気が絡み、気が通るポイントまで）刺入し、気至るを度として素早く抜鍼し、鍼口を閉じる。それぞれ右関上、左寸口の脈が正脈になり、のびやかさが出るよう補法を行う。

　この時点で、全体の脈状は緩み、輪郭は締まってのびやかさが出る。そして右関上と左関上の脈表面に指に引っかかるような堅さが浮いてくると思われる。それぞれ胃経の邪と胆経の邪である。

（3）胃経、胆経の瀉法、右豊隆、左光明

　肝実瀉法と同様の手技。右関上と左関上の脈表面の堅さが取れるよう行う。

2. 標治法

　患部の治療穴にステンレス1寸6分〜2寸5分、3番〜8番にてKACS鍼を行う。

　KACS鍼とは、虚熱・気滞・水毒・瘀血などにより停滞が生じた実所見（主に患部であるが、関連部位の場合もある）に対し、気を動かすことにより実を取り除く手法である。筋硬結内部に鍼先を滑り込ませ、鍼先に気を集めることで実所見を取り除くのだが、抜鍼時にパキッ、ジャリッ、ガキッなどの手応えとともに一気に気が動き、実所見が解消される。深部硬結内部の気を動かすため、結果的に水毒・瘀血などの病理産物も除去していくことができる。気を大きく動かすためには、極力脱力することや、イメージ力、集中力などが必要となってくる。

Ⅳ. 道具

　手前の左右にあるのが、それぞれ1セットずつの施術用鍼皿である。2人同時に施術するために、このように用意してある。本治法と標治法に使う鍼が左側に、背部置鍼用（本文では省略）のステンレス1寸3分−1番鍼が右側に配置してある。奥にある鍼皿が、左からステンレス1寸3分−3番鍼、1寸6分−3番鍼、1寸6分−5番鍼、2寸−5番鍼である。その他、3寸−8番鍼などが左奥に配置してある。一番右手にあるのは、各サイズの鍼管。

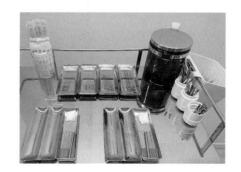

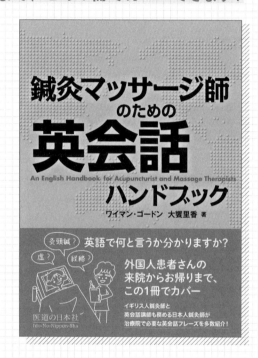

鍼灸マッサージ師のための
英会話ハンドブック

重版出来！

充実したフレーズ集・英単語集・索引で指差し会話にも使えます！

B5判 200頁 定価：（本体2,500円＋税） 著：ワイマン・ゴードン 大饗里香

外国人患者さんの来院からお帰りまで、この1冊でカバーできます！

月刊「医道の日本」2011年1月号〜2013年6月号まで連載され、好評を博した「鍼灸師のための英会話講座」。原著者のワイマン・ゴードン氏と、米国鍼灸国家試験に合格し、英会話講師も務める大饗里香氏が、大幅な加筆・修正、内容の厳選を行って書籍化しました。

治療院で想定される約300にわたるフレーズ集を中心に、外国人と接するうえでの基本的なマナー、発音のポイント、東洋医学用語をも収録した英単語集、施術同意書や問診票、ホームページづくりのポイントなど、治療院を外国人対応にするために必要な内容を完備！ 手元にこの1冊があれば、明日からでも外国人患者さんに対応できます。

日本で鍼灸マッサージ治療を体験したいと考えている訪日外国人が増え始めている今こそ、新たな患者層の獲得にチャレンジしてみませんか？

主な内容

第1章 英会話のその前に
第2章 英語の発音について 知っておきたい6つのポイント
第3章 治療院でそのまま使える！ 実践フレーズ320
第4章 東西両医学 英単語集780
第5章 外国人は鍼灸に興味津々！ よくある質問にはこう答える
第6章 これで安心！ 施術同意書＆問診表はこうつくる
第7章 外国人患者にやさしい ホームページのつくり方

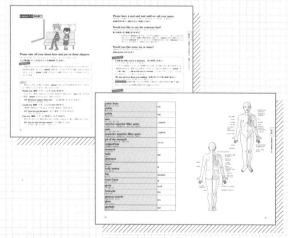

医道の日本社　フリーダイヤル **0120-2161-02**　Tel.**046-865-2161**　ご注文FAX.**046-865-2707**
1回のご注文 **1万円**（税込）以上で梱包送料無料〈1万円未満：梱包送料583円（税込）〉

No. 21 漢方鍼医会

（かん ぽう はり い かい）

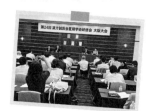

❶ 主催者、代表者名
隅田真徳

❷ 会の発足年
1993年

❸ 発足の目的、背景
東洋医学的な理論を軽んじたパターン化された治療ではなく、古典を重視し、四診法から病理、病症を導き出して治療理論を構築することにこそ意義があるとの思いを同じくした7人が集まり旗揚げされた。また平等な立場で自由に意見交換することで、お互いが高め合えることを発会の基本精神としている。

❹ 会員数
約200名

❺ 主な勉強会、セミナーの開催頻度と開催場所
【本部例会】年10回（東京都・中野サンプラザ）

❻ 代表的な会費等
年間50,000円

❼ 主な支部
東京、名古屋、大阪、滋賀、三河

❽ 会の特徴
本会の治療は「漢方はり治療」と命名し、各々自信を持って臨床に生かしている。漢方はり治療とは「漢方の医学理論に基づき病体の病理・病症を把握し、脈状と四診法との整合によって『証』につなげ、鍼灸の補瀉法にて生命力強化を目的とした治療法である」と本会で定義している。具体的には素問・霊枢・難経を中心とした古典理論を基盤に置き、鍉鍼などを用い接触鍼にて気の調整をはかる。そしてその治療の羅針盤は四診法であり、特に脈診に重きを置いている。研修スタイルは学・術ともに効率よく学べるよう入門コースと研究部に分け、入門コースは本会テキストを用いた講習を行い、研究部では「学術は固定してはならない」をモットーに自由に意見交換し、お互いを高め合うことに意義を見出している。

❾ 連絡先
漢方鍼医会　橋上信也
〒350-1306　埼玉県狭山市富士見1-6-15-301
TEL：04-2946-8189　E-Mail：tenmado@email.plala.or.jp
HP：http://www9.plala.or.jp/tenmado/index.html

漢方鍼医会の「ツボの選び方」

季節を考察、脾胃の障害、内庭、足三里

隅田真徳（すみだ・まさのり）

1986年、東洋鍼灸専門学校卒業。1993年、泉堂はり灸院開院。漢方鍼医会会長。

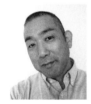

高尾 敦（たかお・あつし）

2001年、呉竹鍼灸マッサージ専門学校（現・呉竹鍼灸柔整専門学校）卒業。2008年、川蝉堂鍼灸院開業。漢方鍼医会学術部長。

┃ I.はじめに

　本会では発会以来、『素問』『霊枢』『難経』を鍼灸術の基本とし、臓象論、気血津液論、中医学などを理論の根拠として学習し今に至る。選穴法に関していえば『難経』六十九難の母子選穴法、七十五難の肺虚肝実証に対する選穴法、三十三難、六十四難の剛柔選穴法、六十八難の病症選穴法、十五難の季節と脈状による選穴法などである。古典の選穴法はどれも古代の名医の言であり、安易に否定するようなことは慎まねばならないが、一方で「選穴法に絶対の法則はない」という観点も持っている。では臨床において何をもって良しとするか。基準は切診。すなわち検脈および体表観察である。例会の実技研修では術者はいずれかの選穴法を根拠として挙げ、モデル患者の穴位に指頭を当てて気を集め患者の脈状の変化を診る。浮沈遅数虚実滑濇などの祖脈が改善し、胃の気のある和緩を帯びた脈状へ変わる様子が診られればその穴を採用する。また腹症においては皮膚の表面が潤い、つるりとした滑らかさを示し、胸部の熱が下に降りてきて上下の陰陽の偏りが薄れていく様子、深い部の堅さがとれてふっくらとした柔らかさを示す様などはよい兆候ととらえて診断の材料とするし、肩井付近の堅さがほぐれていく過程にあれば同様によい変化ととらえる。選穴した穴の反応が十分によいものであればそのまま治療へと進んでいくが、反応が芳しくなかったり十分な改善を認められない場合は、もう一度弁証を立て直したうえで他の穴を選穴しその反応を探るという手順である。

　本会ではここ数年「季節の中での漢方鍼治療」を掲げ、「漢方苞徳会」会長の鈴木福三朗先生をお呼びして講義をしていただくなどの学習と研究を行ってきた。『霊枢』邪客篇に「歳に三百六十五日有り、人に三百六十節有り。…歳に十二月有り、人に十二節有り」とあり、『素問』八正神明論篇には「おおよそ刺の法は必ず日月星辰、四時八正の気を候い、気定まって乃ち之を刺す」とある。これらの言を十二経絡三百六十穴という鍼灸医学の骨格を構築した古代の名医達から後世の医者たちへのメッセージととらえる。その要点は、臓腑経絡の盛衰は太陽と月の巡りに沿っており、そのリズムを見極めたうえで経絡経穴を運用せよ、ということである。基本的な古典の生理病理学に季節の要素を重ね合わせてみることで、弁証はより深くなり、選経選穴はより容易になると感じている。現在本会では四時、五季、六気といったタイムラインを対象として季節の要素を取り入れた鍼灸治療の構築を行っており、治験発表の際には必ず年月日を入れるよう会員諸氏に求めている次第である。

▌ II. 病理解説

　患者は45歳男性、20年前の1月14日に強度の急性腰痛を発症している。この日は六気でいえば終之気であり腎が支配している時期だが、腎が旺気しきれない人は腎病を発症しやすいので、腰痛の発症は理解しやすい。また終之気もすでに末であり、この年の初の気の始まりである大寒まで6日を残すのみなので、すでに初之気が入り始めていたと考えれば「筋の引きつり」を特徴とする肝病が起きたのも納得できる。一般的には三寒四温の2月3月に多発する急性腰痛は寒暖の激しい変化のなか、肌肉への肝血の供給が追いつけずに発症するとの理解だが、その土地、その人によりその時期は一様ではない。いずれにせよ20年前の急性腰痛が患部に瘀血を生み、体調が悪くなると腰痛を起こすことを繰り返しているのではないか。

　当年1月の急性腰痛について考察する。来院日の1月30日はこの年の大寒を過ぎることすでに10日で、肝が旺気すべき初之気の病と考えてよい。肝が十分に旺気仕切れない人が肝病を発症しやすいときなので理解しやすい。

　「極度のストレス」が原因とある。『難経』四十九難には「憂愁思慮すれば則ち心を傷る」、『素問』陰陽応象大論篇には「思は脾を破る」とあるように、精神的要因の多くは心と脾に負担をかけるので、これらの経が関与している可能性も考慮する。

　私は、初之気には肝だけでなく心包を主証とすると治療がうまくいく場合が多いと感じている。この時期に多い花粉症で目鼻が赤く痒みが強いなどといった熱証を表す者や、腰痛や高血圧の悪化でも足が冷え上半身に熱が昇っている者がいるとすれば心包を主証とするケースであるかもしれない。

　初之気と心包の関係に関しては、岡本一抱の『臓腑経絡詳解』のなかで心包が三之気とともに初之気にも旺気していることを著している。曰く「手の厥陰心包絡の経は血多くして気少なし。心包は手の厥陰経なり。主の六気を以て云うに、厥陰は初の気とす。12月の中大寒より2月の中春分に至る。此の時陰寒の気盛んにして陰陽の令甚だ少なし。七の難に曰く。〔厥陰の至るは沈短にして敦。(沈重なり)云々〕三脈は皆陰なり」。肝とともに心包は厥陰経であり、少気多血の陰性の性格を強く持っているので、陰性の強い初之気にも旺気するようである。脈状は沈短敦で重く沈んだ脈状であるとする。

　沈短敦は七難のいうところの「初之気の脈」であるから、この季節の患者の多くが持っている。こ

れに弦脈が混じれば肝経、そうでなければ心包経の関与を疑う。

　では今回来院時の7月を考察する。7月13日は五季では季夏で脾土の季節であり、六気では心包の旺気する季節である。北海道を除く日本列島の中央部は梅雨の湿った重い空気に覆われて蒸し暑く、脾、心包の病が顕著になりやすい。

　長時間の座位も発症のきっかけとある。『素問』宣明五気篇にある五労の「久坐」に当たるとすれば脾の痛み。

　望診で元来の明るい性格が垣間見えるが「よくしゃべる」、とことさら書くほどならば心陽の亢進による躁状態を示すのか。そうだとすれば聞診での「しばらくしゃべると小声になる」と対をなす精神的疲労による心の変動を意味するかもしれない。

　問診の多夢も心血の不足による熱の故と思うが、朝まで寝られるし、尿の赤みもわずかとのことなので、今は心の変動は主証にならないのではないか。「午前中はだるくて、午後から夜にかけて本調子となる」は脾胃の気血生成が弱っている人が持つ傾向である。子午時による臓腑旺気によれば午前7時から11時は胃・脾が相次いで旺気するべき時間であり、脾病によって旺気しきれない人はこの時間帯に重だるい感じを引きずることがある。「毎食後猛烈に眠くなる」のも脾胃の運化作用の低下があるのではないか。「常に過食気味で甘みを好む」は胃熱を示すものではないか。患者はときに「極度のストレス」にさらされる環境下にあり、ストレスの発散を求めている。食事や甘みの多食は女性に多いストレス発散法であるが男性にもいる。この男性はアルコールが飲めないのかもしれない。どちらにしてもこれらは胃熱の元となる。毎食後排便に行くのは腸の機能低下。「肩こり、頭痛、背中の痛みなどの自覚症状がない」とのことだが、慢性的な胃腸障害がある者の多くはこうした症状をあわせ持つことが多いので、治療によって主訴である腰痛が寛解すれば次は肩背部の症状に気づくかもしれない。「手足がほてる」は手掌、足心であれば心熱だが、そうでなければ胃熱とみる。脾は四肢を主るからである。

　脈状の沈脈は『素問』至真要大論篇では脾の季節の脈とされている（この季節の心病の多くは洪脈を表す）。また沈脈は病因がストレスなどの内因、瘀血などの病理産物、内生の邪である胃熱であることも示しているかとも思う。虚脈なので補法を選択。数脈は胃熱を示すとともに臓（脾）ではなく腑（胃）の病であるためととらえる。濇は肺の脈でもあるが、季節が立秋以降小雪以前でないのであればことさら肺と結びつけず、気血の滞留を示すものと受け取ってよいかと思う。

　寸・関・尺部の比較脈診であるが「左関上が最強、右関上が最弱」とあるので脾虚と肝実を示す。右寸口より左寸口が大きいのは心熱ではないか。『難経』五難の菽法脈診の理論によれば右寸口は三菽、左寸口は六菽であり、正常であれば右寸口のほうがより浮いて大きく感じられるものである。

　腹部、腰背部の冷感は脾胃の運化作用の低下によりもたらされた津液の停滞の結果とみる。胃熱は脾の虚を基礎として発生する病理であり、症状は熱症であっても腹部表面は一段と冷えていることがある。

┃ Ⅲ. 選穴理論

　この患者は腰部瘀血の肝実を素因として持つが、今起きている腰痛は胃熱が中焦全体に広がり、脾

の気血津液の生成と運行を障害していることによると診る。さらに心に病が波及しており心熱を宥^{なだ}め

の気血津液の生成と運行を障害していることによると診る。さらに心に病が波及しており心熱を宥める治療の可能性も将来的には考える。選経は数脈なので腑である胃経。七十四難の法則により合土穴足三里。あるいは六十八難の病症取穴から熱を冷ます榮水穴内庭を検脈する。

Ⅳ.施術方法

　本会では一般に本治法には鍉鍼を用いる。補法は鍼を立て、垂直方向の気の出入を意識しながら鍼尖に気を集め、充実を感じたら限度として抜鍼する。時間は数秒程度。『霊枢』九針十二原篇、九鍼篇にあるように、鍼尖を押しつけて皮膚をへこませることなく、やや浮かせるような位置で手技を行うことが重要と考えている。

　胃経の気が巡れば、中焦に滞る胃熱が押し流されて脾の運化作用が活発になり、腰部を巡る津液の流れが正常化され主訴の寛解が得られることを期待できる。

　標治法としては上焦に上がった熱の発散を目的として頭部、肩背部に寫的散鍼。各臓の精気を補うことを目的に心兪、脾兪、胃兪、腎兪に補鍼。主訴が腰部の痛みなので膀胱経胆経の疎通を目的として両下腿の委中、承山、風市穴に補的散鍼。

　患部に明確な圧痛点があれば、患部の瘀血を散らすために点灸用艾と施灸用線香にてごま粒大の点灸を2、3壮するとよい。また、この患者はストレスによる疲労の蓄積と睡眠障害の問題を抱えている可能性がある。背部督脈上の霊台付近に著明な圧痛があれば2、3壮のごま灸をする。そうすれば心気の運行を助けて睡眠が深くなり、蓄積された疲労の解消を促し、病的状態の回復を助けることになるだろう。

Ⅴ.道具

　主に用いるのは鍉鍼。左から、
❶ 新井鍉鍼
❷ 森本鍉鍼
❸ 小里鍉鍼

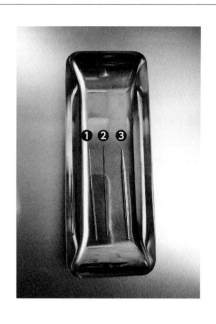

私（隅田）が使用している治療ワゴン。

❹ 消毒用品

❺ 施灸のセット

❻ 標治法用のディスポ鍼

❼ 鋧鍼

❽ 鑱鍼

❾ 員鍼

❿ くず入れ

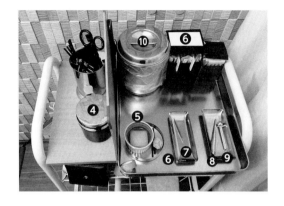

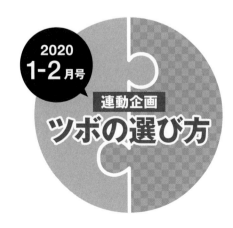

2020 1-2月号

連動企画
ツボの選び方

No. 22 漢法苞徳会
（かん ぽう ほう とく かい）

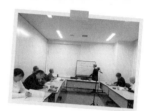

❶ 主催者、代表者名
鈴木福三朗

❷ 会の発足年
2004年（漢法苞徳塾より漢法苞徳会と改称）

❸ 発足の目的、背景
西洋医学では難病といわれる疾病をはじめ、あらゆる病気に果敢に立ち向かっていける技量と知識と魂を兼ね備えた治療上、腕力の強い鍼灸治療家集団の育成こそが、彼の望みであった。そのために、猛烈な勉強を重ね、獲得した知識を隠すことなく、惜しみなく披露した。もちろん、持てるすべての鍼の技術も。その人こそ、八木素萌という偉大な先人である。その意志を引き継ぐことこそ、「漢法苞徳会」の存在意義である。

❹ 会員数
正会員6名、セミナー会員12名

❺ 主な勉強会、セミナーの開催頻度と開催場所
【定例会およびセミナー】毎月第1日曜日（東京都・目黒さつきビル）
※目黒駅より徒歩8分。東京都品川区西五反田3-2-13　TEL：03-3491-7193

❻ 代表的な会費等
聴講費：30,000円／年・一括払い

❼ 主な支部
なし

❽ 会の特徴
漢法苞徳会の趣旨：私たちはともに研鑽を重ねて「臨床カンファレンスのできる力量を養おう」「伝承技術を正しく継承し発展させよう」「漢法医学に基づく基礎の確かな臨床家になろう」「古典の確かな読解力を身につけよう」「広い心と視野とで種々の臨床的手法を把握しよう」の5項目を実践し、『素問』『霊枢』『難経』に基づき、『傷寒論』・温病学・現代中医学をも学び、また日本の漢法鍼灸医学を継承した〈基礎の確かな〉〈医の心のシッカリした〉鍼灸臨床家を目指した研修を図るものである。

❾ 連絡先
漢法苞徳会　会長 鈴木福三朗　本部 すずき鍼灸院内
〒189-0001　東京都東村山市秋津町5-15-1
TEL：042-392-8839
E-Mail：soho.nanngyou456nann@houtokukai.jpn.org　HP：http://www.houtokukai.jpn.org/

漢法苞徳会の「ツボの選び方」

「時邪」を取り入れた治療論

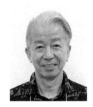

鈴木福三朗（すずき・ふくさぶろう）

1990年、東洋鍼灸専門学校卒業。1995年、すずき鍼灸院開業。漢法苞徳会会長。

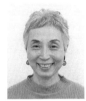

宮地節與（みやち・せつよ）

1993年、東洋鍼灸専門学校卒業。同年、開業届出。漢法苞徳会事務局。

I. はじめに

　「漢法苞徳会」の特色は、「時邪」の影響を考慮した治療論である。それは「六気の治療」に代表される運気論と、種々の診断法を駆使し、病症解析と四診を総合して病を多面的にとらえ、「病を立体的にイメージする」臨床システムにある。

　病の体表での反応は多層的であるが、それらはすべて五行的に集約される（図1）。八虚診・背候診・腹診・臍傍診・募穴診・脈状診をはじめ種々の診察項目から得られる情報はもちろん、生来の体質・病態・病因・病蔵・季節の気なども五行的に集約して把握し、これに基づいて選経・選穴・配穴を行う。

　「時邪を取り入れた治療論」は、八木素萌が40年の臨床経験と『難経』研究から、古典医学を現代的に甦らせたものであり、「新経絡的治療」として「『素問・霊枢・難経の医学』＝『素難医学』」の真髄を遺憾なく発揮することができるものである。

　その第一義は、病因となっている「時邪」を抜くことである。時邪（風・熱・暑・湿・燥・寒）は季節によって次々と移り変わっていく。当会では、『難経』4難をもとに、「六気」を採用している（張元素『薬註難経』4難註参照）。六気を採用することによって、季節の気・病因・経脈・蔵府の病態が五行論で見事に統合される。

　次に、『難経』56難から八木は積の治療法を考案している。56難には積の成り立ちが書かれており、そこから外邪を抜くことによって積の治療ができると考えた。実際、その治療法で驚くべき効果があ

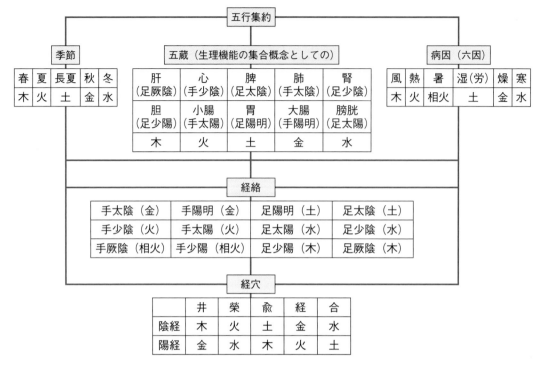

図1 多層性および協震性・共鳴の解析図〔H12.09.20　八木素萌〕

ることが確認されている。その過程で解明された病の伝変に関する考察とその治療法は、積だけにとどまらず、それに類似した病症にも幅広く応用できるものとなっている。基本的な治療原則は56難、68難、74難、75難に依拠し、補瀉の決定は81難の病症の大過、不及に従う。

　治療の軸は、以下の3つである。まず、時邪を井穴から抜く（張子和『儒門事親』巻10参照）。次に積の治療を参考に、変動している経から時邪を取る。そして、外感病はこれと表裏関係にある陰経の補を基本治則として対処し、内傷病は時邪を抜いたあと、病理的産生物（痰・飲・瘀・虚火など）の始末と病蔵の補を基本治則とする。

　以下、具体的に見ていこう。

Ⅱ.病解・選穴

1.患者

　男性、中肉中背。1974年5月19日生（45歳）。

2.主訴

　デスクワークで長く座位を続けると腰部に違和感が生じる。
　胸腰部伸展動作で腰部に若干沁みるような痛みがある。

3.病解

　当会では、八虚診・背候診・腹診・臍傍診・募穴診・脈状診・経脈切経診・尺皮診・舌診・問診・蒙色・運動診・聞診など種々の診察項目があり、また生来の体質・病態・病因・病蔵・季節の気などの情報を総合して、五行的に集約し、「病の立体的イメージ」を形成しているが、今回は企画で提示された情報のみで病解を行っている。ただし、運気論を適用するのに欠かせない20年前の「受診日」（1999年1月14日）、6カ月前の急性腰痛「発症日」（2019年1月30日）、患者の「生年月日」（1974年5月19日）の情報は追加で医道の日本社より提供いただいた。

　「生年月日」からは干支と九星を求め、患者の体質的素因を判断する。干支にはそれぞれ蔵府が配当されており、九星もまた五行から蔵府へ配当して判断する。年齢を重ねた患者ほど生来の体質的素因が病症に深く反映している様子が、臨床的にも確認できている。『素問』天元紀大論第66、「河図」「五門十変」論などをご参考願いたい。

　「受診日」「発症日」からはそのときの「季節の邪」を判断する。天の気は、本来、邪である前に養いの気である。この天の気が身体に入ったとき、元気な人にとっては養いの気となるが、何らかの「素因」を持っている人にとっては具体的な病症を引き起こすことにつながる邪気となる。邪として身体に入った場合には、その邪の巡る順番や発病時期が問題となる。また邪の伝変は、「正邪」「実邪」「虚邪」「賊邪」「微邪」としての伝変だけでなく、二経・三経にまたがってさらに伝変していく可能性があることを考慮しておかなければならない。

　具体的な「ツボを選ぶ」に際しても、「治療想定日」を設けている。これは、季節（六気）によって、旺気する蔵と時邪が異なり、選経・選穴・配穴が異なってくるからである。

　「治療というものは診断したときに、時邪との関連を合算、総合して、最初から最後までの配穴を決めて行える治療が理想である」というのが八木の言であった。そして「経絡現象は多層的・立体的であるので、そのなかのどれを相手にしているのかを考えなければならない」としている。

　単純に五蔵の関係だけではなく、表裏関係、剛柔関係、病症と病んだ時期を全部合算して最終的に選経・選穴・配穴を考える。それが精密になればなるほど、ツボの数も少なく終わるのである。

　提示された主訴および主訴以外の所見から五行的に集約していく。

(1) 「1.患者」の生年月日より、干支は甲〔胆木〕寅〔肺金〕、九星は八白〔肺金〕土星〔脾土〕

(2) 愛想がよく、明るくよくしゃべる→〔君火〕

(3) 胸腹部や背部は白い→〔肺金〕

(4) 声は大きくて〜小声になる→（気虚）→〔脾土〕

(5) 夢→（肝血虚、心血虚、心脾両虚）→〔肝木、君火、脾土〕

(6) 8時間以上〜昼間きつい→（気虚）→〔脾土〕

(7) 午前中だるく〜午後から本調子→（気虚、肝気鬱血）→〔肝木、脾土〕

(8) 毎食後〜眠くなる→（脾気虚）→〔脾土〕

(9) 過食気味で、甘味を好む→（胃実）→〔脾土〕

(10) 毎食後排便→（脾気虚）→〔脾土〕

(11) 排尿回数〜やや少ない→（脾気虚、腎虚）→〔脾土、腎水〕

(12) 尿は少し赤みを帯びている→（湿熱、心火旺）→〔**君火**〕

(13) 手足、ややほてる→（腎陰虚）→〔**腎水**〕

(14) 沈・虚・数・濇→沈濇（肺・気滞血瘀）、数（気虚・陰虚・熱・虚熱）→〔**肺金、君火**〕

(15) 左関上が最強、右関上が最弱→**脾虚肝実**・外感病（関上・左＞右）

(16) 左寸口＞右寸口＞右関上→**肝＞心・腎・心包＞肺＞脾**

(17) 手陽明大腸経（前腕部）に圧痛→〔**肺金**〕

(18) 足少陽胆経（下腿部）に圧痛→〔**肝木**〕

以上の情報から解析する。

体質的素因として、もともと肺金と肝木に障害を起こしやすい。

肺の外邪は燥邪（上からの冷たい寒え）。つまり燥邪に共振しやすい体質と思われる。

肝は筋と関係している。これは「すじ」を痛めやすい身体である。

また、後天の生活習慣により、脾土に問題を起こしやすい体質になっていると考えられる。

これは肌肉つまり筋肉を痛めやすい。

初発症状は20年前（1999年）の1月14日に起こしたぎっくり腰。

季節は終之気（小雪〜大寒）である。この季節の外邪は寒邪（下からの冷気）、それが直接の病因と考えられる。肉体的には、仕事にも慣れてきて、若さもあって無理をしてがんばっていたのではないかと思われる。五之気の燥邪が伏邪として残っているところへの襲撃であろう。完治しないまま20年間を過ごし、2019年1月30日に急性腰痛を発症。20年前とほぼ同じ時期である。発症の原因もほぼ同じとみてよい。

4. 選穴理論

治療想定日を2019年7月30日とする。

季節は四之気（大暑〜秋分）（図2）。

季節の外邪は湿熱。つまり病因は「湿熱」とする。

伏邪として「寒邪、燥邪」も想定して考える。

上記「3.病解」から、脾土、肝木、肺金の反応が多い（脾土が最多）。

以上から病蔵は脾土、変動経は肝木、として治療配穴を勘案する。

(1) まず、四之気の時邪（湿熱）を**隠白**から抜く（瀉法）。

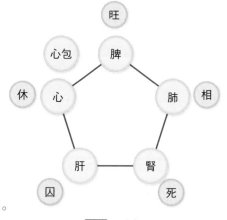

図2 四之気

(2) 大腸経の反応は、湿熱の邪が肺の陽経である大腸経を侵襲しているものと考えられる。

よって**三間**（俞穴）から外邪を抜く（瀉法）。

これでも大腸経の反応が取れない場合は肺経の**経渠**（経穴）から外邪を抜く（瀉法）。

(3) 変動経の**足臨泣**（兪穴）から外邪を抜く（瀉法）。

その後、**行間**（滎穴）【金鍼】〜**太衝**（兪穴）【銀鍼】を（導通）に取り、脾から肺に送られている外邪（湿熱）を阻害する。

結果として肺から肝に伝変する湿熱の邪が減少するのである。

(4) 胆の下合穴である**陽陵泉**からも湿熱の外邪を抜く。**陽陵泉**は変動経上にもある。

以上で、四之気の外邪を取る治療配穴は終わる。
その後、再度身体の反応を診て伏邪の反応があれば対処しなければならない。

(5) 次に、病蔵に対する治療配穴を考える。
①脾の機能低下に対する配穴
　大都（滎火穴）補
　少府（滎火穴）補
　陽谷（経火穴）補
　足三里（合土穴）補
　脾兪　　　　補
②肝の機能亢進に対する配穴
　大敦（井木穴）瀉
　丘墟（原穴）　瀉
③背部兪穴に対する配穴
　肺兪　補　（気虚を改善し、全身の気の巡りを改善する）
　膈兪　瀉　（血会として背中の上下の交流を改善する）
④腰痛に対する配穴
　承筋　平補平瀉（鍼先を腰痛の患部に向けて気を届かせる）

以上である。

註：時邪を抜くときは、陰経も陽経も**井滎兪経合**で穴を選択する。
　　病蔵に対する配穴を考えるときは、木火土金水で穴を選択する。

5.原文紹介
（1）張元素（潔古）『薬註難経』4 難註
所謂一陰一陽者　謂脈来沈滑也
腎脈也　其時**寒**　其性**堅**　腎名與病十一月十二月之気也　　左

一陰二陽者　為脈来沈滑而長也

肝脈也　其時**風**　其性**動**　正月二月之気也　左関

一陰三陽者　為脈来浮滑而長時一沈也
心脈也　其時**熱**　其性**軟**　三月四月之気也　左寸

所言一陽一陰者　謂脈来浮而濇也
三焦脈也　其時**暑**　其性**柔**　五月六月之気也　右尺

一陽二陰者　謂脈来長而沈濇也
脾脈也　其時**湿**　其性**緩**　七月八月之気也　右関

一陽三陰者　謂脈来沈濇而短時一浮也
肺脈也　其時**燥**　其性**斂**　九月十月之気也　右寸

(2) 張子和（従正）『儒門事親』巻10

風木肝酸　達鍼　与胆為表裏…主治血…
肝木主動　治法曰　達者吐也　其高者因而越之　可刺**大敦**　灸亦同

暑火心苦　発汗　与小腸為表裏…主血運諸経…
心火　治法曰　熱者汗之　令其疎散也　可刺**少衝**　灸之亦同

湿土脾甘　奪鍼　与胃為表裏…主肌肉…
脾土　治法曰　奪者瀉也　分陰陽　利水道　可刺**隠白**　灸亦同

燥金肺辛　清鍼　与大腸為表裏…外応皮毛　鼻亦行気…
肺金　治法曰　清者清膈　利小便　解表　可刺**少商**　灸亦同

寒水腎鹹　折鍼　与膀胱為表裏…主骨髄…
腎水　治法曰　折之謂抑之　制其衝逆　可刺**湧泉**　灸亦同

Ⅲ. 道具

漢法苞徳会で使用する鍼は主に「汎用太鍼」である。
　八木素萠が考案した特別な鍼のことで、金および銀で製作したものをいう。それぞれ単独で用いる場合と、1組の対にして用いる場合がある。

1.汎用太鍼の特色

(1) 無刺入の鍼であり、九鍼の作用の大部分をこの鍼のみで実現できる。

(2) 金鍼と銀鍼とをセットで運用する特殊な形態の太鍼である。

(3) いわゆる「気の出方が強い」ので作用も強力である。

(4) 点灸の補に近い効果も出すことができる。

(5)「鍼は刺されるので痛そう、だから、怖い」と思っていた人々の恐怖感を除く。そして鍼治療の受療者をより広く多くすることができる。

(6) 治療具の種類を極めて少なくできる。

2.形態

　　長さ………1寸6分〜2寸（90㎜を基準とする）

　　太さ………50〜150番太鍼程度の金鍼（4㎜を基準とする）

　　催気輪……鍼体の中央やや上部に3分幅で数段の輪状溝を彫る

3.基本的用法（セットで用いる場合の注意事項）

(1) 金から銀へ「気」が流れる。したがって、金鍼を先に使って銀鍼を後に使うことになる。また、両者をセットして同時に運用すると、金の接触穴から銀を接触している点へ「気」がよく流れる。

(2) 金と銀の鍼先を向かい合わせて用いると、金から銀へ「気」が流れる。故に透刺の場合にも、また、経脈の「気の流通」をより強める場合にも、この方法が用いられる。

(3) 鍼の角度によって「気の流通」の深さが異なる。

・角度が浅ければ「気」は浅いところを流れる。

・角度が深ければ「気」は深いところを流れる。

(4) 基本的に、経絡の上流に金・下流に銀、陰経に金・陽経に銀を用いる。ただし、例外もあるので注意が必要である。

❶ 鍼管（寸3、銀）

❷ 鍉鍼（銀）　　長さ70㎜、直径6㎜

❸ 鍉鍼（金）　　長さ70㎜、直径6㎜

❹ 汎用太鍼（銀）長さ90㎜、直径4㎜

❺ 汎用太鍼（金）長さ90㎜、直径4㎜

❻ 鍉鍼（銀）　　長さ90㎜、直径6㎜

❼ 鍉鍼（金）　　長さ90㎜、直径6㎜

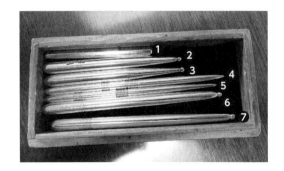

❷❻は主に小児鍼として使用する。

❸❼は主に正気の補法に使用する。

【参考文献】

『素問』『霊枢』『難経』、張子和『儒門事親』、張元素『薬註難経』

漢法苞徳会.『穴の性質と相互作用』『六気の治療』

No. 23 | 経鍼会(経絡鍼灸研究会)

❶ 主催者、代表者名
高橋照旺・濱 あらた（共同代表）

❷ 会の発足年
2008年

❸ 発足の目的、背景
2008年に特定の流派やスタイルにとらわれることなく、東洋医学的アプローチによる鍼灸治療を学ぶこと、鍼灸臨床技術の向上を追求することを目標に掲げ、岡山、広島、香川の鍼灸師たちと鍼灸学生の臨床勉強会として発足した。2016年、発足時から交流のあった「東洋はり医学会香川支部」の有志と合同で新たに灸臨床研究会を結成、名称を「せとうち鍼灸フォーラム」から「経鍼会（経絡鍼灸研究会）」へ変更した。

❹ 会員数
30名

❺ 主な勉強会、セミナーの開催頻度と開催場所
【経鍼会月例研究会】毎月第2日曜日　※8月は休み（岡山県・岡山オルガホールまたは香川県・ユープラザ宇多津で隔月開催）詳細はホームページ参照。http://keishinkai.sinkyu.com/
参加費：非会員の場合　学生1,000円、有資格者3,000円

❻ 代表的な会費等
入会金：10,000円（初年度）　年会費30,000円（各月の参加費を含む）

❼ 主な支部
なし

❽ 会の特徴
経鍼会（経絡鍼灸研究会）は脉診による経絡治療を研究する会である。
1. 講義と実技
　　入会し2年目までは基礎コースとして講義と実技を受けて、脈診と刺鍼技術の基礎を学んでいくので初心者も安心して受講できる。3年目以降は臨床応用コースとして、臨床に直結する講義と実技を行う。実技は、1班3～5人に対し1人の指導者が付き脉診や刺鍼法、標治法など指導する。また、毎年「年間研究テーマ」を設け会員方の学術の向上を目指す。
2. 症例カンファレンス
　　毎月会員が症例を持ち寄り、全員で「症例カンファレンス」を行う。同じ症例を全員が検討し合い、多角的な意見を述べ合うことで新たな気づきや共通認識が生まれ臨床に自信が持てる。
3. 生計を立てられる治療家の育成
　　経鍼会では多くのはり灸専門家を輩出している。

❾ 連絡先
経鍼会　弓田鍼灸院　担当：弓田潔明
〒761-8063　香川県高松市花ノ宮町1丁目12-3
TEL/FAX：087-837-6604　E-Mail：yumitashinnkyuuinn@gmail.com

Tsubo no erabikata Report

経鍼会の「ツボの選び方」

脾虚肝実証か脾虚肝鬱証、脈状重視

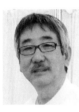

伊ヶ崎克己（いかざき・かつみ）

大阪外国語大学（現・大阪大学）および明治鍼灸大学（現・明治国際医療大学）大学院博士前期課程修了。朝日医療専門学校広島校学科長、倉敷芸術科学大学非常勤講師などを務める。現在、四国医療専門学校非常勤講師。2008年、せとうち鍼灸フォーラム（現・経鍼会）設立。経鍼会指導員。

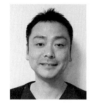

弓田潔明（ゆみた・きよあき）

1995年、関西鍼灸短期大学（現・関西医療大学）卒業。1998年、高松市にて弓田鍼灸院を開業。2012年、同志らと東洋はり医学会香川支部を設立、2016年、同会を脱退し経鍼会を設立。現在、経鍼会指導員を務める。鍼灸臨床指導実習指導員資格取得。

▌I. 病因病機と病証

1. 本症例の腰痛について

腰痛の主原因は寒湿や瘀血、腎虚などであるとするが[1]、一方、『素問』刺要論篇50[2]では、あらゆる経絡で腰痛は生じると記す。つまり、腰痛は多様な病因病機で発生するので、その鑑別には細心の注意が必要である。持論だが、急性腰痛、いわゆる「ぎっくり腰」は、何らかの原因で気機[3]不暢が生じ、刺要論篇が示す正経や奇経脈、さらには経筋脈に不通則痛や不栄則痛という痛みをもたらすと考える。本症例の腰痛であるが、「長時間の坐位で発生する腰部の違和感」、すなわち、痛みというよりは違和感やだるさという腰痛、そして「胸腰部伸展動作で腰部に若干沁みるような痛み」、すなわち、身体を動かすと生じるさほど激しくない運動時痛という異なる2種類の腰痛の存在が疑われる。

2. 病因

気機不暢の原因を三因弁証で考えると、外因（外邪侵襲）や内因（精神疲労、気鬱、情志失調など）不内外因（労倦安逸、飲食不摂、外傷など）に起因するものに大別されるが、本症例のぎっくり腰は、後者の病因が関与すると思われる。すなわち、内因として、「6カ月前のストレス」や、不内外因として、「デスクワークが多い、過食気味、甘味を好む」などである。特に内因の気鬱は、肝脾や心腎が関係するが[4]、本症例では、「毎晩のように夢を見るが睡眠中に目覚めない」、また、四肢厥冷や多

尿などがないので心神や腎とのかかわりは少ないと考える。気鬱は虚証から実証状態まで段階的に把握することが重要であるというのが筆者の考えであり、上記病因を考慮に入れ、現病症における各臓腑・経絡の変動を確認することから始める。

3. 現病症の検討

「愛想がよく、よくしゃべる」という患者は普段から周りに気を遣う性格とみられ、「時間が立つと声が小さくなる」のは、気が不足して虚証状態であることを示唆する。発声は宗気[5]が主るので、宗気産生にかかわる肺脾の機能失調が考えられる。また、「8時間以寝ないと昼間きつい、午前中は身体がだるく、午後から本調子になる」のは、活力の源となる気が不足しており、さらに、陰気の強い午前では陽気不足状態、陽気が強くなる午後に回復するということを意味し、陰陽の気が身体活動を維持するほど十分に巡っていないことを示す[6]。特に「だるい」というのは、中気不足の特徴であり、問診が示す「毎食後の眠気」も全身の気が不足しているので、水穀を化生・運化する脾気を特に必要とする食後に眠気が生じることを示す。総合的に判断すると、脾の運化失調が原因で水穀の精気が十分に産生されていないか行きわたっていないことを示唆している[7]。

次に、「常に過食気味である」という点を過食習慣ととらえるか、胃熱による消穀善飢ととらえるかで異なる2つの病機が考えられる。病機①、日常的な過食傾向により陰濁を処理できなくなる陰性陽衰[8]となり、また、中焦を塞いで中陽を働かせなくする甘味の摂取過多が脾胃の昇降機能や肺の宣発粛降機能に影響し、気機不暢の原因となっていた。この状態で、さらに濁陰蓄積が続くと陽が虚して気は拠り所を失い、浮昇妄動し「陰火」を形成し、陽虚発熱となる。病機②、飲濁停滞により胃に湿熱が生じ、消穀善飢を生じ、その熱が肝に波及[9]、あるいは、後天の精を化生する脾肺が虚すことにより気血不足が生じ、肝血不足により肝気欝滞が生じ、日常的な形神疲労、さらには6カ月前の情志失調により気鬱化火して実熱が生じ、胃に波及したのか。

どちらにしろ、この胃熱や肝熱は他臓腑や経絡に波及しやすい。熱の波及を検討すると、「便秘がない」ことで大腸への熱の影響はなし、また、「肩こりや頭痛、背中の痛みもない」ことで上焦部や足の三陽経上部への熱の波及・気逆もないと考えられる。ただし、「毎晩のように夢を見る、排尿回数がやや少なく、尿が少し赤みを帯びる、手足ともにややほてる（手足煩熱）」とあるので、心や膀胱、そして、肺か腎にも熱が波及していることがうかがえる。また、「前腕部大腸経や下腿部胆経に圧痛あり、腹部や腰背部の皮膚がやや冷たい感じ」とあるので、前者は経絡に沿った何らかの影響、後者は経筋[10]や皮部[11]をも含めた広い面での陽気不足が生じていると考えられる。

4. 脈象による病証の推察

本症例では舌診や腹診情報がないので、問診事項の検討に続き、脈診情報をもとに病証を考えてみる。「脈状は左右ともに沈、虚、数、濇」とある。濇脈だが、『脈経』や『瀬湖脈学』では、「濇脈の病証は陰血虚少、精液損傷、血痺（血虚瘀血）など、その脈は細・遅・短脈」とあるが、沈脈は病邪が裏にあるか陽気衰退を示し、虚脈は本証が虚証、数脈は裏（陰）に熱が存在すると解釈した。寸関尺の相対脈診では、「左関上（肝）最強＞右関上（脾）最弱、左寸口（心）＞右寸口（肺）＞右関上（脾）、左右の尺中は左寸口と同程度の強さであるが左右差は判定できない」とあり、「肝＞心≒腎・命門＞肺＞脾」となる。先ほどの脈状と合わせて考えると本虚陰実証、脾虚肝実証が浮かんでくる。とはい

え、経鍼会（経絡鍼灸研究会）では、寸関尺各部の脈状を重視して立証するので[12]、今回の相対脈診情報のみでの結論ではあるが……。ちなみに『難経』75難の肺虚肝実証は、「肝＞心＞脾＞腎＞肺」となり、脾虚や肝実で熱が肺に波及し、欬嗽が生じるが本症例はこれではなさそうだ。

5.病因病機

患者は「45歳男性、6カ月前、極度のストレスで急性腰痛を発症した」とある。年齢的には中間管理職や経営などの重責を担う人物と考えられ、病気の原因は、患者が気を遣う性格であること、日常業務でのストレスなど、気病（気虚、気鬱、気滞、気逆など）が大元の原因であると思われる。

そして、現病証の検討事項を踏まえて病因病機（病気の物語）を考えてみると、まず、病気の背景として、①日常的に強い精神的なストレスを抱えていること（思傷脾）が考えられ、②職業は記載されていないがデスクワークが多く（久坐）、運動も不足しているかもしれない（安逸労倦）。

脾胃は本来虚弱ではなかったかもしれないが、①②や甘味過多により、徐々に弱って脾気虚まで進み、運化機能が失調し、そして、さらなる過食により、胃に熱が発生。熱は肺心に波及、宗気不足や久坐での腰痛が生じた。なお、以下病機の説明中、主な病証・病態を四角で囲んで示した。

①②思傷脾、安逸労倦、③過食傾向、甘味の摂取過多、脾弱、④運化失調、気血不足、脾気虚、⑤過食継続、飲濁過多、陰性陽衰、陽虚発熱、⑥心肺に熱が波及（多夢、手足煩熱）、⑦肺気の不足（宗気不足）、⑧気機不暢、⑨沁みるような腰痛（不栄則痛）

熱発生の主原因が脾胃なのか肝なのか、あるいは両方で生じたのか、時系列的にはどちらが先か後なのかはさらなる情報が必要だが、いずれにしろ胃や肝に熱が存在することは確かであろう。仮に同時進行的に発生したとすると、肝においては、④以降、以下の病機が追加される。肝血不足から肝気鬱滞（虚証）、脾胃から虚熱が波及（肝血熱）、そして6カ月前のストレスにより肝鬱化火となり、熱は肝から胆（胆経の圧痛）・心（多夢）へ、あるいは、肺（手足煩熱）・膀胱（尿赤）へ波及。一方、後天の精不足と気の消耗過多により、経脈に隷属している経筋脈を十分に栄養できない状態が続いていたところに、6カ月前のストレスで経気の疎通失調が生じ、運動時痛を伴う経筋病（ぎっくり腰）が生じたと考える。

⑤肝血不足、肝気鬱滞、⑥6カ月前のストレス（情志失調）、肝鬱化火、⑦熱が波及、心肺（手足煩熱）、膀胱（尿赤）、胆経（圧痛）、⑧気機不暢、経筋脈を養えない、⑩ぎっくり腰（不通則痛）。

Ⅱ.治療方針

腰痛は、「3回の鍼灸治療で改善した」とあるので鍼灸治療適用病症と考える。発生当初の急性腰痛の場合、経鍼会では疼痛箇所への深刺は行わない。遠隔治療か局所の接触鍼法、施灸などで治療する。腰痛は鍼灸治療の得意分野の一つであるが、治療後も自発痛が続く場合は、鍼灸不適応であると考え、専門医の受診を勧める。運動時痛を伴う経筋病の治療については、まず経絡の気の調整（経脈絡脈治療）を行わないと効果は得られにくいと考えている。

Ⅲ. 選穴および治療方法

本症例の場合、本証を「脾虚肝実証か脾虚肝鬱証」、標証を「足陽明経筋あるいは足太陽経筋病」と考え、以下の手順で治療を行う。刺鍼による本証治療の基本は、『霊枢』九針十二原篇01（毫鍼、補法・瀉法）、同本輸篇（五兪穴）、同小針解篇03、同標本病伝篇65、『難経』69難、70難、72難に従う。

1.本証治療

当会では本証治療においては、逆証でない限り、まず陰経脈、次に陽経脈の改善を目的として選穴と刺鍼を行う。本治法は一側取穴とする。

(1) 脾虚

左右五兪穴のなかから、指尖で極く軽く取穴し、最も脈が改善される経穴を選択する（健側の選択）。補法では兪・経・合穴（大白・商丘・陰陵泉）、いずれかの場合が多い。迎隨補瀉に従い、押手には細心の注意を払いながら、本症例では、経に随って0～2mm程度（接触鍼法か浅刺法）の徐刺速抜の補法を行う。

(2) 脾虚証と考えた場合

本来ならその母経も虚している可能性があるので、通常、「心・心包経」に補法を行うが[13]、本症例は、後天の精を化生する脾・肺の機能失調が考えられるので、脾を補ったあと、脾・心・肺の脈状を確認し、その結果を踏まえて、心包経あるいは肺経のいずれかの五兪穴（大陵・間使・曲沢）、あるいは太淵・経渠・尺沢を選択して①と同様の補法を行う。脾経刺鍼後、肺脾心経のいずれの脈にも問題がなければ、すぐに次の治療に進むこともある。

(3) 肝実

脈診により肝経に濇脈が残っているようであるならば、「肝気鬱滞」か「肝実熱証」かを判断し、脈の有力無力を確認して、当会独自の刺鍼法である平補平瀉法か瀉法（0～3mm程度）を行う。選穴は肝気鬱滞では太衝、熱証では行間とする。

(4) 陽経への補瀉

陰経脈のバランスが整えば、陽経脈の邪気の有無（本症例では、胃経や胆経、膀胱経などが想定される）を確認し、脈状にあった当会独自の補瀉法（1～5mm程度）を行う。選穴としては、圧痛や硬結などの反応を示す各経の片側の絡穴、豊隆、光明、飛揚などが選択することが多い。刺鍼後、圧痛および硬結が改善されていることを確認して、次の治療に移る。

(5) 経筋病

運動時の腰痛に関係するのが足の膀胱経筋（胸腰部の比較的浅い伸展動作で痛み）、あるいは足の陽明経筋（胸腰部の比較的深い伸展動作で痛み）かを確認し、『霊枢』経筋篇13が記載する当該経筋脈走行上の圧痛を示す阿是穴（以痛為輸）（気衝、伏兎、陰市か承扶、委陽、合陽、崑崙など）、あるいは、栄兪穴[14]、内庭、陥谷か足通谷、束骨に経筋治療を行う。通常は、刺鍼後に円皮鍼（0.3mm）

を添付することが多い。また、経筋走行部に広く圧痛がある場合は、ラッパ鑱鍼（添付写真参照）などを用いて気血の巡りを改善する。灸治療については誌面の都合で省略する。

Ⅳ．道具

1.道具（写真上）

❶ 古代九鍼（詳細は2を参照）

❷ 円筒灸（通常は透熱灸を使用）

❸ 銀鍼、ステンレス鍼、主に1寸1番・2番を使用

❹ バンシン（チュウオー）、経筋治療に使用

❺ MT温灸器（鈴木製作所）、主に五十肩治療に使用

❻ 奇経治療用具（テスター、テープ、マグレイン金銀粒など）

❼ 円皮鍼（0.3㎜）、経筋治療に使用

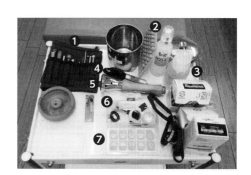

2.❶の詳細（写真下）

❽ バンシン（経筋用）

❾ 奇経治療テスター 金鍼（30番）

❿ 鍉鍼（自作品含む）

⓫ ラッパ鑱鍼（銀・銅）

⓬ 円鍼（古代九鍼）

⓭ 柳下円鍼

⓮ 小児鍼（通常、イチョウ鍼を用いる）

【参考文献】
1) 天津中医薬大学,学校法人後藤学園編集.鍼灸学 臨床篇.腰痛.東洋学術出版社, 2007.p.301.
2) 石川秀実監訳. 現代語訳黄帝内経素問.上中下.東洋学術出版社, 2011.
3) 石川秀実監訳. 現代語訳黄帝内経素問.六微旨大論篇68.東洋学術出版社, 2011.
4) 天津中医薬大学、学校法人後藤学園編集.鍼灸学 臨床篇.鬱証.東洋学術出版社, 2007. p.234.
5) 石川秀実監訳.現代語訳黄帝内経霊枢.邪客篇71.刺節真邪篇75.東洋学術出版社, 2012. p.308.
6) 石川秀実監訳.現代語訳黄帝内経霊枢.衛気行篇76.東洋学術出版社, 2012. p.422.
7) 石川秀実監訳.現代語訳黄帝内経霊枢.本神篇08 四肢挙がらず（倦怠感、萎縮）は脾虚の特徴.東洋学術出版社, 2012. p.160.
8) 石川秀実監訳. 現代語訳黄帝内経素問.陰陽応象大論篇05.陰性陽衰東洋学術出版社, 2011. p.160.
9) 石川秀実監訳. 現代語訳黄帝内経霊枢.経脈篇10 その胃有余なれば則ち消穀してよく飢え（消穀善飢）、溺の色黄.東洋学術出版社, 2012. p.198.
10) 石川秀実監訳.現代語訳黄帝内経霊枢.経筋篇13.東洋学術出版社, 2012. p.281.
11) 石川秀実監訳.現代語訳黄帝内経素問.皮部論篇56.東洋学術出版社, 2011. p.290.
12) 石川秀実監訳.現代語訳黄帝内経霊枢.邪気蔵府病篇04等.東洋学術出版社, 2012. p.80.
13) 石川秀実監訳.現代語訳黄帝内経霊枢.邪客編71 心の代わりに心包経を用いる理由を参照.東洋学術出版社, 2012. p.308.
14) 石川秀実監訳.現代語訳黄帝内経霊枢.邪気蔵府病形論篇……栄兪治外経、合治内府…….東洋学術出版社, 2012. p.80.

No. 24 　経絡治療学会
（けいらくちりょうがっかい）

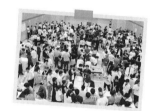

❶ 主催者、代表者名
岡田明三

❷ 会の発足年
1939年

❸ 発足の目的、背景
古典鍼灸術を研究するために、1939年に設立され、現在に至る。

❹ 会員数
約2000名（10代〜80代）

❺ 主な勉強会、セミナーの開催頻度と開催場所
　3月に学術大会開催、8月に鍼灸経絡治療夏期大学開催。支部ごとに講習会あり。

❻ 代表的な会費等
年会費　7,000円

❼ 主な支部
東北支部、関東支部、東海支部、関西支部、香川支部、九州支部、阪神部会、徳島部会、広島部会、福岡部会、長崎部会、鹿児島部会、新潟部会、山陰部会

❽ 会の特徴
経絡治療学会では『日本鍼灸医学 経絡治療基礎編・臨床編・経絡経穴編』をスタンダードとして、統一した病態把握をし、証による治療が行われることを目標としている。治療手段の鍼法と灸法には個人のオリジナリティーが重要と考えており、個人の手技を尊重することにしている。各支部・部会では脈診、刺鍼などの実技指導に重点を置いた研修が可能であり、古典の学究にも力を入れている。毎年3月の学術大会では、臨床知見の発表の場が持たれ、教育講演も行う。
8月開催の経絡治療夏期大学では、全国各地から第一線で活躍する臨床経験豊富な講師が、東京にて一堂に会し、実技公開と3日間の集中指導を行う。
また、機関誌『経絡治療』を季刊している。

❾ 連絡先
経絡治療学会　鈴木
東京都渋谷区神宮前2-35　原宿リビン208
TEL：03-3402-9695　E-mail: honbu@tjmed.com

経絡治療学会の「ツボの選び方」

経絡治療の病理病証・選経選穴理論

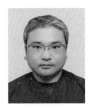

橋本 厳（はしもと・つよし）

1974年、静岡県生まれ。1997年、明治鍼灸大学（現・明治国際医療大学）卒業。神宮前鍼療所にて岡田明祐氏、岡田明三氏に師事。2007年、東京医療福祉専門学校鍼灸マッサージ教員養成科専任教員。2013年、明治国際医療大学大学院修士課程修了。2014年、いわなみ鍼灸院を開業。2018年、国立リハビリテーションセンター臨床実習アドバイザー。経絡治療学会学術部員、関東支部・夏期大学高等科主任講師。

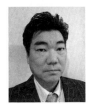

馬場道啓（ばば・みちひろ）

1977年、福岡県生まれ。1998年、日本鍼灸理療専門学校専科卒業、はり師きゅう師免許取得。2002年、東京医療専門学校教員養成科卒業。1998年より馬場白光氏、道敬氏に師事し、六部定位脈診による経絡治療を学ぶ。現在、馬場回生堂鍼灸療院副院長、福岡医健・スポーツ専門学校非常勤講師、東洋鍼灸専門学校非常勤講師、経絡治療学会理事、学術部員、（公社）福岡県鍼灸マッサージ師会理事学術部長、（一社）福岡市鍼灸師会理事副会長、学術部長。

┃ I.はじめに

　症例について解説する前に、病態把握や選穴理論に関係するため、経絡治療の成り立ちと本会の在り方について述べておきたい。

┃ II.経絡治療の成立

　経絡治療の成立は昭和初期に遡る。

　江戸期の鍼灸は、滑伯仁の『十四経発揮』『難経本義』に影響を受けるなど、同時期の大陸の医学に比べて経絡を重視していたと考えられるが、明治期には国策により漢方医学から西洋医学へ変更され、大正期の経絡を無視した事実上の国家標準化である「改正孔穴」などによって経絡概念が薄れつつあった。

　昭和初期当時、すでに鍼灸師養成の第一人者であった若き柳谷素霊師（以下、敬称略）は、現代医学的な教育はもちろん、漢方医学そして古典鍼灸をも重視した教育を行っていた。柳谷門下は古典鍼灸を意識した臨床を行っていたと推察されるが、なかでも岡部素道は、1933（昭和8）年に「古典に於ける補瀉論に就て」において虚実補瀉の網羅的な研究を行っている。本論において、すでに『難経』

六十九難の「母子補瀉」を取り上げていることは注目される。以後、この論文に影響され柳谷門下となった井上恵理とともに古典鍼灸の研究にも力を入れ、1939（昭和14）年、『東邦医学』編集長の竹山晋一郎によって組織された「新人弥生会」に参画する。岡部・井上両氏を中心とした弥生会の研究活動によって、すべての疾病を「経絡の虚実」としてとらえ、主として当該経絡上の要穴から「選穴して補瀉する」術式が開発され、日本鍼灸の本道である経絡治療が誕生した。

経絡の虚実は「六部定位脈診」に反映される。

井上の弟子であった本間祥白の脈図研究によって脈診結果の可視化に進んだことも大きな成果であった。これらの成果は京都府立医大で行われた東邦医学夏期講習会で発表され耳目を集めた。この頃の岡部の研究や症例には、臨床において古典鍼灸を行うための実際的な方法が明らかにされており、1940（昭和15）年の「臨床時に於ける脈診と経絡の関係に就て」[1]などにみる、経絡・経穴を診察治療の核に据えた姿勢はまさに温故知新で、六部定位脈診による診断体系と、虚実補瀉のための選経選穴理論および治療方法は画期的であった。

そもそも、医道の日本社および「医道の日本」誌は、柳谷門下の戸部宗七郎により1938（昭和13）年に創業・発刊されたものであるが、当時からすでに一流一派の広報機関などではなく、経絡治療を中心としながらも多彩な内容を掲載していた。その後、学会と医道の日本社は次第に距離を保ち、互いに独立した関係になっていった。

Ⅲ. 経絡治療学会は「会派」

戦後まもなくは、個々の業団活動や教育活動において経絡治療の普及や研究が行われていた。当時の成果は『鍼灸医術の門』[2]、『経絡治療講話』[3]に集約されている。

1959（昭和34）年の柳谷逝去を契機に、「医道の日本」誌において「経絡治療座談会」が開始され、同社主催で経絡治療夏期講習会（現・夏期大学）が開催される。以降年1回開催され、第11回より経絡治療研究会の自主開催となる。（2020〔令和2〕年の第62回夏期大学は史上初の3月開催となる）そして、夏期講習会開催と同時に、経絡治療研究会（現・経絡治療学会）が組織され、昭和40年代には初代会長となる岡部素道を中心とした組織に集約された。さらに、1965（昭和40）年4月から学会機関誌『（東洋鍼灸医学雑誌）経絡治療』が創刊され、現在212号まで刊行されている。

1984（昭和59）年に素道が逝去し、素道の子息で医師の岡部素明が第2代会長を務めた。素明は、全国に支部を設立して全国組織強化を図り、1986（昭和61）年より学術大会を開催するなど経絡治療の研究を進めた。さらに経絡治療の教育を充実させるためには教科書が必須であるとし、1934（平成9）年、『日本鍼灸医学　経絡治療・基礎編』[4]を発刊し、続いて2000（平成12）年、『臨床編』[5]、2015（平成27）年、『経絡経穴編』[6]も上梓された。

2000（平成12）年の素明逝去に伴い、2001（平成13）年より岡田明三が第3代会長を務め現在に至る。岡田会長は臨床の傍ら多くの養成施設で教育を行い、経絡治療の普及に努めている。

本会は、夏期大学講師や各支部長として、素道の内弟子であった馬場白光、小川晴通、加藤素世、福本憲太郎、馬場道敬らの活躍によって支えられてきた。しかしながら、弥生会において岡部班の研究員であった岡田明祐（明三はその子息）も並行して活躍し、また、経絡治療研究会における井上と

その子息である雅文や、恵理に師事した池田太喜夫の影響も絶大であった。さらに、太喜夫の実弟であり弟子でもあった池田政一は『基礎編』『臨床編』執筆の中心人物でもあり、その功績は大きい。柳谷門下の三浦長彦に師事した首藤傳明も学会運営に尽力した。また、恵理に師事した小野文恵、その弟子の樋口秀吉に影響を受けた者や、戦後に合流した医師で古典研究家の丸山昌朗とその学派、医師でありながら独自の鍼灸を追求した間中喜雄の活躍も含め、学会内の系統は一様でなかったが、どの時代も一貫して経絡治療の流派の集合体、会派として機能していたのである。

本会の会員は、六部定位脈診と要穴の補瀉の原則を重視する点で共通するものの、師匠筋や誰に師事したかによって病態把握や選穴において重視するポイント、刺鍼および施灸の取り扱いに幅があり、実際の治療も多様性に富む。そのため今回は、同門が経絡治療学会を代表して執筆するよりも、それぞれ師の違う執筆者2名の臨床から選穴および治療を構成することとした。さらに、意見の一致を得るために本会学術部の浦山久嗣、木戸正雄を加えて検討を行ったことを断っておく。

Ⅳ. 本治法と標治法

すべての病の根本は「精気の虚」にある（図1）。

この場合の「精気」とは、「人体を構成し生命を維持する物質と機能」と表現することが可能で、気血や営衛を含んだ概念であり、その源泉は五臓中にあって、経絡をめぐる存在ともいえる（『素問』通評虚実論篇、『素問』調経論篇、『霊枢』本神篇などを参考）。『日本鍼灸医学　経絡治療　基礎編』では、精気の虚に対する「基本証」として肝虚証・脾虚証・肺虚証・腎虚証を設定している。

精気の虚に内因、外因、不内外因が加わることで、各臓の持っている気、血、津液などの精気が虚し、いわゆる「病理の虚実」が発生する。

病理の虚実のために発生した「寒熱」が各臓腑経絡に波及して、愁訴を引き起こす。この場合の寒熱とは、経絡の変動をもたらす要因である、虚熱、実熱、虚寒、実寒を総合したものの仮称である。愁訴を寛解させるためには、寒熱波及経絡にも施術することが必要となる。

経絡治療では、原因（本質）である精気の虚に対する補瀉を「本治法」といい、局所の病証の虚実（現象としての症状）を含む寒熱波及経絡に対する補瀉を「標治法」という。

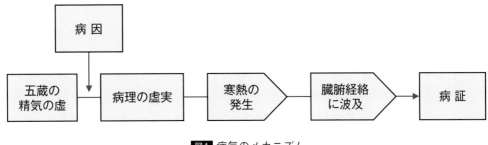

図1 病気のメカニズム

Ⅴ. 診察

1. 主訴

　本症例の主訴は慢性腰痛で、「胸腰部伸展動作で若干沁みるような痛み」があるとのことだが、痛む部位および範囲、その深浅が不明である。経絡病証の判断材料としても、腰部の局所治療を行う根拠としても情報が乏しい。現代医学的な理学所見から、筋・筋膜性腰痛、椎間関節性腰痛の大まかな鑑別、神経症状の有無は鍼灸治療を行ううえで必須である。

2. 体質と病理

　本会では、脈位脈状診により得た情報から、詳細な病理病証を考慮して証立てを行うが、今回の症例にはそれに関する情報がないため、推測を交えて考察していく。

　望聞診からは、愛想がよい、明るくよくしゃべるなどから体質的な陽気を感じる。脈状に数を含むこと、問診によって尿赤や四肢のほてり、切診によって腹部や腰背部の冷えなどを明らかにしており、陰虚熱証傾向にあると考える。一方で、脈状は「沈虚」の寒証、「穡」の停滞や瘀血（気滞を含む）型に現れており、体質的な虚熱があるものの、腹部や腰背部に慢性的な瘀血の停滞がある状態ととらえられなくもない。しかし、瘀血を確認するために季肋部や下腹部の圧痛硬結・便秘などの所見や舌所見、瘀痛や瘀色の確認は必須である。いずれにしても補的に治療を進める根拠とし、瘀血の程度によっては肝経の瀉法を含める。

3. 脈診と証

　六部定位脈診は軽按と重按でそれぞれ陰経と陽経の状態を把握し証を立てる。本症例は全体に沈脈とあることから、陽経はすべて虚証と捉える。
①「右関上最弱」と「左関上最強」をそのまま判断すれば、脾虚肝実証となる。
②「左関上＞右寸口」に加えて、「左寸口＞右寸口」、「左寸口＝左右尺中」の情報からは右寸口の虚が導かれる。肺虚肝実証（すなわち腎虚証に瘀血が加わった状態）ということもできる。
③以上の脈象と病理病証を考慮すると、腰痛を主訴とし、脾胃症状が軽度であることから、肺虚肝実証とする。

4. 本治法

　基本証（肝虚証、腎虚証、脾虚証、肺虚証）で対応する場合は、肺虚証となるが、その本治法は、太淵・太白（腎虚証と取れば復溜・経渠）の補法である。これは『難経』六十九難「虚すればその母を補う」に基づき、「その母」を自経および他経で選択する方法である。肺金を補うのに、肺経の兪土穴（自経）で太淵を、脾経の兪土穴（他経）で太白となる。

　今回は、左関上の実ととらえて肺虚肝実証とする。この場合は、肝実を伴うために七十五難方式で対応する。木実を火の瀉、金虚を水の補で対応する選穴法である。したがって、尺沢・復溜に補法を、行間・労宮に瀉法を施す。

　本症例においては、肺経の尺沢（合水穴）と腎経の復溜（経金穴）を補い、肝経の行間（栄火穴）、心包経の労宮（栄火穴）を瀉すことで本治法とする。

そのほか、胸腹部募穴および背部兪穴から、証にかかわる臓腑の兪募穴を本治法の補助として選穴する。

また、尺沢を選穴することは、病因による選穴法として四十九難「五邪論」の応用でも選穴可能である。本症例は腰痛であり、沈脈であることから中湿（水）による腰痛ととらえ、さらに主証の肺（金）からくる症状と判断するか、または五十難の応用で、主証の肺虚がその子である腎の影響を受けているととらえて、肺経の尺沢（合水穴）を選穴してもよい。

5. 脈診と病証

一般的に、腰痛の経絡病証としては、肝経と胆経、腎経と膀胱経、脾経と胃経の足の経絡と密接である。脈診で軽按の右関上、左関上、左尺中については再度確認したい。左関上の実は、肝経の停滞が腰痛に関与することを示している。切経所見の「下腿部の胆経に圧痛」は腰痛に肝経だけでなく胆経も関与する可能性が高い。脈診では陽経全体を虚としたが、病証や切経所見から胆経には虚熱の波及があるのではないかと考えて標治法の根拠とする。

6. 標治法

標治法においても六十九難方式の母子の補瀉法を中心に、選経選穴する。

また、本症例では痛む部位が明確でないが、臨床においては証関連の背部兪穴相当の箇所であることも多い。局所の状態をよく確認し、局所の補瀉を心がけて選穴する（必ずしも阿是穴・特効穴を否定しない）。

| Ⅵ. 施術方法

1. 使用鍼

セイリンJSP寸3−1番

2. 背臥位

・中脘、天枢、関元、期門、章門の補。腹部を補すことで本治法補助として用いる。

・尺沢・復溜の補、行間・労宮の瀉。

・陽輔の瀉。胆経への熱波及に対する標治法として自経の子穴を瀉す。

・血海の瀉。瘀血に対して経穴の主治的に選穴する。

・そのほか、切経の反応を診て局所の虚実に合わせて補瀉を行うこともある。

・また、補法を行ったのち、脈の変化に乏しい場合は要穴に透熱灸を施すこともある。施灸は半米粒大5壮を目安に透熱の度合いで壮数を考慮する。

・弾入法による刺鍼に旋撚や雀啄を加えて気を至らせ、検脈して補瀉の度合を判断する。

・補瀉法は、提按の補瀉、迎随の補瀉、呼吸の補瀉、開闔の補瀉などに基づく。瘀血証は提按の補瀉を心がけ、押手を充実させて臨む。

・刺鍼の影響は一呼吸に六寸進む（『霊枢』五十営、『難経』一難）ため、手足の要穴に対する三呼吸

程度の働きかけは体幹に還るものとして、手技時間の目安とする。

・陰の虚を補す目的で、一分五厘程度の刺入を行う。

3. 腹臥位

・肩上、肩背部への散鍼を行う。背腰部の冷えとの差を是正する目的である。

・膈兪、肝兪、胆兪、腎兪、志室、関元兪、膀胱兪。痛みの部位不明につき、随証的に蔵府兪穴を選穴した。

・飛揚。膀胱経絡穴、下肢に気を引くために用いる。

・置鍼を行う。『難経』一難にみる全身の経絡循環の時間は半周約15分、1周約30分。患者の陰陽虚実の病理を考慮して、15〜30分の間に設定する。

・肩背部は浅めに留めるが、硬結部などには提按の補瀉を心がける。腰部はそれよりも深めに刺鍼し、旋撚や雀啄を加えての気の至りを得る。

・置鍼を終えて腰部の硬さや冷えが残っているようであれば、腎兪への透熱灸を行う。

・刺鍼法は管鍼術による切皮置鍼が主流であるが、単刺術を中心とする流派もある。

・病態や局所の状況に合わせた刺入深度を設定するため、ごく浅い刺鍼に留める場合や、深刺する場合もある。

・刺鍼中の手技を行う場合も、本治法のみ接触鍼を行う場合、刺鍼のすべてが接触鍼の場合、撚鍼術のみで行う場合など、補瀉手技も含めて流派や個人で違いがある。

Ⅶ. 道具

橋本の治療器具（いわなみ鍼灸院）。

ステンレスかごにバットを置き、鍼などの道具を配置。かごごとベッドサイドのワゴンに載せて移動する。

左：❶ 綿缶、❷ 廃綿缶、❸ ハンドラップ（アルコール）、❹ シャーレ（鍼用）

右：❺ 鍼立て（セイリンJSP寸3-1）、❻ 艾と線香、ライター、❼ 紫雲膏、❽ シャーレ（鍉鍼）

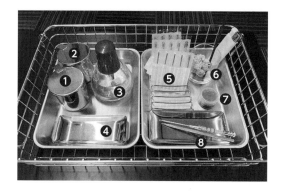

【参考文献】
1) 岡部素道. 臨床時に於ける脉診と經絡の關係に就て. 東邦醫學 1940; 7(11): 2-16.
2) 柳谷素霊. 鍼灸医術の門. 医道の日本社, 1948.
3) 本間祥白. 誰にもわかる経絡治療講話. 医道の日本社, 1949.
4) 岡部素明, 池田政一他. 日本鍼灸医学 経絡治療・基礎篇. 経絡治療学会, 1997.
5) 岡部素明, 池田政一他. 日本鍼灸医学 経絡治療・臨床篇. 経絡治療学会, 2001.
6) 岡田明三, 樋口秀吉他. 日本鍼灸医学 経絡治療・経絡経穴篇. 経絡治療学会, 2015.

名人たちの経絡治療座談会

医道の日本アーカイブス1

◆ 経絡治療の立役者、大いに語る！ 名人たちの激論から、見えてくるものは——？

【監修】岡田明三（経絡治療学会会長）／A 5判／444頁／【定価】本体（2300円＋税）

「しかし、井上先生、今の考え方は偏りすぎていると思うんだ」
——岡部素道

「いや、いき過ぎじゃない。病症として診るときには、こう考えるべきだと思うのです」
——井上恵理

名人たちの経絡治療座談会

医道の日本アーカイブス1
監修 岡田明三（経絡治療学会会長）

経絡治療成立の立役者、大いに語る！

医道の日本社
Ido・No・Nippon・Sha

主な内容

◆ 経絡治療発生の歴史的必然性（1959年5月号・6月号）
― 丸山・岡部・竹山・本間・井上・戸部

◆ 臓腑経絡論（1959年7月号・8月号）
― 丸山・岡部・竹山・本間・井上・石野・間中・山下

◆ 気血病因論（1959年10月号・11月号）
― 丸山・岡部・竹山・本間・井上

◆ 病症論（1959年12月号 ～ 1960年12月号）
― 丸山・岡部・竹山・本間・井上・間中・芹沢・戸部

◆ 証決定について（1961年2月号）
― 丸山・岡部・本間・井上・石原・戸部

◆ 補瀉について（1962年2月号）
― 丸山・岡部・竹山・本間・井上・石原

◆ 臨床を語る（1962年5月号・8月号・10月号）
― 丸山・岡部・竹山・本間・井上・石原・小野・戸部
ほか

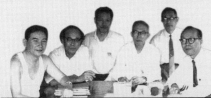

医道の日本社
フリーダイヤル 0120-2161-02　Tel.046-865-2161　ご注文FAX.046-865-2707
1回のご注文 1万円（税込）以上で梱包送料無料〈1万円未満：梱包送料880円（税込）〉

No. 25 元掌塾
げん しょうじゅく

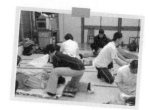

❶ 主催者、代表者名
戸田 賢

❷ 会の発足年
2004年

❸ 発足の目的、背景
経絡按摩を未来に向けて発展させるため多くの方に伝え伝承することを目的としている。また、会員が自信を持って施術し多くの方の健康に寄与するために設立。

❹ 会員数
累計50名

❺ 主な勉強会、セミナーの開催頻度と開催場所
【経絡按摩の講習会】第1日曜日（東京都・目白会館）

❻ 代表的な会費等
入会金：初年度10,000円、年会費：72,000円

❼ 主な支部
東京

❽ 会の特徴
按摩の基礎から腰痛・肩こり、五十肩、ランナーの障害など治療はもちろん、さまざまな症状に対しての治療法を学んでいる。基本的に、主に経絡の流れを重視した按摩であり、全身の経絡を按摩することにより全身調整を行い、さまざまな病状を取り除くことを目的とする。

❾ 連絡先
元掌塾　朝霞治療院　院長　戸田 賢
〒351-0011　埼玉県朝霞市本町3-1-15　アウルビルディング102
TEL：048-464-4689
E-Mail：info@asakachiryouin.com　HP：http://asakachiryouin.com/lecture.html

元掌塾の「ツボの選び方」

経脈で予測、触って確信

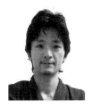

戸田 賢（とだ・けん）
2009年、朝霞治療院開業。2014年、東洋鍼灸専門学校卒業。元掌塾代表。

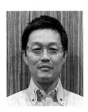

小久保貴一（こくぼ・たかいち）
2016年、東洋鍼灸専門学校卒業。元掌塾会員。

▌Ⅰ.どのように診察をするか、どのような証を立てるか

　基本的に症状の確認はするが、予め証を立てることはしない。十四経脈（場合によって省くこともある）を按摩しながら、即診断、即治療を基本としている。予想することはあるが、あくまでも身体を触ったときの感覚を一番重要視している。

▌Ⅱ.選穴理論

　ぎっくり腰の場合は膀胱経のライン上に負担がかかっていることが多く、特に注意しながら施術する。ツボで判断するのではなく経脈で判断する。

　おおよその見込みとしては膀胱経、督脈、腎経、肝経、胆経にはしっかり按摩施術をする。この経脈を選んだ理由は、腰痛の関連する部位を走行するためである。

Ⅲ.施術方法

　時間はおよそ1時間かけて施術する。そのなかでも、膀胱経に対しては、奥に刺激がいくように、ひびかせながら施術する。また、腰に関連する筋肉（脊柱起立筋、梨状筋、内・外腹斜筋、腸腰筋、広背筋、中殿筋、ハムストリングス、腓腹筋）と坐骨神経の走行を意識しながら施術する。

1.本治法
　まず本治法として、次の基本施術を行う。

(1) 伏臥位
①ホットパック

　背部から腰部にかけてホットパックを置く。

②灸

　左右の崑崙、三陰交に台座灸を行う。男性は左から、女性は右から。各部位ごとに熱を感じるまで行う。2～3壮でも感じない場合は、棒灸にて熱を感じるまで行う。

③鍼

　背部兪穴、下肢膀胱経に置鍼。両兪穴に寸3－1番を鍼が立つ程度まで刺入して置鍼。本数は片側5～8本。今回の場合は志室、次髎、秩辺も使用。下肢膀胱経は殷門、委中、承山を使用。

④督脈上にセラミック灸

　腰部は腰陽関を中心に3カ所、背部は心柱を中心に3カ所にセラミック灸を行う。

　置鍼の時間はセラミック灸が終わるまで。その間、鍼の動きを観察する。呼吸に合わせて鍼が揺れるが、揺れ具合で効きを判断する。緩んでくると鍼がユラユラと気持ちよさそうに揺れる。全く揺れなかったり、弾くように激しく揺れたり、ほかの鍼と違う方向に揺れたりする場合は、そこに問題が残っていると疑う。

⑤マッサージ（15分）

　頚部、肩背部を重点的に行う。患部は急性時は確認程度。置鍼時の問題箇所を確認しながら。

(2) 仰臥位
①腹部にホットパックを置く。
②左右の解渓、足三里、陽陵泉に台座灸を行う。伏臥位のときと同様に熱を感じるまで。

　ここまでが基本施術である。本治法として行い、気血の巡りをよくし、よく眠れるようにするための施術である。続いて標治法としての施術を行う。

2.標治法

（1）今回の場合、ストレスとぎっくり腰から中封に刺鍼する。寸3-1番横刺。脛骨に向けて入るところまで[1]。

（2）仰臥位時に後渓に置鍼。1番鍼を切皮程度[2]。

（3）そのほか、ここまで診てきて刺したい所。先輩方によく「刺したい所があるでしょう？」と言われてきた。はじめは頭で考えていたが、今では触っていて気になる所がある。当勉強会でも、複数人で「刺したい所」の確認を行ったが、同意見になることがあった。

Ⅴ.道具

1.手ぬぐい

　手ぬぐいは2013年作成。龍を人間に例えて、高い目標を目指して天まで昇り一つ一つ雲（壁）を超えていってほしい思いを込めて作成した。

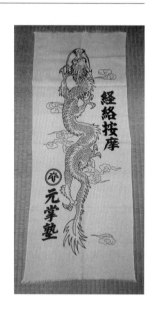

2.セラミック灸

　商品名：セラミッキュウ。現在では製造販売されていない山正の製品。台座灸を大きくした物で、灸頭鍼用切りもぐさを差し込んで使用する。

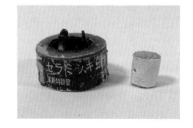

【参考文献】
1）鍼灸素霊会編著. 経穴の使い方鍼の刺し方. 績文堂, 2003.
2）東洋療法学校協会編. 執筆小委員会. はりきゅう理論. 医道の日本社, 2009.

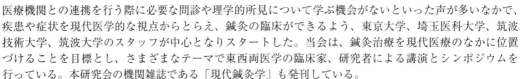

No.
26

現代医療鍼灸臨床研究会
（げんだいいりょうしんきゅうりんしょうけんきゅうかい）

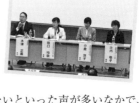

❶ 主催者、代表者名
坂井友実（会長）

❷ 会の発足年
1994年

❸ 発足の目的、背景
医療機関との連携を行う際に必要な問診や理学的所見について学ぶ機会がないといった声が多いなかで、疾患や症状を現代医学的な視点からとらえ、鍼灸の臨床ができるよう、東京大学、埼玉医科大学、筑波技術大学、筑波大学のスタッフが中心となりスタートした。当会は、鍼灸治療を現代医療のなかに位置づけることを目標とし、さまざまなテーマで東西両医学の臨床家、研究者による講演とシンポジウムを行っている。本研究会の機関雑誌である「現代鍼灸学」も発刊している。

❹ 会員数
300名

❺ 主な勉強会、セミナーの開催頻度と開催場所
【現代鍼灸】年2回、4月と11月に開催（東京都・東京大学構内）

❻ 代表的な会費等
学生：3,000円、会員：3,000円、一般：5,000円

❼ 主な支部
なし

❽ 会の特徴
本研究会の特徴は、疾患や症状に対して鍼灸の適応や限界、有効性や有用性を検討しようとするところ。鍼灸の治療法についてはもちろん大切であるが、俗にいう流派に固執することなく、疾患や症状の病態を明確にしたうえでの鍼灸治療、その効果や効果機序について検討することを第一の目的としている。
研究会の内容は、鍼灸臨床を行ううえで必要な基礎知識、各疾患について専門的に臨床研究を行っている鍼灸師による治療法と医療連携について、専門医師による教育講演からなっている。
鍼灸師の卒後教育の場として、医療機関との連携を模索している方には、糧になる会と考える。

❾ 連絡先
現代医療鍼灸臨床研究会　事務局
〒113-0033　東京都文京区本郷7-3-1
TEL：03-3815-5411（内線34276）　FAX：03-5800-9028
E-Mail：mizuide@tau.ac.jp　HP：http://jsmamr.umin.jp

現代医療鍼灸臨床研究会の「ツボの選び方」

現代医学的病態把握で治療部位を選ぶ

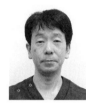

菅原正秋（すがわら・まさあき）

1994年、神奈川衛生学園専門学校卒業。1996年、筑波大学理療科教員養成施設卒業。2009〜2013年、東京有明医療大学保健医療学部鍼灸学科助教。2014年より同大学講師。2011年より同大学附属鍼灸センターにて臨床に従事。現代医療鍼灸臨床研究会評議員、財務部員。

坂井友実（さかい・ともみ）

1978年、東京教育大学（現・筑波大学）理療科教員養成施設卒業。東京大学物療内科文部技官、筑波技術大学鍼灸学専攻教授を経て、2009年より東京有明医療大学鍼灸学科教授。2015年より同大学大学院保健医療学研究科長。現代医療鍼灸臨床研究会会長。

I. はじめに

現代医療鍼灸臨床研究会（以下、本研究会）では、疾患や症状を現代医学的な視点からとらえ、鍼灸を実践することを会の基本方針としている。よって、症例に対する病態把握（鍼灸臨床でいうところの証立て）は現代医学的な立場で考察するというところまでは会員の共通の認識となっている。しかしながら、病態把握に基づいた治療方針の立て方、治療方法（選穴を含む）については会員のなかでも若干の相違がみられる。よって、今回の寄稿は病態把握までは本研究会でコンセンサスが得られたものと考えていただき、治療方針（選穴理論）や治療方法については筆者らの私見が含まれていることにご留意いただきたい。

II. 身体診察と病態把握（証立て）

患者の年齢は45歳と中年であることから、少なからず脊柱の退行性変化（椎間板変性や椎間関節の摩耗など）が起きていることは推測できる。よって、まずは立位にて脊柱のアライメントを目視でチェックする。具体的には生理的弯曲の乱れや側弯の有無を確認する。

次に体幹（脊柱）の可動性をチェックして、可動域制限の有無やどの方向の動きで痛みが誘発され

るかを確かめる。屈曲（前屈）方向で痛みが誘発される場合は、腰部の筋（傍脊柱筋群）のストレッチ痛であることが想定される。一方、本症例では伸展（後屈）動作で腰部に「若干の沁みるような痛み」があるということだが、このような場合は椎間関節由来の痛みであることが多い。その際は殿部や下肢に放散痛が出現しないかどうかもあわせて確認したい。これは椎間関節性腰痛の際に現れる関連痛の有無を確かめるためである。また、この流れでケンプ徴候もあわせて実施する。本症例ではおそらく陰性であると思われるが、陽性の場合は腰部脊柱管狭窄症などによる馬尾障害や神経根障害を疑う。

　続いて、座位あるいは背臥位にて下肢の神経学的所見をチェックする。具体的には、腱反射（膝蓋腱反射、アキレス腱反射）、筋力検査、知覚検査を実施する。本症例では下肢症状はほとんど訴えていないので、これらの検査所見はすべて正常になると予想される。また、この流れでSLRテスト（またはラセーグ徴候）も確認するが、おそらくこれも陰性になると思われる。本症例ではほぼ実施する必要はないと考えられるが、愁訴によってはこのあと、Kボンネットテスト（梨状筋症候群を疑う場合）やニュートンテスト（仙腸関節障害を疑う場合）、パトリックテスト（股関節障害を疑う場合）などを実施することもある。

　次に、患者を腹臥位として腰部の筋（傍脊柱筋群）の触診を行う。ここでは、触診上での筋の緊張や圧痛をチェックする。また、棘突起直側の圧痛などもあわせて確認する。また、本症例では「下腿部の胆経に圧痛がみられる」とあるため、ほかにも坐骨神経などの経路に沿った圧痛点がないかどうかも確認する。

Ⅲ. 治療方針（依拠する選穴理論）

　治療理論としては、現代医学に基づいた病態把握を前提としているため、現代医学的鍼灸治療を拠りどころとする。すなわち、病態の存在する組織に対する直接的（局所的）な施術である。

　本症例の病態を椎間関節性腰痛と推定するのであれば、鍼灸治療の目的は腰部局所の鎮痛および椎間関節部周辺の血流改善となる。また、疼痛により二次的に周辺の傍脊柱筋群の筋緊張が強ければ、あわせて筋緊張の緩和を目的とした治療も加える。

　施術部位は、ツボを意識せず痛みが出現している高さの椎間関節部とする。刺入点をあえてツボの位置で表現するならば、L4/5間の椎間関節部であれば大腸兪、L2/3間であれば腎兪ということになる。また、二次的に起こっているであろう筋緊張を緩和させる目的で脊柱起立筋などに刺入する場合でも、大腸兪や腎兪という背部兪穴のラインに刺入することになる。

　なお、本症例では極度のストレスを感じたあとで急性腰痛を発症したという既往があるため、いわゆる心理社会的要因が関与した腰痛である可能性もある。ストレスマネジメントを含めた鍼灸施術となると、腰痛以外の不定愁訴にも対応が必要となってくると考えられるが、提示された経過や所見では現代医学的な情報が欠如しているため、その部分の考察については割愛する。

Ⅳ．選んだツボへの施術方法

　基本的には、深部に痛みが存在すると想定される場合には鍼による施術が中心となる。

　上記のように、病態の存在する組織に対して施術を行う場合、施術部位をツボで表現することは困難なことが多い。すなわち、どの程度の深さまで刺入するのかは、ツボでは表現できないのである。よって、ツボで表現するのではなく、解剖学的な名称で位置や深度を表現することになる。

　本症例では、腰部のどの辺りに痛みの病変部位があるのかが経過や所見からは推測できないため、鍼の刺入点を明言することはできない。仮にL4/5棘突起外方1横指くらいの位置に明らかな圧痛があり、体幹を伸展した際にもその部位に痛みが再現されるのであれば、上記の圧痛部位から刺入して椎間関節部付近に到達するまで鍼を直刺する。使用する鍼は、深刺することを考慮して2寸−3番ないしは5番（60㎜・0.20ないしは0.24㎜）を使用する。

　鍼が椎間関節部付近に到達すると鍼が若干渋ったような手ごたえに変化する。これは鍼先が椎間関節付近の靱帯や深層筋に到達したためと思われる。また、刺鍼部位の後下方（殿部）へ放散するようなひびきが得られることがある。これは椎間関節部を支配する脊髄神経後枝内側枝の近傍に鍼先が到達したサインであると考えられる。

　これらの手ごたえが得られたのちに患者の感受性に応じて、単刺術、雀啄術、置鍼術あるいは低周波鍼通電（椎間関節パルス）を行う。低周波鍼通電の場合は刺激周波数を1Hzとし、15分程度実施する。なお、必要に応じて周辺の傍脊柱筋群にも刺鍼を行う。

　また、本症例では、「下腿部の胆経に圧痛がみられる」とあり、身体診察で坐骨神経痛を示唆する所見がみられた場合は、坐骨神経（総腓骨神経〜浅腓骨神経）の走行上にある陽陵泉などへの刺鍼や施灸も考慮する。

Ⅴ．道具

　東京有明医療大学附属鍼灸センターの施術ブース。

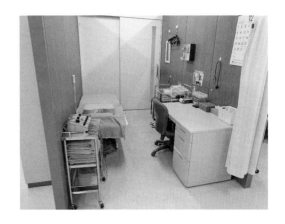

❶ 施術用手袋（ニトリルゴム）

❷ 指サック

❸ アルコール綿（パック式）

❹ 単回使用毫鍼

❺ お灸セット（艾、棒灸、線香、灰皿、ライター）

❻ 廃綿入れ

❼ アルコール含有擦式消毒薬

❽ 鍼立て

❾ 廃鍼入れ

❿ 鍼電極低周波治療

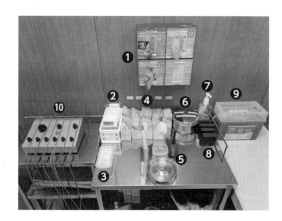

　鍼施術の際に施術者が自由に選択できるよう施術用手袋（❶）と指サック（❷）の両方を各ブースに常備している。使用鍼（❹）はすべてセイリン社製の滅菌済み単回使用毫鍼で、5分・03（15㎜・0.1㎜）～3寸・8番（90㎜・0.30㎜）を用意している。鍼立て（❽）は開封した鍼を固定し、パッケージから片手で取り出しやすいようにするための道具である。このように、患者視点で衛生面に配慮した備品とレイアウトになっており、このような部分においても現代医学の考えに基づいた感染対策を講じている。

　なお、治療法として低周波鍼通電を行う頻度が高いため、鍼電極低周波治療器（❿）は各ブースに常設してある。

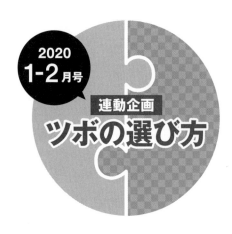

2020 1-2月号

連動企画
ツボの選び方

骨盤と仙腸関節の機能解剖

重版出来！

骨盤帯を整えるリアラインアプローチ

著者：John Gibbons
監訳：赤坂清和（埼玉医科大学大学院理学療法学教授）
定価：（本体4,800円+税）
B5判　並製　296頁

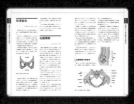
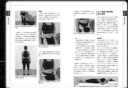

「痛みのある部位ばかりが問題ではない」

　英国オックスフォードのJohn Gibbonsによる『強める！殿筋』に続く、新たな著書を邦訳。殿筋に続いて、著者は骨盤帯という時として見過ごされることもある部位に注目した。骨盤帯痛はもちろん、下肢、腰背部から頚部まで身体各部に現れた痛みの原因は、痛みの部位ではなく骨盤帯および下肢のアライメントに影響しているのではないかと、考察を深めていく。

　骨盤帯の基本的な解剖から、寛骨や仙骨の動きによってどのようなことが起こるのかといった機能解剖学、問題の所在を突き止める検査法・評価法、マッスルインバランスを改善するための運動療法、骨盤に起因するマルアライメントを整える徒手療法まで、骨盤とそれにかかわる関節への治療をトータルかつ丹念に解説。本書1冊で、仙腸関節を含む骨盤帯の運動学を学ぶとともに、評価の方法と新たな治療法を身につけることができるだろう。

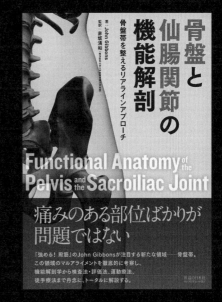

主な内容

第1章　骨盤および仙骨関節の解剖学	第7章　マッスルエナジーテクニックと骨盤との関係
第2章　骨盤および仙骨関節の動き	第8章　股関節、および股関節と骨盤の関係
第3章　仙腸関節の安定性、マッスルインバランスと筋膜スリング	第9章　殿筋群と骨盤の関係
	第10章　腰椎、および腰椎と骨盤の関係
第4章　歩行・歩行周期と骨盤との関係	第11章　仙腸関節スクリーニング
第5章　下肢長差と関連する骨盤と運動連鎖	第12章　骨盤の評価
第6章　脊柱における力学の法則	第13章　骨盤の治療

医道の日本社

フリーダイヤル **0120-2161-02**　Tel.**046-865-2161**　ご注文FAX.**046-865-2707**
1回のご注文 1万円（税込）以上で梱包送料無料〈1万円未満：梱包送料880円（税込）〉

No. 27 古典医学研究 鍼和会 （休会中）

❶ 主催者、代表者名
山下 健

❷ 会の発足年
1977年

❸ 発足の目的、背景
1977年、東京衛生学園専門学校の生徒が5〜6人集まって古典を学びたいと要望されたのが発端。それが1年、1年と継続されていき、現在の研究会の形となった。古典医学、おもに『難経』の解読をはじめ、陰陽論・五行説を学ぶ。実技では、診察・診断や鍼の実践について行う。

❹ 会員数
（休会中）

❺ 主な勉強会、セミナーの開催頻度と階催場所
（休会中）

❻ 代表的な会費等
（入会金5,000円　年会費30,000円）

❼ 主な支部
なし

❽ 会の特徴
1. 古典医学書を中心とした講義で、鍼灸治療に必要な古典の基礎的知識を修得する。
2. 脈診・腹診・陰陽五行による診断（東洋医学の基礎的知識）と治療法・取穴法・刺鍼法の実技指導によって技術の向上を図る。
3. 『難経』の解読と解説。
4. 外部講師による現代医学や、そのほかの講師によって、治療家の幅広い知識の修得を心がける。
5. 会員による臨床発表を行い、会員相互の資質向上を目指す。
6. 臨床に結びつく実技と誰でも分かる「やさしい伝統医学」「誰でも自由に話せる」会員間の親睦をモットーとして大切にしている。

❾ 連絡先
古典医学研究 鍼和会　山下健
〒141-0031　東京都品川区西五反田1-4-8-601
TEL/FAX：03-5496-0989
E-Mail：ken08324@yahoo.co.jp

古典医学研究 鍼和会の「ツボの選び方」

素因は脾、兪刺で脾と腎を補う

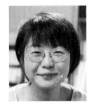

堀井あすか（ほりい・あすか）

2015年、東洋鍼灸専門学校卒業。2015年、あすか鍼灸院を開業。2019年、あすか鍼灸室を開業。2020年、ギフトとして贈りあえるお灸セットを開発中。親子の健康講座など、各地で講座を開催。古典医学研究鍼和会の元事務。

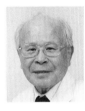

山下 健（やました・けん）

1951年、鹿児島県鍼灸学校（現・鹿児島鍼灸専門学校）卒業。1977年、山下鍼灸院を開業。1978年、古典医学研究 鍼和会を発足し、会長を歴任。日本鍼灸師会、東京都鍼灸師会元理事。2008年、旭日双光章叙勲。2020年、86歳。今もなお現役で治療を続ける。

I. はじめに

　今回、師である山下健先生からこの執筆のご縁をいただいた。この文章の目的は山下先生の治療法をお伝えするとともに、山下先生のもとで育った人間がそこで何を受け取り、どのような治療を行っているかを紹介することである。

　本稿は、まず問診時のカウンセリングについて言及し、先生の治療法を紹介していく構成である。治療は鍼を浅く刺して置鍼し、その後に鍼で捕瀉をかけるのが基本である。

　山下先生が主宰していた「古典医学研究　鍼和会」は2018年4月、1977年から約40年続いた活動を休止した。先生が85歳になられ、会を続けていくことが困難になったからである。研究会というかたちではなくなったが、先生から学ぶ機会はまだ残っている。先生は1週間のうち3日間ほど治療の現場に立たれており、実際に見学することが可能である。臨床歴60年の先生の治療をみて、古典に関する質問をすることもできる。この文章で山下先生に興味を持っていただいたら、ぜひ先生の治療院にお問い合わせいただけると幸いである。

Ⅱ.まずは診察しない

　ここから本題の症例について述べる。紹介する治療法は山下先生の理論だが、私（堀井）個人のやり方も多分に入っていることを事前にお断りしたい。

　診察についてだが、私はまずは診察しない。鍼灸師の診察というと東洋（西洋）医学的に相手の身体をみることであり、そしてどのような証に分類されるかを診断し、個人を汎用されている何らかのモデルにカテゴライズするという行為が続く。

　しかし私は、まずはこれらのことをあまり考えず、問診票をもとに相手の話を20〜30分聞く。聞いた結果得られたのが、今回の症例データだったと仮定する。この情報のなかで私が一番気になるのは「極度のストレス」の箇所である。それがどのようなものかが、この人の治療において非常に意味を持つと考える。そのストレスが今後も続くものだとしたら、鍼灸治療はあまり意味のないものになってしまうだろう。ストレスにさらされている限り、腰痛やその他の症状は治らない可能性が高いと考える。

　問診で話を聞きながらラポール（信頼関係）を形成し、治療中の会話でストレスの原因と本人が望んでいる方向を確認したいと思う。「診察しない」としたのは、証を立てるためだけに必要な情報を入手しようとすると、相手も便宜的に答えがちだからである。こちらがまず相手を尊敬して、大事な「いち個人」として接することで相手も心を開いて個人的な内容を話してくれる経験が多い。

Ⅲ.素因をみる

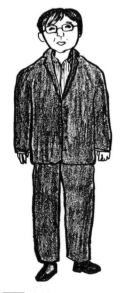

図1 症例のイメージ画

　山下先生はその人の根本的な体質である「素因」を重視する。素因は肌の色や人相や体格、好みなどを根拠に、体質を五臓に分類する。今回の症例の場合、素因は脾の体質となる。「顔は日に焼けて黒いが、胸腹部や背部の肌の色が白い・甘いものが好き」などがその根拠になった。ここからは私の推測だが、「よくしゃべる・愛想がいい・過食気味」から目尻が下がって、頬がふくよかで優しそうな人相が浮かんだ（図1参照）。このような人相も脾の体質の人の特徴である。

　ちなみに山下先生の分類では、肝、腎の体質の人は肌の色が地黒で、肝のほうが体格が細く筋肉質、腎のほうがガッチリと骨太な体格である。肺と脾の体質の人は色白で、肺のほうが肌のキメが細かく色が白い。脾の肌は黄白色で、プニプニとやわらかい肌質になる。脾は中焦で身体の真ん中にあるため、上焦・下焦の要素もあわせ持ち、多様な要素があると考えられる。

┃ Ⅳ.病症をみて治療計画を立てる

　素因をみたあとは、その人に今出ている症状をみていき、五臓の虚実で分類していく。今回の症例の場合、脈と食後の眠気から、脾虚があると診断する。さらに手足のほてりから、腎虚もあるとする。尿の赤みから血尿の可能性も念頭に置く。脈が「沈、虚」から陽気（生命力）が低下しているとみる。

　治療の流れは、まずは太極療法で生命力の底上げをし、患部である腰をみていく。ここでいう太極療法は、山下先生がやられている「兪刺」というもので、膀胱経の背部兪穴に置鍼することを指す。背部兪穴は病症や、背部の状態に合わせて決めていく。山下先生は基本的にどの患者さんにも兪刺を行う。兪刺の目的は陽気（生命力）を出してから患部にアプローチすることで患者側の身体の負担を軽減すること。さらに、最初に兪刺で皮膚の浅い部分に刺激を与え、気を動かしたあとに深い層の気血を動かすことで、治療がスムーズにいくと考えられている。

　兪刺で脾兪と腎兪に置鍼することで、脾虚と腎虚も補っていく。それで脈をみて、まだ虚があれば、手足の五行穴（五兪穴）や原穴を使って補う。

┃ Ⅴ.兪刺〜陽気（生命力）を上げる〜

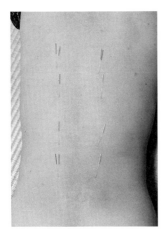

図2 肝兪・脾兪・腎兪・大腸
兪・崑崙への兪刺

　最初に行う兪刺で置鍼するツボは以下のツボである。

　[肝兪・脾兪・腎兪・大腸兪・崑崙]→すべて両側（図2）。

　首肩にコリがあれば、天柱・風池・肩井などにも同時に置鍼する。

　選穴の根拠は、脾と腎を補うこと。夢をみることから肝を整える肝兪、排便回数が多いことから大腸を整える大腸兪を選んだ。崑崙は足まで気を巡らせる目的で使用。

　使用する鍼は1寸−1番。鍼管を使わず、刺手の母指で鍼柄をなでながらゆっくり横刺で刺入していく。深さは1mm程度が目安。

　すべてのツボを刺し終わったら、10分前後置鍼する。

┃ Ⅵ.単刺〜触診して補瀉をかける〜

　兪刺の鍼をすべて抜き、続いて単刺を行う。単刺とは置鍼せず、刺して少しとどめたのちに抜いたり、撚鍼する手技全般を指す。

　単刺の目的は、鍼による補瀉で身体を整えること。痛みが出ている患部周辺やコリの強いところを緩め、虚して陥下しているところを補う。ツボを選ぶこともあるが、触診などで身体の状態をみながら選穴していくことが多い。

コリの強いところには刺入してゆっくりと鍼を動かし、鍼先の感覚が変化してきたらゆっくりと抜く。抜いたあとの穴はふさがない。陥下している箇所、触って力がない箇所は先ほど同様に刺入・撚鍼し、ゆっくりと抜く。抜いたあとの穴はすぐにふさぐ。このように補瀉をしていく。山下先生の鍼さばきは、言葉では表現し得ないが、あえて言語化するならば、「たゆたう」という言葉が当てはまり、川の流れのようになめらかである。「たゆたう」とは、ゆっくりと刺したり少し抜いたりを繰り返す、という感じである。

今回の症例の場合、腰部を触診して硬結部や力がない場所に補瀉の単刺を行う。胸腰部伸展動作で腰部に痛みが出ることから、腰部の脊柱起立筋を触診し、圧痛があるところ、もしくは板のような硬さがあるところにゆっくりと鍼を刺入して緩めていく。

単刺で使用する鍼は、兪刺と同じく1寸-1番。腰部や殿部で患部が深いと判断した場合は、寸6-1番の鍼を使用することもある。

山下先生は単刺の際、井上式の長柄鍼を使用されていた。「医道の日本」2014年7月号巻頭企画「道具としての鍼を語る」にて鍼に関する説明があるので、ご参照いただきたい。

Ⅶ.灸

単刺のあと、まだ虚が強い箇所があれば施灸する。症例の場合は腰椎の骨と骨の間隔を調べ、異常に間隔が広いところがあればそこに施灸する。手足にほてりがあり、体内の熱がコントロールできず身体に熱がこもっている。よって、面で広範囲を温める灸は使用せず、半米粒大で透熱灸もしくは8分灸でピンポイントに熱を与える。1カ所につき7壮が目安で、虚の程度によって壮数を加減する。

なお、灸は外から熱を与えて補う効果が高い治療法なので、女性、特に年配の女性は灸をする箇所が増える傾向にある。

Ⅷ.仕上げ

腹臥位から背臥位に戻ってもらったら、まず脈を確認する。全体的に強弱の差が少なくなり、ゆったりと弾力のある気持ちのよい脈になったかを確認する。まだ弱い箇所があれば、その臓腑の経絡の原穴や五要穴を使って補う。

仕上げに足三里に刺鍼する。消化器を元気にすることで、食べ物からの後天の精を得やすくするという目的である。先ほどの単刺の補のやり方で行う。

┃ Ⅸ.道具

❶ 銀のてい鍼

❷ 兪刺や単刺に使う1寸－1番の鍼

❸ 5分02番の鍼。これは眼精疲労の方への
目の周辺の刺鍼や、美容鍼で使用する。

❹ 透熱灸用の上質艾

❺ 知熱灸用の粗艾

艾は特にメーカーにこだわりはない。

❻ 山下先生からいただいた線香立て。

❼ 大学時代に所属していた陶芸部でつくっ
た灰皿。手びねりで、ふちがデコボコしてい
るため、線香のおさまりがよく、使いやすい。

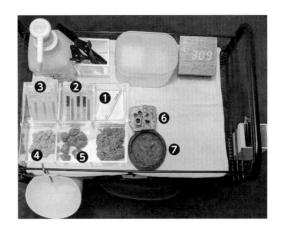

┃ Ⅹ.おわりに

　私は29歳、臨床歴5年の鍼灸師。5年前に結婚して長野県に移住し、自宅に鍼灸院をオープンするが、閑古鳥の鳴く日々。そうこうしていたら妊娠し、「閑古鳥からのコウノトリかっ！」とツッコミながら、子育てに専念する日々を送った。娘が保育園に行き始め、手のあいたタイミングで、長野県善光寺付近で鍼灸院を開くご縁を知人からいただいた。自宅と新店舗の2拠点での治療を開始し、ようやく鍼灸で生計が立つようになった。と思っていた矢先、昨年末（2019年12月）に夫が仕事を辞め、私が一家の大黒柱になった。がけっぷち母ちゃんである。

　「君あてに執筆依頼が届いているよ」と山下先生からお電話をいただいたときは、よく意味が分からなかった。確認すると、先生が主宰されていた鍼和会あての内容で、私は当時その事務をしていたので宛先が私だったというだけだった。山下先生にお伝えすると「私はもう文章は書けない。君が書きなさい」と言われた。そんな流れで今回のご縁をいただいた。

　私は山下先生のところで約2年間助手を務めた。その間に一番印象に残っているのは「病をみるのではない、人をみるのだ」という山下先生の言葉である。「『人をみる』ってどういうこと？」と思いながら、先生のもとを卒業して新天地の長野で治療を始めた。先生と同じ手順で治療をしているはずなのに、成果が上がらない、人が来ない……、そんな日々が続いた。その後、娘が生まれ、幼い命とこれでもかというくらい向き合った。夫とは、子どもができるまで喧嘩という喧嘩をしたことがなかったが、子育てのイライラを彼にぶつけて喧嘩しながら向き合った。それを経て他者とのかかわり方が変わっていった。同時に鍼灸治療も変わった。「人をみる」というのは、徹底的に相手と向き合うことなのかもしれない、と思った。そのことを教えてくれた山下先生と夫と娘、そしてこの文章を読んでくださったあなたへの心からの感謝をこの文章の結びとしたい。本当にありがとうございました。

本稿は堀井あすかが執筆し、山下健が監修した。

No. 28 積聚会
しゃく じゅ かい

❶ 主催者、代表者名
原 オサム

❷ 会の発足年
1980年

❸ 発足の目的、背景
1980年、関東鍼灸専門学校の有志による研究会として発足。1986年、積聚治療講習会を開始。翌年、東京都千代田区に積聚会鍼灸センターを設立（2005年に積聚会事務局を東京都世田谷区に、2013年には江東区に移転）。2004年にはアメリカでのセミナーを開始。

❹ 会員数
250名（2019年度）

❺ 主な勉強会、セミナーの開催頻度と開催場所
【基礎Ⅰコース】（土曜・日曜：東京、日曜：北）：5月～12月、全10回／【基礎Ⅱコース】（土曜・日曜：東京、日曜：北）：5月～12月、全10回／【応用Ⅰコース】（日曜：事、木曜：太）：5月～12月、全10回／【応用Ⅱコース】（土曜：事、木曜：太）：5月～12月、全10回／【基礎集中コース】（水曜：太）：5月～10月と11月～4月、年2クラス、各々全20回／【臨床研修コース】（水曜：太）：1年間、全40回／【易経入門講座】：1年間、11回／【アメリカセミナー】：年1～2回／【短期セミナー（2日間程度）】：年数回（※事：東京都江東区・積聚会事務局、太：東京都狛江市・太子堂鍼灸院、北：北海道札幌市近郊の会場）

❻ 代表的な会費等
年会費　インターネット会員：3,000円、郵送会員：5,000円

❼ 主な支部
北米支部

❽ 会の特徴
積聚治療は鍼灸学校での教育のために考えられたという背景があり、施術者、患者ともに確認しやすい腹診を中心に据え、シンプルで系統だった手順を基本とした学びやすい治療法である。シンプルでありながら治療の一つひとつのステップを深めていくことにより、実際の臨床にも十分応えられる内容になっている。積聚治療の方針は、まず病の根元的な原因を精気の虚に置き、それによって腹証などすべての具体的な症状が現れるとする。それらの症状を診断と治療の指標とし、指標の消去を以て精気が補われたとするものである。講習会は効果的に積聚治療を学べるように、基礎から応用と段階的に編成されている。各講習会とも鍼灸の身体への影響を実感することができ、段階に応じて臨床に生かせるものとなっている。

❾ 連絡先
積聚会　小幡智春
〒135-0001　東京都江東区毛利2-9-18
TEL/FAX：03-6659-9098
E-Mail：office@shakuju.com　HP：https://shakuju.com/

積聚会の「ツボの選び方」
腹診と背部の腧穴を重視した選穴

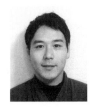

高橋洋輔（たかはし・ようすけ）

2008年、後藤学園東京衛生学園専門学校東洋医療総合学科卒業。2010年、同校臨床教育専攻科卒業。2013年、太鼎堂鍼灸院開業。積聚会講師。

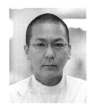

高橋大希（たかはし・だいき）

1999年、東海医療学園専門学校卒業。キュアハンズ大森、東京衛生学園専門学校付属はりきゅう治療室、太子堂鍼灸院。積聚会学術部、役員、講師。

┃ I. はじめに

　積聚治療は、伝統的な鍼灸治療法である経絡治療を実践していた小林詔司（積聚会名誉会長）が、自身の臨床経験をもとに、鍼灸学校の実技の授業を担当したとき当時の問題を解決すべく腹診に注目して生まれた鍼灸治療法である。

　病の原因を「精気の虚（生命力の低下）」と一元的に考え、治療は「精気の虚を補う（生命力の回復）」を目的に行われる。そのため、本症例の主訴である腰部の痛み、所見として提示されたすべてを、生命力の低下の示す「指標」ととらえる。

　指標は、部位を陰と陽で表現し、状態を冷えと熱で表現する。例えば、症例中の「手足ともによくほてる感じがする」のみを表現してみると、手足の表面（陽）に熱があるととらえ、「陽の実」と表現する。実際の治療では、全身の指標の場所と状態から表現され、その組み合わせは、「陰の虚」→「陽の実」・「陰の実」→「陽の虚」の4つとなり、この順番で生命力の低下の「程度」を表現する。

　指標には、身体各部の圧痛や硬結などの積聚治療独自のものもあり、選穴にも影響する。例えば、足底の土踏まず（然谷下方辺り）、膝関節内側付近（陰陵泉、膝関辺りなど）、志室辺りなどである。指標は便宜上、経穴名で示しているが、例えば陰陵泉だからといって、所属する足の太陰脾経や流注する五蔵の脾との関係を短絡的には考えない。なお、本稿では、ツボを学術的に指す場合には「腧穴」とする。

　積聚治療は、生命力の低下を回復するために構築された治療手順を、東洋的な思想を用いて理論化

し、東洋的な鍼灸治療法を追及している。

Ⅱ.問診診察・証立て

先にも述べたように、本症例で提示された所見は、すべて「生命力の低下を示す指標」として参考にすることができる。例えば、所見中の「少し赤みを帯びている尿」は異状なので、治療することによって赤みが薄れてきたなら「生命力の低下が回復してきた」となる。所見（指標）から「生命力の低下の程度」は予測できるが、病の原因はあくまで「生命力の低下」であり、治療はその回復以外にはないため、積聚治療では所見（指標）から東洋医学的な証立ては行われない。

本症例では企画の関係上、積聚治療で用いる腹診情報や、積聚治療独自の指標も当然示されておらず、問診情報も不足しており、積聚治療の若手では治療が難しい症例となっている。そこで、中堅もしくはベテランだったらどのように工夫をして治療をするのかということを交えて、選穴例を示してみる。

Ⅲ.選穴理論と証立て

さて、先に選穴を紹介してから、理論を説明する。

本症例の選穴は「腹部と背部への接触鍼、太淵、魄戸、志室、神堂、意舎」とする。

ただし、経穴名による選穴部位はすべて片側のみだが、本症例では左右の決定ができないため、示さない。また、取穴は術者の指頭感覚によるものなので、必ずしも教科書などで定めた部位と一致するわけではない。

積聚治療による選穴、つまり、治療手順はすべて小林の考案によるもので、応用した理論や参考となる文献はあるが、例えば東洋医学的な六腑の治療には『霊枢』邪気蔵府病形篇中の「合治内府」にあるように下合穴を使用する、といったような具体的なものはない。よって選穴理論の背景にあると思われるものは、接触鍼法を考案した経絡治療家の小野文恵先生の影響と、鍼灸学校で直面した実技を指導の問題、そして小林が講師を務めていた鍼灸学校の校長で易者だった小林三剛先生から教わった易が考えられる。

積聚治療は「基本治療」と呼ばれる、ほとんどの患者に用いる選穴（治療手順）と（表1）、精気

表1 基本治療の手順

| 1.腹部接触鍼（背臥位） |
| 2.脈の調整穴（背臥位） |
| 3.背部接触鍼（腹臥位） |
| 4.背部膀胱経2行線の腧穴（腹臥位） |
| 5.肩部の腧穴（座位） |

※手順には途中で診察が入るが、ここでは選穴時のみの手順を示した

の虚（生命力の低下）の程度によって加える選穴の「補助治療」で構成されている。置鍼は行わずに1本の鍼を用いて、指標の変化を確認しながら、手順を追っていく。

Ⅳ．治療手順

1. 腹部接触鍼

　腹部接触鍼とは、上腹部から下腹部にかけて腧穴にこだわらずランダムに行われる接触鍼で、接触される数は1回につきおおよそ20カ所程度だが、これを2～3回程度繰り返して行う。生命力の低下を回復させる第一選穴といえる。

2. 脈の調整穴

　脈の調整穴は、腹部接触鍼後に行う脈診の結果によって決められる。脈診は、寸口脈にて脈拍を止めるように圧をかけ、圧を緩めた際の両手の寸関尺の拍動の時間差を比較する。拍動が遅い部位が2カ所以内なら太淵を用い、3穴以上なら大陵を用いる。前腕の指標の圧痛を左右比較して、片側（圧痛のない側）のみ用いる。

　小林は当初経絡治療を行っていた。そのため、五行穴を『難経』六十九難の母子関係を用いて選穴していたが、実際の臨床ではほかの経穴でも脈の調整が可能なことから、五行の相生関係を利用し、原穴の使用順序を考案した。その後、脈の調整は太淵と大陵で対応できることが可能となり、現在に至る。

　本症例では、右関上と右寸口の2カ所の拍動が遅いとして、太淵を選択する。脈の調整は生命力の低下を回復させる第二選穴といえる。

3. 背部接触鍼

　背部接触鍼は、本来、腹部接触鍼と同時に行いたいのだが、患者の体位変換を考慮して腹臥位の最初に行われる。背部の腧穴の取穴がしやすくなる。

4. 背部の腧穴

　背部の腧穴の選穴は、腹診結果から膀胱経2行線の腧穴を4穴取穴する。腹診は難経の十六難、五十五難、五十六難の積聚に注目した。そのことが治療名の由来にもなっている。積聚に関する記載を参考に、当時、小林が経脈の走行や腧穴の位置などを参考にしながら圧痛の出現などを実験して腹部を五行的に分割した（図1）。それぞれの位置から肝積、心積、脾積、肺積、腎積とし、痛み（自発痛と圧痛）、硬さ、拍動に注目し優先順位をつけて（痛積＞牢積＞動積）、一つの積に絞り込む。

　例えば、関元に圧痛（腎積・痛積）があり、中脘に硬さ（脾積・牢積）があった場合、腹診結果を一つに絞り込むと腎積となる。

　背部の腧穴の選穴は、腹診結果に、難経の六十九難の母子関係と、五行の相剋関係を用いる（図2）。

　積聚治療では、背部兪穴の位置などを参考に、背部を五行的に縦に分割している。例えば、腎兪穴は腎の背部兪穴であり、腎は五行で水に該当するし、腎兪の外方にある志室も「五神」（魂神意魄志）

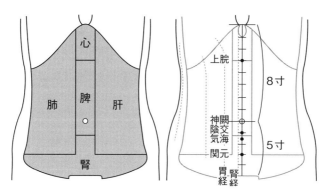

図1 腹部の五領域[3]

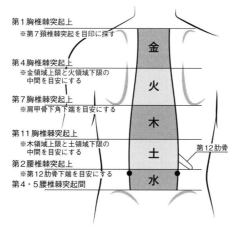

第1胸椎棘突起上
※第7頚椎棘突起を目印に探す

第4胸椎棘突起上
※金領域上限と火領域下限の
中間を目安にする

第7胸椎棘突起上
※肩甲骨下角下端を目安にする

第11胸椎棘突起上
※木領域上限と土領域下限の
中間を目安にする

第2腰椎棘突起上
※第12肋骨下端を目安にする

第4・5腰椎棘突起間

第12肋骨

図2 背部の五領域[3]

の水に該当する「志」の文字が使われている。よって同じ高さの第2腰椎の脊際（夾脊穴）や督脈の命門にも水に該当するとしている。そうすることで、上背部から腰部にかけて金火木土水の五領域となり、背部を縦に走行する膀胱経2行線、1行線、脊際（夾脊穴）、督脈の各腧穴に五行の性質を当てはめることができる。

　背部の腧穴は、小林の経験から膀胱経2行線上の腧穴を優先して取穴する。例えば腹診結果が腎積の場合、腎は五行で水に該当するので、水の母である金の領域の魄戸、そして腎積の水の領域の志室、そして金と水に対して相剋の関係にある、火の領域である神堂と土の領域である意舎を選択する。志室（指標）の圧痛を左右比較して、片側（圧痛のない側）のみ用いる。

　本症例では、腹診所見がないので具体的な選穴を提示できない。

　このような場合や腹診ができない状況では、経験上、脾積として治療することを、若手の積聚治療家には紹介している。脾積の場合は「火土水木」（神堂、意舎、志室、魂門などすべて片側）となる。

　しかし、中堅会員以上であれば、指標からある程度、腹診結果を予想できるようになる。例えば、よくしゃべる、夢をみる、過食気味、赤身を帯びているなどは、指標（熱）としてとらえることができ、午前中はなんとなく身体がだるい、排尿の回数は他人よりもやや少ない、肩こりの自覚はなく、

頭痛も背中の痛みもないなどは同様に指標（冷え）としてとらえることができ、冷えと熱が身体の上下左右（陰陽）のどの部位に偏っているのかを考慮すると、下ととらえて腎積として治療することも可能だろう。腎積の場合は、金水火土（魄戸、志室、神堂、意舎などすべて片側）となる。

　この背部の腧穴治療こそが、生命力の低下を最も回復する積聚治療の主となる選穴といえる。

5.肩部の腧穴（座位）

　肩部の腧穴（座位）は、背部の腧穴治療のあと、主訴や脈・腹、指標に問題がなければ患者を座位にする。左右の肩井辺りを比較して、圧痛や緊張のない側に鍼をして、左右のバランスを整えて終了する。これは背臥位で治療を終えてすぐに立ち上がると、立ち眩みなどを経験する患者や、背臥位時と異なる指標の変化が経験してきたことから、立位（治療後に立ち上がる）の前段階である座位にて、最終調整をすることを目的としている。

　以上のように積聚治療は、証を決定して選穴が決まるのではなく、手順に従い、1穴ごとの脈や腹そして指標の変化に応じて、その都度選穴が行われる。

　つまり、鍼は1本しか使用せず置鍼はしない。上記「1.～5.」までの手順だけでは主訴や脈・腹、指標の変化が不十分な場合は、生命力の低下の回復が不十分であるので、次の手順である「6.」の前までに補助治療を加える。補助治療での選穴に関しては誌面の都合上、割愛する。

┃ Ⅴ.選んだツボへの施術方法

　治療は毫鍼の使用を基本とし、衰弱した患者、刺激に敏感な幼児や妊婦などには鍉鍼を使用する。

　用いる毫鍼は銀鍼寸3-3番（40㎜の0.20㎜）の鍼尖卵型（大宝社製のSJ毫鍼）。刺鍼角度はすべて皮膚面に対して垂直に用いるが、刺入深度は決められていない。通常、毫鍼は刺入を目的に使用されると思うが、毫鍼は患者の身体の状態により、刺入が容易なときとそうでないときがある。また刺入は、深度に比例して効果が上がるわけでもない。そのため、あえて刺入の困難なSJ毫鍼を鍼管を使わずに押し入れることで、術者は刺入深度を決めずに、患者の身体の状態に応じた鍼をする。押入途中に刺手を鍼から離し、指標となるものを確認し、変化が感じられれば押入を続け、変化がない場合、または、変化が止まった場合には、抜鍼して次の選穴に移る。

　中堅以上では、すべての刺入深度がおおよそ接触から切皮程度となることが多いだろう。灸は透熱灸と知熱灸を使用するが、補助治療のみで用いている。

┃ Ⅵ.おわりに

　一つの症例に対して、異なる治療法（研究会、流派）の方々がどのように治療するのかというのは大変興味深いものである。それはあたかも『疾患別治療大百科シリーズ』（医道の日本社）を思い出されるが、シリーズ発売からだいぶ時間も経過しており、治療法も進歩していることは間違いないだ

ろう。今回の報告を踏まえて、それぞれの治療法に必要な所見を加えた、新たな症例による「続編」
が行われることを期待したい。

Ⅶ.道具

❶ 吸角用のアルコールランプ

❷ 時計

❸ 吸角

❹ 鍉鍼・線香・未使用鍼のトレー

❺ 水の入った灰皿

❻ シャーレ

❼ 灰皿

❽ ハサミなど

❾ 廃鍼入れとその上にテープ

❿ 良質艾

⓫ 綿花入れ

⓬ ハンドラップ（エタノール）

⓭ 粗艾

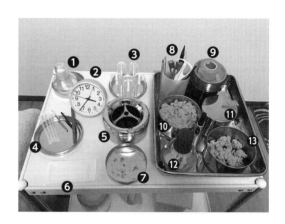

【参考文献】
1）小林三剛, 小林詔司. 東洋医学講座第10巻 経絡積聚治療編. 2000, 自然社.
2）小林詔司. 積聚治療一気を動かし冷えを取る. 医道の日本社, 2001.
3）小林詔司. 続・積聚治療. 医道の日本社, 2015.
4）小林詔司, 森和. イメージ測定法を応用した腹診の構造分析. 日本東洋医学雑誌 1989; 40（1）: 19-26.
5）小林詔司著, Dan Kenner 訳. Acupuncture Core Therapy. Paradigm Publications, 2008.
6）小林詔司. 易経入門. 緑書房, 2010.
7）小林詔司. やまい一口メモ改訂版. 太子堂鍼灸院, 2005.
8）小林詔司. 易の実践読本. 静風社, 2019.

好評発売中

続・積聚治療
精気を補う

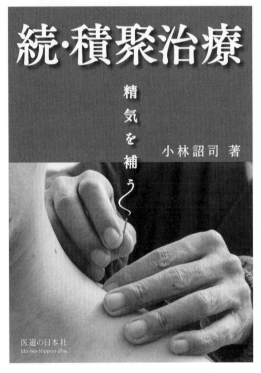

著者：小林詔司
定価：(本体3,500円＋税)　A5判　280頁

筆者の多年にわたる易の研究をベースに構築された、積聚治療の今

　前著『積聚治療〜気を動かし冷えを取る〜』からおよそ15年、筆者が深化した積聚治療について語り尽くす。

　第1章は、真に東洋医術的な治療を求めて、筆者が研究を続ける易について解説。易を東洋哲学の精髄として、治療のベースにすえる。第2章、第3章では積聚治療の診察・治療について論じる。あらゆる病気の原因を「精気の虚」に一元化するが、これをいかに把握し精気を補うのか、腹診をはじめとした身体各部の「指標」の診方、治療の流れなどを紹介する。第4章ではカルテ術を、第5章では30の疾患を取り上げ、それぞれの診察ポイントや取穴を明らかにする。さらに第6章では、これまで各誌で掲載された著述を掲載する。

　前著と合わせて読むことで、積聚治療の全貌を理解し、臨床に活用できる。

主な内容
はじめに
第1章　易の発想
第2章　精気に基づく東洋医術的診断
第3章　精気に基づく治療
第4章　カルテ
第5章　疾患の診方
第6章　小論集

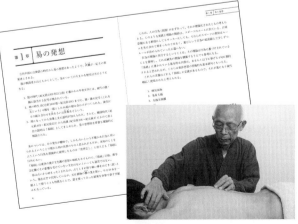

医道の日本社
フリーダイヤル0120-2161-02　Tel.046-865-2161　ご注文FAX.046-865-2707
1回のご注文1万円(税込)以上で送料無料(1万円未満：送料880円)

No. 29 　鍼灸経絡研究 紘鍼会

しん きゅう けい らく けん きゅう こう しん かい

❶ 主催者、代表者名
松本俊吾

❷ 会の発足年
1974年

❸ 発足の目的、背景
本会は初代竹村正会長が創始し、日本伝統鍼灸の学術の研究、開業鍼灸臨床家の育成を目的に研鑽を重ねてきた。また医聖杉山和一検校が創始した管鍼術による微鍼を用いて「気をして血を動かす」とする鍼術を会得するために病症の基本診察法として、一貫して四診法のうち陰陽五行論に根ざした腹診を主に、臓腑・経絡の虚実判別を行い「症・象・証」を基本理念に、刺鍼法の習得に力を注いできた。診察は四診法に基づき、脈状診に加え、より普遍性の高い、五臓腹診による経絡調整法に重きを置き、臨床に即応した研修を実践している。

❹ 会員数
50名

❺ 主な勉強会、セミナーの開催頻度と開催場所
【例会】毎月第2日曜日10:00～16:00　※1月・8月は第4日曜日（東京都・西新宿角三会館）
・午前の部　『経絡腹診要綱』による会長基礎講義。
　古典講義：皆川嘉彦学術部長
　腹診に基づく新病証別処法：（紘鍼会会長　松本俊吾）
・午後の部　臨床家のための実践講座、シンポジウム、臨床質問、実技研修
・テキスト　『経絡腹診要綱』(竹村正著)
【研修部会】毎月第4日曜日10:00～16:00　※1月・5月・8月・12月は休講（東京都・代々木ふれあい会館）

❻ 代表的な会費等
年会費：48,000円

❼ 主な支部
福岡支部

❽ 会の特徴
本会には視覚障害を持つ鍼灸師が所属しており、すべての会員が簡便に使用できる診察法として、腹証に基づく腹形と診察点をシステム化したうえで、的確な病証弁別を行い、発症現象の軽減消去を図るため、2つの方式を指導している。
1つは、最有効刺鍼穴位を判別するための、手指を用いての導切と負荷法（圧診）である。2つには、鍉鍼と毫鍼活用しての合わせワザ（重用穴の運用）である。
これら新しい手ワザを取り入れながら、腹診で経絡調整を行う研修のための定例会や講習会を開くとともに、日本伝統鍼灸学会に賛助会員として所属し、同会学術大会に研究発表を行ってきた。腹診に興味のある方は聴講を歓迎。

❾ 連絡先
鍼灸経絡研究紘鍼会　会長　松本俊吾
〒132-0011　東京都江戸川区瑞江4-37-4
TEL：03-3678-4726
E-Mail：syungo.16hari@orion.ocn.ne.jp
HP：http://koshin-kai.sakura.ne.jp/katudou.html

鍼灸経絡研究 紘鍼会の「ツボの選び方」

腹診を重視し、肝実肺虚、陰虚内熱で選穴

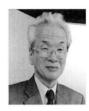

松本俊吾 (まつもと・しゅんご)

1941年、愛媛県今治市生まれ。1960年、愛媛県立今治北高等学校卒業。免許取得。1981年4月、はり灸峰鍼堂松本治療院を江戸川区瑞江で開業。1999年、日本伝統鍼灸学会広報部理事。公益財団法人杉山検校遺徳顕彰会理事・学術部長。NPO法人江戸川区資格障害者福祉協会理事長。2011年、鍼灸経絡研究紘鍼会に会長。

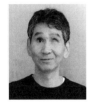

皆川嘉彦 (みながわ・よしひこ)

1958年生まれ、茨城県ひたちなか市在住。1974年、茨城県立勝田工業高等学校卒業。免許取得。日本伝統鍼灸学会評議員。鍼灸経絡研究紘鍼会に所属、現在は学術部長。

提示の症例について、紘鍼会における鍼刺法を古典の論考を挙げ、所見などを踏まえて詳細を報告する。

▌Ⅰ.紘鍼会における本症例のとらえ方

紘鍼会では、陰陽五行論に基づき四診法のうち、腹診に重きを置く。脈状診と切診の範疇でもある導切と負荷法（圧診）を用いて、臓腑経絡の虚実診察による病因・病位・病証弁別（現病証所見から、主訴症状である腰痛と固有体質の証）の診察、選穴法に加え、腰痛の除去を目途に、5種金属鍉鍼と鍼による重用穴の運用（後述）を指導してきた。

なお、患者の病態の診察と選穴並びに刺法については、腹診を前提とするので、脈状は参考に留める。

▌Ⅱ.根拠とする文献や理論

紘鍼会では、伝統鍼灸術における腰の痛みの処法について、陰陽五行・臓腑経絡論に基づき、四診法のうち、脈状診と腹診を主に病因・病位・病証弁別をまず行う。

1. 切診

六祖脈と切経（導切：指腹による軽擦）所見をもとに、経絡の終始（肝木と肺金）、原穴取穴（肝と脾土）を軸に、古典の病理から五行の制約（管制）関係をもとに論治を明らかにする。

2.『素問』刺禁論篇（五十二）、『難経』十六難の論旨

『素問』刺禁論篇（五十二）、『難経』十六難は五行腹診の原典の一つである。臍部を脾（中央）とし、左に肝、右に肺、上下に心・腎を配している。また『杉山流三部書』の呼吸法を用い、営衛診断（中脘・気海・関元）の切診は、陰陽比較腹診として負荷法（指腹による虚実鑑別、図1）が必須である。

3. 腹診における腹部診察点（肝・心・脾・肺・腎）

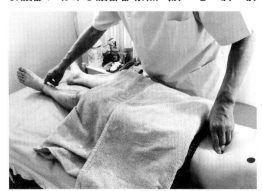

腹診においては切診（導切の一つとして、指腹による軽擦）所見をもとに、証立てを行う。

図1 負荷法

Ⅲ. 本症例における腰痛に関する古典の病理と証

本症例の病症に基づく相剋関係の重要証（手足の左右に現病証・固有体質の証）を軸に、肝と肺・肝と脾の証への接点を探る。

1.『万病回春病因指南』（岡本一抱編纂）に述べる腰痛の古典の文節

（1）腎水と陽火と三焦の元気とのかかわりについて

「腎は水蔵たりと雖も、水中自ら火有て蔵る。此を命門の陽、下焦の元氣とす。此の陽氣虚する時は、水液凝て、流れず。腰節これが為に痛むことを致す者あり」とも述べる。

『病因指南』は、「肝は筋を主る。筋は骨節に會す。故に腰節は筋の太會なり。是を以て肝血虚して筋脉を榮養すること能たわざれば、則ち、筋つかれて機關を利すること能たわずしても、亦腰痛の患を生ず」としている。

（2）『霊枢』刺節眞邪論篇（七十五）

「腰脊は者身之太關節也（略）」とあり、また手足は人の活動の枢要部で腰を支えるのである（肺は皮毛を主る、肝は筋を主り、腎は骨節を主る）。

そこで『素問』五蔵生成篇の制約関係を挙げ解説する。

(3)『素問』五蔵生成篇（十）で説く制約（管制）作用と象・証

「五蔵の象は類をもって推すべし」とあり、五臓の制約（管制）関係から「脾その主は肝なり、肝その主は肺なり」を論旨の要とした。主は、制約もしくは管制作用をも指している。相剋の裏返しである依存と管制作用に重きを置いた。これが左右に異なる証が立つ根拠となる。

Ⅳ.本症例の処法の実際

本症例の患者の証について処法を挙げる。

皮毛は白色で肺を固有体質の証、肝（筋）を現病（主訴）とし、左導切と負荷法により本治法として補穴・原穴と絡穴および経金穴（相剋関係）で肝実肺虚の同側上下の輸瀉法が適合する。

現病を肝木（筋）の腰痛と診る。固有体質の証を肺金（皮毛）・脾土（肌肉）と診て、補穴・原穴取穴が適合する。（略）

『素問』五蔵生成篇（十）にいう肝と肺、脾と肝の関係については、「脾土は肝木に管制、肝木は肺金に管制され」、その主は肺である。骨節は腎、筋は肝、脾土は肝木（に管制され現病としての腰の痛み）、肌肉は脾（肌肉を主）、皮毛は肺（固有体質の証としての皮膚の白色）に属し、蔵象（虚実現象）は自他覚的に痛み（五大病症の体重節痛）として鑑別できる。

肝……前屈難で立ち上がりがつらい（腹部は実）→ 手足を補法、腰部瀉法。

腎……後屈難で座るのがつらい（腹部は虚）→ 手足を補法し、患部周囲に刺鍼。

Ⅴ.肝実肺虚の処置法（輸瀉）と肝肺（経絡の終始）の証

1.左天枢と中封間の負荷法

左天枢の硬結圧痛に左示指で負荷し、同側の中封に右示指腹を用いて天枢の硬結が解ければ、肝実肺虚の証として左中封を輸瀉（随右ひねりの刺法）。

2.右側肝虚証、左側肺虚証

現病として補穴との関係　曲泉（肝経）と陰谷（腎経）を選穴する。

(1) 腹部診断点

肝の病証をもとに、左天枢・肓兪・期門・居髎・右天枢・期門および左右の中府と中脘、上虚下実・馬蹄形。

(2) 手足要穴への導切

右側肝経（曲泉・太衝・蠡溝・中封など）と腎経（陰谷・太渓・復溜・照海など）を、経を随に皮膚上を軽くなで上げ、適応穴位を選穴する。

Ⅵ.陰虚内熱の腹診と処法の本症例に対する見解

1.陰虚内熱の診察

　陰虚内熱の腹部診察所見から、本症例の脈診に照らし、腹診を加味し、証立てへの接点を探る。

　次のように病態を考慮し、証への連結点を挙げる。

（1）脾経虚……久しく座る、甘みを好む。

　　　胃腸の熱……よく食べる、食後すぐ便意を催す、左右の寸口大。

（2）血不足……食後眠くなる。手足ともに、ややほてる感じ（血不足で肝虚）。右関上弱である。

（3）精神的疲労……夢をよく見る。

（4）脈右上は左関上最強。

　　　以上のことから陰虚内熱である。

2.『素問』調経論（六十二）にいう陰虚内熱

　「労倦するところあり。形気衰少、穀気盛ならず。上焦行らず。下焦不通。胃気熱す。熱気胸中に重す。故に内熱す」。この論旨がこの症例では適合する。

（1）選穴法

　陰経絡は兪土原穴、陽経絡は痛みを主治とする絡穴を用いる。

（2）足部肝経への導切法

　胃熱があると食欲が止まらないことがあり、つまり食べても食べても空腹となることもある。本症例は「40代男性、デスクワーク、甘みを好む、睡眠はとるがよく夢を見る」とある。

3.『霊枢』淫邪発夢篇（四十三）の夢芽の論旨

　「脾気盛んなれば、則ち歌を楽しみ、身体重くして挙がらざるを夢」（身体が重くて持ち上がらない夢をみる）とある。この場合に鍼治療の際に相応する部位に瀉法を用いれば、病をすぐさま平癒することができる、としている。

　20年前にぎっくり腰を起こし、今回は長く座って腰の深部が傷む。これに対する証立て選穴と刺鍼法を述べる。

4.陰虚内熱の処法

　本症例は、脈状が沈で左関上が実大で、寸口がやや実であり、つまり脈が沈んで弱いとしており、これは陰虚脈を示しているとも考えられる。頭脳労働で労疲により血不足を生じ、肝経と腎経が虚となり、足がほてる現象は、後天の陽気が発散できない。これは陰虚内熱の病体である。この際に、中脘の硬結は陽気の集まりで、聚である。陽気が胃の中に入り、血が表にかたまり陰虚とは陰の働きが衰えている沈虚脈であり、陰虚内熱の形である。後天の気を養う右腎の命門の陽火の働きも弱まっているのである。

　肝と腎の虚で小腹は柔らかである。胃熱があれば冷えが集まってくる。つまり、中脘から心窩部に

かけて塊を認める（上実下虚）。三食と間食で甘みを摂取しているかを問診する必要がある。陰経では血虚で、足で肝腎経の補穴（曲泉）・陰谷、あるいは兪土原穴の三焦の元を補い、陽経は上焦の宗気を全身に循環させるために金・土性・木性の大腸経・胆経・胃経を取る。陰経は、食欲をコントロールする肝経（曲泉もしくは太衝）と、腎経の兪土原穴（太渓）で血虚としての肝経の補穴（曲泉）を補うか、兪土原穴（太衝と太渓）を補鍼。

　腹部左天枢に対し右肝経、太衝中への随鍼術による本治法（随にして右捻り）を処法する。固有体質の証として左は絡穴の公孫と列欠を、随にして左捻りの随鍼術を施し左右が調整される。

Ⅶ. 選んだツボへの施術法

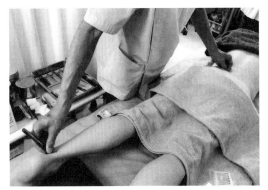

図2 大腸兪と崑崙の重用（毫鍼と鍉鍼の合わせワザ）

　標本一体による処法に用いる使用鍼は、本治法（随鍼術）に寸3−2番銀鍼と同1番ステンレス鍼（アサヒ医療器製）と鍉鍼での合わせワザ（重用穴の運用）を行う。本症例に対しては、大腸兪に鍼と崑崙に5種鍉鍼を用いて下肢を調整する。

　次に宗気・衛気栄気の調整と胃の気鍼法では、寸3−1番ステンレス鍼を用い、垂直に中脘に刺鍼。関元に、上方に向け45度すり下ろし切皮の随鍼術の営衛調整刺法を行う。

Ⅷ. 道具

　ワゴンに5種鍉鍼・銀・銅鍉鍼、銀と銅のテスター鍼。

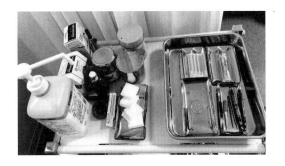

Ⅸ. 結びに

　本報告は、症例の情報をもとに腹診を主に、紘鍼会の鍼刺法を述べた。腰痛は2足歩行の人間の宿命病である。諸家の追試をお願いし、結びとする。

No. 30 卒後鍼灸手技研究会（通称：卒後鍼灸）

❶ **主催者、代表者名**
坂井友実

❷ **発足年**
2006年

❸ **発足の目的、背景**
1981年、東京都立文京盲学校理療科卒業生有志により「文京理療研究会」が発足、2005年に解散すると、同研究会会長であった坂井友実が2006年に組織を一新、「卒後鍼灸手技研究会」を新たに発足させて会長に就任、副会長に藤井亮輔（筑波技術大学教授）が就いた。2012年に設立5周年記念誌「講演集成」を、2016年には10周年記念誌「講演集成」を発刊、いずれも記念祝賀会を挙行した。また、同年、喜多嶋毅（大阪北視覚支援学校講師）を支部長に関西支部が発足した。

❹ **会員**
130名

❺ **主な勉強会、セミナーの開催頻度と開催場所**
【研修会（座学2：実技1の割合）】4月、5月、6月、10月、11月、1月の第4日曜日を基本に年6回（東京都・筑波大学東京キャンパス）

❻ **代表的な会費等**
一般会員：12,000円／年、学生会員：5,000円／年、DVD・団体会員：30,000円／年
当日のみの参加（非会員）の場合、一般：4,000円／1回、学生2,000円／1回。

❼ **主な支部**
卒後鍼灸手技研究会　関西支部
7月、9月、10月、12月の第1日曜日を基本に年4回（大阪府・明治東洋医学院キャンパス）
年会費は一般：8,000円、学生：4,000円。

❽ **会の特徴**
1.あはき師養成学校を卒業した方々に生涯学習の場を提供し、現代社会に対応できる質の高い鍼灸マッサージ師の育成に貢献する。
2.高名で研究業績や臨床経験豊富な講師をお招きし、専門領域に基づくテーマの解説と鍼灸手技の実技指導を行い、重厚で清新な研究会を目指す。その他、鍼灸手技の臨床に関連するテーマも企画している。
3.毎回、墨字資料はもちろん、点字資料も完備し、障害のある方でも自由に参加できるハートフルで開かれた研究会。
4.研修のあとは懇親会。当日の講師の参加も得て、参加者相互の交流・情報交換の場とするなど、会員の和を尊ぶ研究会。
5.遠方の方や職場内でも講義・実技を学べるようにDVDを作成し、バックナンバーを揃えて、関心のあるテーマについては過去に遡って学べるように努めている。

❾ **連絡先**
卒後鍼灸手技研究
本部：一般財団法人 一枝のゆめ財団内　卒後鍼灸手技研究会事務局
〒115-0045　東京都北区赤羽1丁目45-5　クロスポイント赤羽1階
TEL/FAX：03-6310-5172　E-Mail：yume@hitoedanoyume.or.jp
関西支部：明治東洋医学院専門学校内　河井
〒564-0034　大阪府吹田市西御旅町7-53
TEL：06-6381-3811　FAX：06-6381-6800　E-Mail：kawai@meiji-s.ac.jp

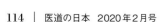

卒後鍼灸手技研究会の「ツボの選び方」

現代医学的視点での病態把握

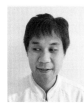

前田智洋（まえだ・ともひろ）

2002年、筑波大学理療科教員養成施設卒業。長野県松本盲学校理療科教諭を経て、2008年より筑波大学附属視覚特別支援学校鍼灸手技療法科教諭。卒後鍼灸手技研究会役員。

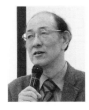

坂井友実（さかい・ともみ）

1978年、東京教育大学（現・筑波大学）理療科教員養成施設卒業。東京大学物療内科文部技官、筑波技術大学鍼灸学専攻教授を経て、2009年より東京有明医療大学鍼灸学科教授。2015年より同大学大学院保健医療学研究科長。卒後鍼灸手技研究会会長。

I.診察の進め方

　当研究会における鍼灸治療の基本方針は、疾患や症状を現代医学的視点からとらえ、病態を把握し、病態に応じた治療を行うことである。

　病態により鍼灸の適否を判断し、適応と判断できれば病態に応じて治療プランを作成し、治療を行うものである。ここでいう病態の把握とは、何が（発生源）、どこで（部位）、どの程度（病変の程度）、を明らかにしていくことである。したがって、診察の目的は病態を把握することである。病態の把握は、医療面接や身体診察をもとに行い、状況によってはXPやMRIの検査所見も参考にする。

　鍼灸治療は、通常、（1）刺激の種類、（2）刺激の部位、（3）刺激の量の3つを考慮して行われる[1]。このうち、（2）刺激の部位の決定は次のような考えで行われる。①疼痛部位、病変部位へ行う、②解剖生理学的根拠に基づいて行う、③病証を立て臓腑経絡理論により行う、④特効穴、などである。

　今回のテーマである「ツボの選び方」は、361ある経穴のなかからどの経穴（ツボ）を選ぶかを問うているように思える。つまり臓腑経絡理論に基づく選穴である。しかし、①、②の場合は、この臓腑経絡理論の経穴（ツボ）は念頭に置かず刺鍼しているのである。すなわち、刺鍼部位イコール経穴（ツボ）ではないのである。本研究会は、病変局所への施術が可能であればその部へ直接刺鍼し症状の改善を図ることを第一としている。したがって、本稿では病態に基づき治療を行うという観点から以下述べる。

1.医療面接

腰痛の経過、症状について詳細を確認する。

まず、20年前、運動中に動けなくなるほどのぎっくり腰を発症し、医師の治療を受けている。ここでは、どのような診察（検査など）を受け、椎間板ヘルニアや分離・すべり症などの診断があったのか、また、3日間の医師の往診でどのような治療を受けたのかについて、患者が記憶している内容を聴取する。さらに、その際には腰痛以外に下肢の放散痛やしびれなどの症状がなかったかについても合わせて確認しておく。これにより、今回の腰痛と過去のぎっくり腰との関連性を把握しておく。

次に今回の腰痛について確認する。半年前に極度のストレスを感じたあとに発症しているが、このときの様子、起床時から痛みがあったのか、それとも何か運動や動作などきっかけのようなことがあったのかについて聴取する。また、3回の鍼灸治療で症状はだいぶ改善されたとのことであるが、どのような施術を受けたのか、その後痛みは順調に軽快したのかなど、施術に関しても聴取すると、局所の炎症の有無や異常のある組織を判断する手がかりとなり得る。

さらには、痛みの性質についてもよく聞き取りをしながら確認する。動作時痛であれば骨や軟部組織の異常に伴い出現していることが予想され、また安静時痛があり、深部に常に感じているような痛みであれば念のため腹部骨盤内の内臓の問題や、骨の腫瘍性病変も念頭に置き、その除外をしていくことも必要となってくる。

2.身体診察

（1）動きの確認

腰部の前屈、後屈、側屈、後側屈、回旋といった運動を術者が補助しながら行ってもらい、それぞれの動きでどこに、どのような感覚が出現するのかについて確認する。これにより、痛みの原因が、筋や靱帯などの軟部組織であるのか、椎間関節周辺の異常によるものであるのか、または神経根の圧迫などが起こっているのか推測が可能となる。

（2）徒手による理学的検査

今回の症例では、特に腰部以外の症状は訴えていないため行う必要がないかもしれないが、少しでも下肢に痛みやしびれなど何らかの症状がある場合には、Kempテスト、SLRテスト、ボンネットテストなどを実施し、神経絞扼や刺激がどの部位で起こっているのかを把握する。また、反射・筋力・知覚検査を実施し、罹患部位の高位診断を行うことも病態を把握し治療点を決定するためには必要である。

（3）触診

医療面接や動きの確認により痛みの部位をある程度特定できたら、その後は腰椎のアライメントを確認し生理的弯曲の状況、棘突起の並び、圧痛の確認をする。その後、多裂筋、腰部脊柱起立筋、腰方形筋、大殿筋、中殿筋、梨状筋など主な腰殿部の筋緊張、硬結、圧痛部位を確認し、患者が日頃感じている痛みの部位が検査によって誘発された痛みの部位と一致するかを特に確認し、治療点を決定する際の目安とする。

また、腹部・腰部に冷えがあるとのことなので、冷えの範囲、皮膚の様子などについても確認して

おく。

3. 質問紙による評価

①STarT Back スクリーニングツール（スタートバックスクリーニングツール）

9項目の質問に回答してもらい、心理社会的な要因と腰痛の関連を確かめるためのものである。点数が高いほど関連が強く、心理面への対応も重視すべきとされている。本症例は極度のストレスをきっかけに発症していることから、腰痛と心理社会的側面とのかかわりを明確にしておくことは治療法を決定するうえでも重要である。

②RDQ（Roland-Morris Disability Questionnaire）

24項目の質問からなり、腰痛によるQOLへの影響を評価するものである。治療経過を観察するにあたりこのような評価結果があると、治療効果とQOLの改善度を分析しやすくなる。

┃ Ⅱ. 選穴理論

1. 病態把握

今回の腰痛は、急性の発症であったが、3回の鍼灸治療で改善していること、長時間の座位による違和感があるものの、強い運動時痛や下肢へのしびれや痛みなどの神経学的所見がみられないことなどから、椎間板ヘルニアや脊柱管狭窄症などの特異的原因は考えにくい。また、経過から脊椎腫瘍や外傷などの原因もないようである。強いストレスとともに発症したこと、胸腰部伸展動作により腰部に若干の痛みを感じることから、椎間関節性の非特異的腰痛である可能性が考えられる。触診所見や動きの評価内容が不明なため明確な病態把握は困難であるが、症状や経過から筋筋膜性の腰痛も否定できない。さらに、強いストレスを受けた直後に発症しているため、ストレスとの関連も深いことや、腹部、腰部に冷えがあるとのことから、痛みによる軟部組織の循環不良が冷えを招き、そのことにより痛みが出現する悪循環となっている側面も考えられる。

2. 本症例の治療穴
（1）腰部
①椎間関節部

腰椎棘突起下縁の外方1.5〜2cm。

本症例の場合、罹患関節の高位が不明であるので、椎間関節の触診を行い、圧痛を調べる。最も圧痛が強いところが罹患関節部（病変部位）と判断する。1腰椎ずつ高さを変え、椎間関節部の圧痛の程度を調べ、最も強いところを探し出し、腰痛を自覚している部位と一致しているかを確認する。一致していれば、刺鍼点とする。

②腰部多裂筋、脊柱起立筋の圧痛・硬結部

椎間関節部以外にも、筋筋膜性の腰痛も疑われ、腰痛を訴える患者の腰部筋群には痛みを回避する

ために緊張が亢進したり、不良姿勢による緊張亢進が起こることがあり、施術としては重要である。

(2) 脳の機能障害に対する鍼施術

刺鍼部位：左右合谷（LI4）、孔最（LU6）。

粕谷[2)3)]は、末梢部への鍼刺激は、侵害受容ニューロンを介した感作抑制やオピオイド受容体を含む下行性疼痛抑制系の賦活化により、βエンドルフィンやセロトニンの分泌促進作用を高め、痛みを抑制するシステムを正常化できる可能性があると述べている。本症例のように強いストレスをきっかけに症状が出現している場合、ストレスが重なることにより、脳の機能障害が起こり、下行性疼痛抑制機構の破綻を来し、痛みを感じやすくなっていることが考えられる。

(3) あん摩施術

背腰部（脊柱直側、肩甲間部脊柱起立筋・菱形筋など）に行う。

本症例は、頚肩こりは訴えていないが、夜間睡眠が浅く、午前中は身体のだるさがある。経験的に睡眠の質が悪い患者は背部に硬結が見受けられることが多く、背部への圧迫を中心とした手技療法は有効である可能性があるため選択した。また、症状がある腰部はもちろんのこと、背部も含めて全体的に手技療法を施すことは、筋緊張緩和、鎮痛効果が期待できる。筆者は、鍼治療に加えて必ず訴えがある部位や反応点に対して手技療法を短時間であっても行うようにしている。

なお、背部へのあん摩施術による自律神経系の機能変化に関する報告はほとんどなされていないため、今後あん摩施術と自律神経機能の関連性や、睡眠との関連性についてさらに明らかになることが期待される。

Ⅲ. 施術方法

1.腰部

寸6（長さ50㎜）もしくは、2寸（長さ60㎜）を直刺で刺入する。体格にもよるが、4～5cmほど刺入した際に、骨に当たった感覚とは異なる。つまり、もちっとした感覚（粘着感）が針先を通して感じられ、疼痛部位へひびき感が得られればよい。本症例の場合にも、痛みが出現している部位にひびきを与えることができれば効果が期待できる[2)]。

刺激は、患者のひびきに対する感受性を考慮して、単刺、置鍼、鍼通電のなかから選択する。決して不快感を与えないことが重要である。

本症例は、腰部に冷えがみられるため、より高い循環改善効果を期待して、鍼通電を行うことも効果的であると考えられる[4)]。通電を行う場合は、椎間関節部と、腰部の筋で圧痛や硬結が見られる部分とを結ぶこともよい。この方法は椎間関節部への刺激と同時に、腰部の筋に対しても単収縮を起こすことが可能となる。

2.脳の機能障害に対する鍼施術

寸3（長さ40㎜）、もしくは寸6（長さ50㎜）、直径0.2㎜の鍼を使用し、1.5～2cm程度直刺で刺入し、

15分～20分鍼通電を行う。

3.あん摩施術

　圧迫を中心に、脊柱直側に対しては細かな揉捏を行い、背腰部の筋緊張緩和を目指す。特に、腰部においては脊柱直側深部に多裂筋が存在し、腰痛の一つの原因筋となっていることが多い。

　圧迫法による鎮痛効果および、圧迫・揉捏に伴う軸索反射、さらには快刺激による副交感神経系の活動亢進などの作用を期待して、あん摩による刺激は患者にとって心地よい刺激となるよう行う。

Ⅳ.道具

　筆者が在籍する学校の臨床室には16のブースがあり、臨床に臨む際には患者ごとに必要な道具をブースに設置して治療を行うスタイルである（右）。ワゴンにはキャスターが付いており、ベッド周辺を状況に応じて移動させながら施術が行えるような物品配置としている。

❶ 施術に使用するディスポーザ
　　ブル鍼
❷ シャーレ
❸ 鍼道具を入れるバット
❹ 鍼通電に使用する通電器
❺ 綿花入れ
❻ ハンドサニター

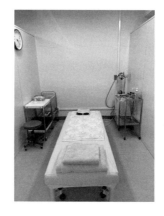
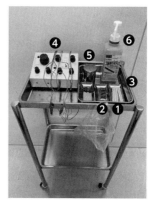

【参考文献】
1）坂井友実. ツボのとらえ方File No.40. 人体の急所. 医道の日本2017; 76（9）: 102.
2）粕谷大智. 運動器（脊椎）と脳のdysfunction（機能障害）を意識した鍼灸治療. 卒後鍼灸手技研究会設立10周年記念誌講演集成. 2016: p.39-45.
3）粕谷大智. 腰痛の診断と治療に関連した最近の話題. 運動器（脊椎）と脳のdysfunction（機能障害）を意識した鍼灸治療. ペインクリニック 2013; 34（1）: p.47-54.
4）菊池友和. 非特異的腰痛に対する鍼治療. 卒後鍼灸手技研究会設立10周年記念誌講演集成. 2016: p.21-9.

No. 31 天地人治療会
（てんちじんちりょうかい）

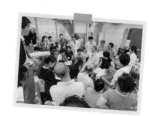

❶ 主催者、代表者名
木戸正雄

❷ 会の発足年
2018年

❸ 発足の目的、背景
・中国古典医学に基づき人体を縦割りでとらえる「経絡系統」と横切りでとらえた「天・地・人」のいずれをも包括する本来の気の医学としての「天地人治療」について、その思想および学と術を学び、追求し、それを臨床・教育に生かし、日本独自の鍼灸医学の治療の普及を目指す。
・医学・医療の基本ともなる診察・診断・治療・評価を客観性と安定した再現性をもって、初学者から経験豊富な鍼灸師まで習得可能にし、臨床において高い治療効果を発揮させ、世の中への貢献を目指す。
・正しい知識や手技だけでなく、治療の際の言動にも他者への思いやりや絆を大切にできる治療師の育成を目指す。

❹ 会員数
発足2年目のため62名（定員：ベーシックコース30名、プリアドバンストコース30名）
プリアドバンストコース修了者向けのアドバンストコースを来年度に開講予定。

❺ 主な勉強会、セミナーの開催頻度と開催場所
【2019年度セミナー実績】
主な勉強会：経絡系統治療システム（VAMFIT）〈正経・絡脈・経別・経筋・奇経の理解と治療〉、天地人治療（奇経治療、小宇宙治療）、脈診習得法（MAM）、症例検討会
年に5回／年度（東京都・学校法人花田学園内）

❻ 代表的な会費等
入会金：5,000円、年会費：10,000円
セミナー費（全5回）：ベーシックコース40,000円、プリアドバンストコース50,000円

❼ 主な支部
東京本部のみ

❽ 会の特徴
・さまざまな疾患や症状に対し、東洋医学的に「診察・診断・治療・評価」を可能にした木戸正雄独自の「経絡系統治療システム（VAMFIT）」と「天地人治療」の効果と可能性を実感できるよう、木戸会長自らの講義と、全員が患者役と治療者役を補助講師陣のサポートで確認しながら体験できる。
・「1.知識を身につける」→「2.その場で即訓練」→「3.臨床症例作成」という実践形式で習得。
・後進の育成や医療の発展に寄与すべく、現役臨床医師と症例検討などもセミナーごとに実施している。

❾ 連絡先
天地人治療会　水上祥典（事務局長）
〒150-0031　東京都渋谷区桜丘20番1号　花田学園内
TEL：090-4452-5033　E-Mail：tenchijin.vamfit@gmail.com

天地人治療会の「ツボの選び方」

天地人治療とVAMFITによる選穴

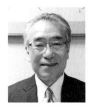

木戸正雄（きど・まさお）

京都工芸繊維大学応用生物学科卒業、日本鍼灸理療専門学校卒業、東京医療専門学校教員養成科卒業。岩田鍼院副院長・日本鍼灸理療専門学校専任教員・（一財）東洋医学研究所主任研究員を経て、2012年より日本鍼灸理療専門学校教務部長、現在に至る。天地人治療会 会長。日本伝統鍼灸学会評議員。

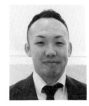

水上祥典（みずかみ・よしのり）

仙台接骨医療専門学校、日本鍼灸理療専門学校、東京医療福祉専門学校鍼灸マッサージ教員養成科、人間総合科学大学人間科学部心身健康科学科を卒業。明治国際医療大学大学院鍼灸学修士課程修了。日本鍼灸理療専門学校専任教員、Sakura鍼灸治療院・水上整骨院副院長を経て、2014より同院院長、現在に至る。天地人治療会事務局長。（一財）東洋医学研究所研究員、日本伝統鍼灸学会編集委員。

▌I. 診察と証立て

　私たちは、通常、①脈診：特に脈位脈状診を柱とした証決定をし、②VAMFIT（Verification of Affected Meridians For Instantaneous Therapy、経絡系統治療システム）：頸入穴や霊背兪穴などによる異常経絡の決定を行い、③天地人の診断によって異常を起こしている気街を決定する。

　この例では、脈位脈状診の情報がないことと頸入穴や霊背兪穴の反応が不明であるため、推測を交えたシミュレーションにより話を展開していくこととする。

　まず、腰痛を引き起こす異常経絡は、『素問』刺腰痛篇に提示されているものだけでも、膀胱経、胆経、胃経、腎経、肝経、脾経、陽維脈、陽蹻脈、陰維脈、陰蹻脈、督脈、帯脈、任脈・衝脈がある。この患者の場合も、これらのいずれの変動（異常）なのかを診断する必要がある。なお、変動を起こしている経絡は一つとは限らず、複数経に及んでいる場合もある。

1. 主訴の確認

　「長く座位を続けると腰部に違和感が生じる」とある。デスクワークが多く、職業上座っている時間が長い人は脾（五労）に異常が来しやすい。さらに、胸腰部伸展動作で起こる腰痛なので、俛仰（仰向いたりうつむいたりする動作）の異常としての肝の是動病（『霊枢』経脈篇）の可能性を考える。つまり、主訴からは、脾と肝の異常が考えられる。

2. 主訴以外の所見（望診・聞診・問診）

　愛想がよく、明るくよくしゃべり、その声は大きくて高いことから肝気は旺盛であるが、しゃべっているうちに小声になってしまうのは肺の気が充実していないからで、これは、胸腰部や背部など地肌が白い（五色における白）こととも一致している。よって、体質的には肺虚肝実証に多いタイプと考えられる。

　多夢は緊張が取れない肝タイプに多い。午前中の身体のだるさや食後に眠くなるのは脾の異常に多いが、これは、過食気味、甘味を好むこととも一致している。

　尿量が少なく、尿赤は熱によるか水湿の停滞によるかであるが、手足がほてるとあるので、熱と考える。

　ここまでの所見が示すのは、五臓で異常が疑われるのは、肝、肺、脾の3つということである。

3. 切診での所見

（1）脈診

　祖脈診では左右ともに沈、虚、数、濇とある。沈・虚は湿による虚であり、数があるのでどこかに熱か燥を持っている（『三因方』陳言1174年や『増補脈論口訣』著者不明　1683年）。濇は気や血の流れが悪くなっていることを表している。瘀血のことも多い。ただし、沈・虚から陽虚（寸・関・尺のどこかに陰陽ともに虚がある）を示しているか、沈・虚・数から陰虚による虚熱証を示しているかのいずれかである。

　比較脈診では、左関上が最強、右関上が最弱。左寸口＞右寸口＞右関上、左右の尺中は左寸口と同程度で、左右差はないとあることから、肝＞心＝心包＝腎＞肺＞脾となる。よって、心・心包・腎は平。

　脾の虚が最も大きいものの肺虚証（脾・肺の虚）、肝実証。つまり、肺虚肝実証となる。これは、主訴以外の所見で疑われた肝、肺、脾の異常とも矛盾はない。そして、祖脈の濇は肝実による瘀血を表していると考えられる。

　次に、寒熱波及経絡として考えられるのは、圧痛部として認められた大腸経、胆経である。圧痛の虚実の記載がないが、祖脈の沈・虚なので陽経はすべて虚となっている可能性が高く、圧痛は大腸経も胆経も虚痛だと推測できる。

　経絡的な治療方針は、脾経、肺経の補法、肝経の瀉法、そして、大腸経・胆経も補法とする。

（2）「VAMFIT」（経絡系統治療システム）としての考え方

　推測ではあるが、霊背兪VAMFITでは霊肺兪穴、霊胆兪穴、霊脾兪穴、霊大腸兪穴に虚の反応があり、霊肝兪穴に実の反応があるものと思われる。

　同様に、頸入穴VAMFITでは人迎の深部に虚、扶突の深浅部ともに虚、天容の浅部に虚、深部に実の反応が認められる可能性が高い。これらの穴は、診断点としても治療点としても重用している。

（3）「天地人治療」としての考え方

　人体のおける「上部・中部・下部」「天・地・人」の異常を推測する。

　腰痛が腰仙部伸展ではなく、胸腰部伸展動作で起こることや腹部や腰背部の皮膚が冷えていること

から、愁訴部位は「中部」の「人」（三焦の中焦）と考えられる。「天地人治療」では、この部位を"気の袋"に見立てて気の調整を行う。

┃ Ⅱ. 選穴理論

　古代中国の医学原典、『黄帝内経』（『素問』・『霊枢』）の治療体系は、三陰三陽を根拠とする「経絡系統」と三才思想から成る「天・地・人」という二つの大きな柱により構成されると考えている（図1）。「経絡系統」は身体を縦方向にとらえた治療体系、「天・地・人」は身体を輪切りでとらえた治療体系である（図2）。典拠とする文献や理論は『変動経絡検索法（VAMFIT）』（木戸正雄、医歯薬出版、2003年）、『天・地・人治療』（木戸正雄、医歯薬出版、2009年）、『脈診習得法（MAM）』（木戸正雄、光澤弘、武藤厚子、医歯薬出版、2013年）にすべて記載されている。

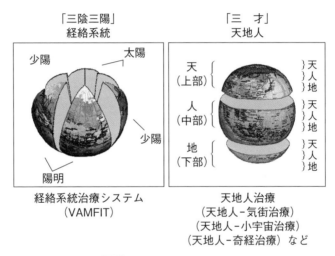

図1 VAMFITと天地人治療

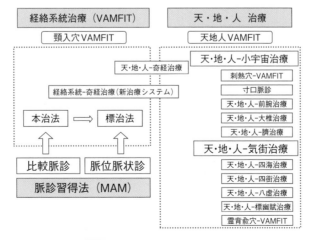

図2 天地人治療会の治療体系

1.VAMFIT（経絡系統治療システム）

「VAMFIT」には、「頸入穴VAMFIT」、「霊背兪穴VAMFIT」、「刺熱穴VAMFIT」などがある。

「頸入穴VAMFIT」では、患者の頸部を診るだけで十二経脈すべての診断を行う。従来の脈診や腹診、背候診などとも整合性があり、それらの診断によって集めた情報を集約して異常を起こしている「経絡系統」を決定することができる。「経絡系統」の異常は十二経脈だけでなく、他の経絡系統（十五絡脈、十二経別、十二経筋、奇経八脈など）にも波及を広げていくので、それぞれを対象とした処置も可能である。

2.天地人治療

「天地人治療」は、身体を三分割（天・地・人）の"気の袋"としてとらえた治療法である。この三分割は全身のいたるところに当てはめられ、いくらでも細分化できる（「天地人－小宇宙治療」）。その各々の境界部を「節」と考え、施術において重要な部位とする（「天地人－気街治療」）。

Ⅲ.施術

施術の流れは、1.本治法→2.標治法：異常経絡（変動経絡：寒熱波及経絡）への施術→3.天地人による愁訴への対応と局所施術の順に行っていくが、いずれの施術も愁訴が消失した時点で終了とし、次の施術へは移らない。

1.本治法

肺虚肝実証に対する本治法として『難経』六十九難に基づき、太淵（金経の兪土穴）と太白（土経の兪土穴）の補法を行い、行間（木経の滎火穴）の瀉法を施す。いずれもセイリン社製軟鍼寸3-1番を使用し、太淵と太白の補法は弾入法により切皮し、弾鍼して気を至らせたあと、置鍼30分（テープでとめる）、行間の瀉法は提按の補瀉、呼吸の補瀉、開闔の補瀉に考慮して約5㎜の単刺を行う。

本治法補助法として、中府（肺の募穴）、章門（脾の募穴）、天枢（大腸の募穴）、日月（胆の募穴）の補法（切皮置鍼）を行い、虚の反応を呈している霊背兪穴に補法を行う。

ここまでの施術で愁訴とともに脈の一定の改善が認められなければ、本治法としての商丘（土経の経金穴）への補法も加える。

2.標治法

VAMFITの原則通り、大腸経と胆経のいずれか反応の強い方から施術していくのであるが、胆経がメインだったとすると、まず、胆経の下合穴（陽陵泉）に切皮置鍼を行う。腰部の愁訴の満足な改善が認められるまで、『霊枢』の「根結篇」にある入穴（光明）、根穴（竅陰）、溜穴（丘墟）、注穴（陽輔）、結穴（聴宮）へ順に、いずれも切皮置鍼を行っていく。もちろん、愁訴が消失した穴で胆経の刺鍼は終了となる。大腸経の反応が残っていた場合は、大腸経についても同様の施術を行っていく。大腸経の下合穴は上巨虚、入穴は偏歴、根穴は商陽、溜穴は合谷、注穴は陽渓である。使用鍼は、根穴・結穴のみセイリンJ15 SP 0.5寸-03番、それ以外はすべてセイリン社製軟鍼 寸3-1番である。

補足（1）

　奇経への可能性としては、脾経が最虚、肺経の虚があるので、脾経→衝脈、肺経→任脈の波及が考えられる。その場合の本治法は、肺虚証の奇経バージョンである公孫（衝脈）と列欠（任脈）の手足一対療法となる。このように奇経の宗穴を使った本治法を「VANFIT・奇経本治法」という。

　仮に、肺経が最虚で、その次の虚が胆経であったなら、肺経→任脈と胆経→帯脈の組み合わせになり、列欠（任脈）と足臨泣（帯脈）の手足一対療法とする。私たちは、このような奇経治療をいずれも奇経二対脈治療と呼んでいる（典拠とする文献：石田勝, 岩田一郎, 木戸正雄. 新治療システムの研究(1)〜(8). 医道の日本、1988-1992）。

補足（2）

　例えば、最初の診断時に、脈診と頸入穴VAMFITで六合（肺経と大腸経の陰陽表裏経の両虚）の異常が確認できたなら、経別治療を行う。肺経と大腸経の合穴を同時取穴して微弱電流（0.01mA）を流す。セイリン社製ピコリナを使用し、〔大腸経頸入穴〕扶突に陰極（−）を、〔大腸経合穴〕曲池と〔肺経合穴〕尺沢には陽極（＋）を20Hz、5分間の通電で対応する。

　本治法補助法として、霊肺俞穴、霊胆俞穴、霊脾俞穴、霊大腸俞穴に切皮置鍼を行い、半米粒大の透熱灸を、火傷をさせないように紫雲膏を使って施す。壮数の目安は軽く発赤する程度（5壮程度が多い）とする。

3.「天地人」による愁訴への対応

　脈診で脾が最も弱かったことから衝脈への波及の可能性を考慮し、ここでは「天地人治療」のなかから「天地人−四街治療」を選択した。よって、「四街」の中から「腹気街」を選択し、背俞・衝脈、臍の左右の動脈を取る（『霊枢』衛気篇）ことになる。この場合の背俞穴は局所施術を兼ねる。

　伏臥位で、愁訴部位の高さにある背俞穴の中から反応のある穴と、大腸俞穴、腰眼、腰宜、力鍼穴の中から反応のある穴を選び、その穴の虚実に合わせて補瀉法を行う。

　仰臥位で、肓俞穴、天枢穴、大横穴、帯脈穴のなかから反応のある穴を選び、その穴の虚実に合わせて補瀉法を行う。

　衝脈への処置は、気衝穴か欠盆穴のいずれか反応の強いほうに行う。施術は単刺で、抜鍼時の押手を慎重に行い、動脈の拍動が整うのを待って終了とする。

　反応の度合いによっては、欠盆の上方にある「絡脈横居」に2cm直刺置鍼（10分程度）してもよい。

　以上の手順はすべて行うわけではなく、愁訴がなくなった時点で次の手順に進むことなく終了となる。当然ながら、反応のない穴に施術することはない。

Ⅳ.道具

1.治療ワゴン1段目（木戸正雄の道具）

❶ 90㎜24号鍼、❷ 40㎜16号鍼、❸ 15㎜10号鍼

弊会では、40㎜16号鍼と15㎜10号鍼（井穴と顔のVAMFIT）を頻用する。90㎜24号鍼は、天地人気街治療などで使用する。

❹ 特製鑱鍼

鑱鍼は、VAMFIT経筋治療の際に使用する。

❺ 鍉鍼

鍉鍼は、敏感な患者や刺激の強く入りやすい部位に用いる。

❻ 治療磁石（S極・N極）

治療磁石は、極性を利用する場合や大絡治療などにテープで添付して使用する。

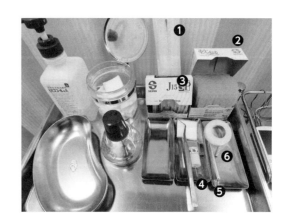

2.治療ワゴン2段目（木戸正雄の道具）

❶ セイリン社製低周波鍼通電治療器（ピコリナ）

低周波鍼通電（ピコリナ）による微弱電流をVAMFIT経別治療に用いる。

❷ 灸セット

灸としては、VAMFIT診断で診断された異常経絡の反応穴に対し、紫雲膏を用いた透熱灸や温筒灸（カマヤミニ）を使用する。

❸ タイマー

❹ 棒灸

❺ 知熱灸用もぐさ

❻ 点灸用もぐさ

❼ 紫雲膏

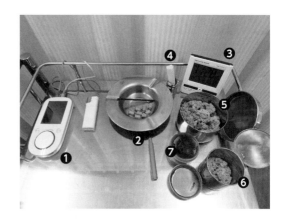

好評発売中!!

変動経絡治療システムVAMFIT

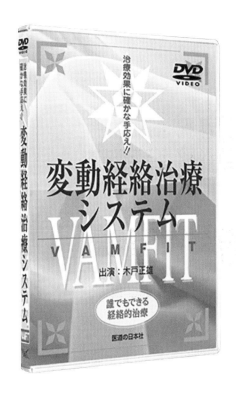

脈診を始めたい方に。
脈診技術を、より確かなものにしたい方に。

出演：木戸正雄
時間：約118分
価格：本体12,000円＋税

　変動経絡治療システムは、誰でも簡単に「経絡系統」の診断と治療ができるようになる画期的な治療システムである。VAMFITには確かな手応えとなる治療効果の指標があるため、刺鍼の都度、効果の確認ができ、自分が下した鑑別が正しいのか誤りなのかを確かめることができる。習得に何年もかかるとされる脈診に自信がない人や初学者でも、主訴に関連する変動経絡(異常のある経絡)を的確に検索でき、高い治療効果が得られるのである。

　VAMFITをさらに応用できるようになると、経脈だけでなく絡脈、経別、奇経、経筋の診断と治療も可能になる。その基礎として、本DVDのテクニックからマスターしよう!

主な内容

Part 1 基礎編
VAMFITの簡単体験／VAMFITの運用法／VAMFITの実際
Part 2 臨床編
VAMFITによる変動経絡の診断と治療(患者7人)
〔五十肩、肩こり、頭痛、頚部痛、腰痛等に対するさまざまなアプローチ〕

医道の日本社　フリーダイヤル 0120-2161-02　Tel. 046-865-2161　ご注文 Fax. 046-865-2707
1 回のご注文 1 万円（税込）以上で梱包送料無料（1 万円未満：梱包送料 880 円）

No. 32 ｜ 東京入江FT塾

とうきょういりえ エフティーじゅく

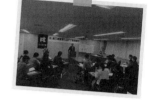

❶ 主催者、代表者名
高橋 敏

❷ 会の発足年
1994年

❸ 発足の目的、背景
1984年に故・入江正先生が鍼灸・湯液の診断と治療のためのフィンガーテストを開発・完成させた。それをもとに1990年に大阪で『素問』『霊枢』の臓腑経絡説と陰陽五行説を基本とした入江FT塾が開講された。1994年に東京FT研究会を発足し、同年秋に東京で第1回の講習会を開催。同年に東京入江FT塾と名称を改め、今日に至っている。

❹ 会員数
600〜700名

❺ 主な勉強会、セミナーの開催頻度と開催場所
【臨床東洋医学講座基礎科・高等科・臨床科】毎月1回（8月、1月は休講）12：00〜16：00（東京都・御茶ノ水　連合会館）

❻ 代表的な会費等
基礎科：1年間10回で160,000円（学生115,000円）、高等科：85,000円、臨床科：45,000円、FT体験科：1回3,000円

❼ 主な支部
なし

❽ 会の特徴
入江FTは故・入江正先生が東洋医学のために心血を注いで開発した大変有用な技術である。人体が発する微小な反応を感知検出し、入江式経脈診断により、どの経脈が病んでいるのかを判定できる。検出された経脈の異常を入江式経脈治療で治療し、なおかつ入江FTでは、その施術の効果が有用であったかの効果判定もできる。また、医師・薬剤師には、漢方薬などを服用する前にその薬が患者にとって真に有用であるかも判定できると関心を持たれている。このようにすばらしい診断・治療法を皆様に勉強していただくために、東京入江FT塾では座学のみならず、一人ひとりの実技に力を入れて講座を行っている。基礎講座終了後は高等科・臨床科でさらなるステップアップをするための実践的な指導を行っている。その意味で、医師・歯科医師・薬剤師の先生方にも注目されている。

❾ 連絡先
東京入江FT塾　事務局　佐藤友治
〒412-0042
TEL：0550-82-0951　FAX：0550-98-8655
E-Mail：wbs48840@mail.wbs.ne.jp　HP：http://t-ft.com

東京入江FT塾の「ツボの選び方」

脊柱管狭窄症の実例で論じる

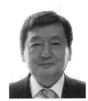

高橋 敏（たかはし・さとる）

1952年生まれ。1977年、杏林大学医学部卒業。東京女子医大第2外科に入局し、1987年、医学博士取得。その後、外科医として開業。東方医学会、日本漢方協会などで鍼灸・湯液を学ぶ。1993年、入江FT開発者・入江正に師事。1995年に東京入江FT塾が発足し、塾長に就任。現在に至る。

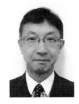

佐藤友治（さとう・ゆうじ）

1985年、呉竹鍼灸専門学校（現・呉竹鍼灸柔整専門学校）卒業。1986年、佐藤鍼灸治療院開業。1999年、入江FT塾に入塾。現在、東京入江FT塾事務局。

　今回「ツボの選び方」をテーマとした企画をいただき、医道の日本社が提示した症例に対する回答を寄稿するという形が示された。東京入江FT塾では毎回1時間半の実習を行っており、基本は実際の症例に即した治療方法の研修を目指している。そのため本企画においても、許可を得て下記のように実際の症例をもとに書かせていただいた。

I. 入江FT塾の考え方

　入江FTでは、『素問』『霊枢』の臓腑経絡説と陰陽五行説を基本としている。「病」とは五行の変化と虚実すなわち正気の虚と病邪の実の共存であると定義し、異常経脈の診断と虚実の診断ができれば、治療することができるというのが入江式の原理原論である。したがって経脈の異常と虚実を、入江フィンガーテスト（以下、FTと略）よって診断でき、またよくなっているかどうかも分かる。

II. FTの技法

　基本的に右手をセンサー、左手をテスターとして用いる。左手のテスターは母指の上に示指をお互

いに接触させて動かしたとき、動きが悪くなった状態をステッキー（以下、stと略）、動きがよくなった状態をスムース（以下、smと略）と決める。

　右手のセンサーは、経別診断部・手掌部・愁訴部などに接触させる。センサーをこれらの部位に接触させて、左手のテスターを動かしstになったところが異常であり、経別脉診部（図1）ではこれを利用して異常な経脉を診断できる。また、治療後stな愁訴部やstな経脉がsmになれば、異常な経脉や正常に戻ったことになり、治療効果を判定することができる。

　また、右手のセンサーの手背部を当てたときに、stは灸や焼き鍼の治療の適応となり、手掌部を当てたときはIP治療や置鍼の治療であると診断できる。

Ⅲ.FTによる診断法-1

　全体診には、手掌診と経別脉診がある。

1.手掌診
　左右の手掌にFTを行い、身体の上焦の異常か、中焦の異常か、下焦の異常かを診断するものである。

2.経別脉診
　経別脉診部上の各診断点にFTを行い、十二正経、奇経八脉、十二経別の異常かを診断する。診断点の決め方は次のとおりである。EFラインは掌側横紋線、CDラインは掌側横紋線から3横指上、ABラインはCDラインから2横指上にある線であり、これらの線と肺経・心包経・心経と交差する点を、図1のようにc1・c2・c3・d1・d2・d3、a2・3a・b1・b2・b3と決める。

　各診断点は表1に示すように臓腑、十二経脉、奇経八脉の診断点である。

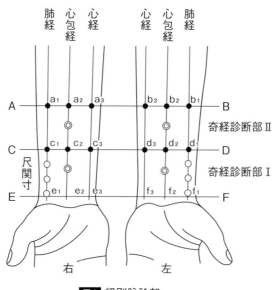

図1 経別脉診部

表1 臓腑、十二経脉、奇経八脉の診断点

【ABライン】	臓の診断部	
a₁：肺	a₂：脾	a₃：心包
b₁：心	b₂：肝	b₃：腎
【CDライン】	経脉の診断部　（腑の診断部）	
c₁：大腸経・肺経、（大腸）	c₂：胃経・脾経、（胃）	c₃：三焦経・心包経、（三焦）
d₁：小腸経・心経、（小腸）	d₂：胆経・肝経、（胆）	d₃：膀胱経・腎経、（膀胱）
奇経診断部Ⅰ　　奇経の経筋・焼鍼、局所治療の診断　（男性では左腕、女性では右腕）		
奇経診断部Ⅱ　　奇経のIP治療の診断　（男性では左腕、女性では右腕）		
【EFライン】　　手掌のセンサーで標治法の診断		
手背のセンサーで経筋症の診断		

3. 十二経脉の異常の診断

　円筒磁石（写真1）によって経別脉診部で臓腑の異常診断を、紙包磁石（写真2）によって経穴の補瀉診断を、12種類の色布（写真3）によって十二経脉の異常をFTによって診断することができる。

4. 局所診

　経脉診・脊柱診・愁訴診・補瀉診・音素診などがあり、すべてFTで診断できる。

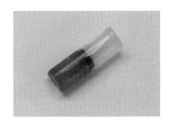

写真1　円筒磁石

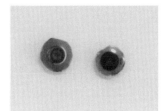

写真2　紙包磁石

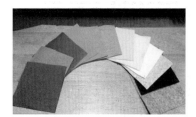

写真3　12種類の色布

┃ Ⅳ. FTによる診断法-2

　日常的に多い症状や臓腑病に大きく影響を及ぼす疾患が2つある。それは、いわゆる風邪と熱中症である。いわゆる風邪や熱中症によって糖尿病が悪化したり、血圧がコントロール不良となったり、アトピーや花粉症、腰痛・膝痛・肩こりなどが悪化する例はしばしば経験するところである。先表後裏の原則に従って治療することが必要であり、いわゆる風邪や熱中症の治療は不可欠となる。

1. 風邪などのウイルス性疾患の診断

　入江正先生の螺旋図（図2）を使って診断する。腰痛、肩こり、膝痛、神経痛などの整形外科的疾患やアトピー性皮膚炎、花粉症などの疾患などでは風邪によって悪化することは多い。かぜの自覚症状があれば風邪と診断することは簡単であるが、問題なのは不顕性感染である。いわゆる自覚症状のない風邪を診断することはなかなか困難であるが、この螺旋図を使ってFTすると不顕性感染も含めて風邪の診断することが可能である。

2.アトピー性皮膚炎、花粉症や広義のアレルギー疾患の診断

　甲把流腹診図の「表証ノウカガイ有、口伝」にある図がアレルギー疾患に関係していると考え、アレルギー疾患の診断ができるように改変したのが図3である。熱中症も熱によるアレルギーであると考え、長い経験から図3で診断が可能である。

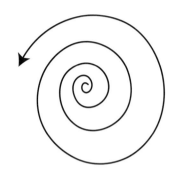

図2　螺旋図（『東洋医学原論』より）

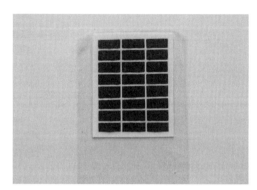

図3　アレルギー診断の図

　「漢方の臨床」誌に掲載された甲把南栄先生腹診之図を入江正先生が見て「この腹診図の一応の解読に成功したのに約25年かかった。腹診図の右上腹にある風毒塊は風邪の診断に利用するのである。また、右上腹にある風毒塊と左の乳の横にある［表証ノウカガイ有、口伝］との関係が未だ解読できていない」と「医道の日本」1987年8月に発表している。講義のなかで入江先生はアトピーの患者には左の乳の横によくFTを行っていた。ここにはキャタピラのような横線の集合がある。試しにこれを使うと容易にアレルギー疾患の診断が可能となったので、風邪の螺旋図とともに臨床で不可欠なものになっている。

Ⅴ.入江FTによる治療システム

　どの経脉が病んでいるのか、そしてその原因が風邪、広義のアレルギー、そのほか（瘀血や細菌感染）なのかがFTで診断できれば、治療はシステム化されている。

1.本治法

　「経脉治療」「奇経治療」「経別治療」「経筋治療」などがある。経脉・経別・奇経治療には原則としてイオンパンピングコード（以下、IPと略。写真4）を利用する。手足の要穴や顔の経穴を取穴してIPで結線して治療する（これは同時に補瀉の治療も兼ねている）。経筋治療は冷えによって起こった病症に焼鍼を使って治療する。焼鍼による治療はほかにはない治療法であり、冷房病やそのほかの原因による冷えなどによる病症に対して非常に効果のある治療法である。

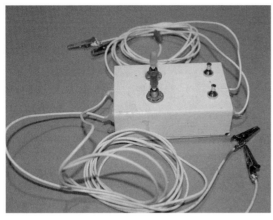

写真4 イオンパンピングコード（旭物療研究所製）

（1）経脈治療1（螺旋図でFT がstになるとき）

①足の経脈の治療（胃経・脾経・膀胱経・腎経・胆経・肝経）

　c2・d1・d2のうち最もstなものをメインとし、同じ同名経をサブとする。

　取穴は次のように行い、IPで結線する。

　　メインの足の絡穴 ──────────── 反対側の手にサブと表裏経の絡穴

　　メインと反対側にメインと表裏経の原穴 ─── メインと同側の手にサブの原穴

②手の経脈の治療（肺経、大腸経、心経、小腸経、心包経、三焦経）

　c1・c3・d3のうち最もst なものをメインとし、同じ同名経をサブとする。

　　メインの手の絡穴 ──────────── 同側にサブと表裏経の原穴

　　メインの反対側にメインと表裏頸の絡穴 ─── 同側にサブの原穴

　（メインの絡穴より原穴のほうがstな時は絡穴と原穴を反対にする）

（2）経脈治療2（アレルギーの図でFT がstになるとき）

　経穴が主穴、絡穴が補穴として取穴し、IPで結線する。取穴は足の経脈、手の経脈とも同じ。

（3）奇経治療

　間中嘉雄先生の理論に基づき、奇経のペアの治療を行う。

　督脈と陽蹻脈（後渓と申脈を取穴してIPで結線する）。

　帯脈と陽維脈（足の臨泣と外関）、任脈と陰蹻脈（列欠と照海）、衝脈と陰維脈（公孫と内関）。

　螺旋図でstになるときは同側取穴し、そのほかは反対側に取穴する。

2.標治法

　灸・焼鍼・置鍼・皮内針・円皮針・金粒銀粒などによる治療があり、置鍼・皮内針・円皮針・金粒銀粒は経別脈診部のe1〜f3で診断できる。FT によってどの治療法が適しているか、また、どの経穴を使うのか、灸であれば何壮必要か、置鍼ではその刺入する深さや時間などもFT で決めることが

できる。皮内針・円皮針では瀉にはテープの枕をつけ、補には枕をつけないで治療する。灸の補瀉、焼鍼の補瀉などと同様に皮内針・円皮針・金粒銀粒などは、必ず補瀉診断と補瀉の治療が必要であり、FTを利用しなければ補瀉診断はできない。

Ⅵ. 症例　脊柱管狭窄症

【患者】

68歳、男性。

【主訴】

右腰部から右下肢にかけての疼痛。

【現病歴】

X年4月頃より右腰部から右下肢にかけての疼痛が出現。市販の鎮痛剤を内服していたが、10分くらい歩行すると痛くなり、途中で休むことが多くなった。最近ではじっとしていても痛みが強くなったため、X年7月3日に当医院来院。

【理学所見】

前屈による悪化症状はない。後屈による悪化症状もない。アキレス腱反射は減弱なし。

【腰椎X-P】

第2腰椎から第5腰椎まで変形を認めた。

【症状】

脊柱管狭窄症が疑われたので赤十字病院にMRIを依頼した。

【MRI】

「変形性腰椎症性変化に伴う腰部脊柱管狭窄症。特にL2/3レベルで高度の脊柱管狭窄症が認められる」との診断であった（写真5）。

【経過】

「鎮痛剤で口内炎ができるので内服したくない」とのことだったので、鍼灸治療を勧めたが拒否された。プロスタグランジン誘導体のリマプラストアルファデクス5μg3錠と五苓散エキス7.5gとを投与したが、1週間内服してもよくならず、7月12日に再度来院した。鍼灸治療を承諾したので治療を行うことにした。

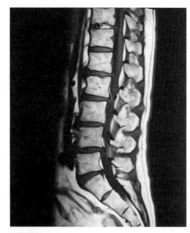

写真5 症例患者のMRI

【FT診断とFTによる鍼灸治療】

①全体診では腰部、右下肢、頭部が最もst。stな部位にアレルギーの図を当てるとstは強くなった。この時期、熱中症の影響を強く受けていると考えられた。手掌診では左手掌のほうがstが強い。経別脉診部では左の奇経診断部Ⅱが最もstであり、この部に円筒磁石を置いて督脉―陽蹻脉の異常と診断した。左右の後渓を比較すると左後渓がstであり、紙包磁石（写真2）のS極をつけるとsmになったので、左後渓と右申脉を取穴してIPで結線し、左後渓が瀉になるようにスイッチを入れて治療（約5～6分間愁訴部がstになったら終了）。

②次に、全体診ではまだstであり、stな部位にアレルギーの図を当てるとstは強くなった。経別脉診部ではc2が最もstであり、円筒磁石を使って胃経の異常と診断した。経脉診では右の胃経がstであり、右解渓と左列欠に2番1寸の鍼で刺入しIPで結線し、解渓が瀉になるようにスイッチを入れ治療した。

③次に、全体診ではまだstであり、stな部位に螺旋図を当てるとstは強くなった。経別脉診部ではd3がst。円筒磁石のN極を左母指側に向けてd3につけると膀胱経の異常であり、「膀胱メイン小腸サブ」と診断した。膀胱経は右がstであり、右飛揚と左通里、左太渓と右腕骨を取穴し、それぞれIPで結線し、飛揚と太渓が瀉になるようにスイッチを入れ、愁訴部がsmになったのを確認して治療した。

④次に、腰はまだstであり、経別脉診部のf3と奇経診断部Ⅰでstであったので、腰に標治法を行うと診断した。センサーとして右手掌を当てるとstであり、右手背を当てるとsmであった。よって、使用するのは置鍼・皮内針・円皮針・金粒銀粒のいずれかであり、円筒磁石のN極を肘のほうに向けてf3につけると膀胱経の異常であり、膀胱経と督脈に置鍼をする診断した。

　膀胱経は左右の関元兪、督脈は懸枢と腰陽関あたりがstであり、紙包磁石を使って右関元兪と腰陽関が実と診断し、3番1寸3分の鍼を使い刺入、smなところで留めて治療した。

⑤次に、頭がまだstであり、螺旋図を当てるとstは強くなった。手背のセンサーではstであり、灸による治療と診断した。治療するstな部位をFTで診断し、百会・瘂門・左右の頭竅陰に焼鍼を使い灸の治療を行った。

⑥治療が終わり、症状の有無を患者に尋ねたところ、症状は半減したとのこと。

　その後1週間ごとに治療を行い、計4回で症状は消失した。狭窄症の薬リマプラストアルファデクスを中止してよいかと聞かれたが、1年間は内服したほうがよいと話した。

【引用文献】
1）入江正. 経別・経筋・奇経療法. 医道の日本社, 1982.
2）入江正. 東洋医学原論. 入江正, 1990.
3）入江正. 漢方治療原論. 入江正, 1995.

No. 33 東京九鍼研究会
とう きょう きゅう しん けん きゅう かい

❶ 主催者、代表者名
石原克己

❷ 会の発足年
2005年

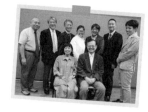

❸ 発足の目的
1993年、「日本伝統医学協会」のなかで、北京の老中医である賀普仁先生を招聘して研究会を開催したことに端を発する。賀普仁先生の提唱された三通法を基本として、日本伝統鍼灸を紹介していく目的で、日本鍼灸三通法研究会を設立した。2005年、「日本鍼灸三通法研究会」のメンバー有志とともに、代表である石原克己氏を中心に「東京九鍼研究会」を設立した。当研究会ではさまざまな鍼法・灸法の習得と研鑽を一つの柱とし、流派・学派を越えて、鍼灸の可能性を追求することを目的としている。また、臨床家に必要な手・肚づくり、各種健康法、地球環境・病の理解など、より広範な分野を視野に入れ、鍼灸の神髄を体得すべく研鑽に励んでいる。

❹ 会員数
約70名

❺ 主な勉強会、セミナーの開催頻度と開催場所
【基礎課】年10回、第1日曜日（東京都・東京衛生学園専門学校）
【研究課】年5回、第1日曜日（東京都・東京衛生学園専門学校）
【九鍼フォーラム】不定期開催

❻ 代表的な会費等
基礎課：105,000円（一般）、90,000円（会員）、研究課：30,000円（一般）、25,000円（会員）
年会費：10,000円

❼ 主な支部
関西支部

❽ 会の特徴
基礎課では鑱鍼・圓鍼・鍉鍼・鋒鍼・圓利鍼・大鍼・長鍼・巨鍼・火鍼・挫刺鍼・小鍼刀・毫鍼・打鍼・接触鍼・各種灸法などの技術の習得を目標としている。研究課では、基礎課を終了した方を対象としたアドバンスコースである。症例検討から九鍼の応用を学び、実技練習だけでなく、心や生活の在り方を考えていく。詳細は当研究会ホームページまで。

❾ 連絡先
東京九鍼研究会　担当：中倉健
〒157-0072　東京都世田谷区祖師谷3-28-2　鍼灸指圧自然堂内
TEL：03-3483-8067　E-Mail：tokyo9shin@yahoo.co.jp
HP：http://tokyo9shin.web.fc2.com/index.html

東京九鍼研究会の「ツボの選び方」

九鍼弁証を応用した「人体場」の改善

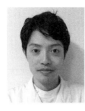

島田光朗（しまだ・みつお）

2015年、東京衛生学園専門学校東洋医療総合学科卒業。2017年、東京衛生学園専門学校臨床教育専攻科卒業。東京九鍼研究会講師。

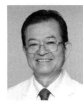

石原克己（いしはら・かつみ）

1974年、東京理科大学薬学部卒業。1975年、東洋鍼灸専門学校II部卒業。1979年、東明堂石原鍼灸院・漢方薬局開業。現在に至る。東京九鍼研究会会長、東明堂石原鍼灸院・漢方薬局代表取締役。

I.時系列的分析

　まず、本症例について時系列で整理してみる。20年前の腰痛は運動中に発症し、6カ月前からの腰痛は極度のストレスを感じたあとで発症している。以前の腰痛の原因と現在の腰痛の原因が異なっており、2つの腰痛に関連性は低いと考えられる。以前の腰痛の記憶が不安や恐怖として患者の心のなかに残っていて、今回の極度のストレスをきっかけに再現された可能性も否定できないが、今回は以前の腰痛といったん切り離して現在の腰痛について考えていくこととする。

II.所見の分析

1.主訴に関連する.所見の分析

　20年前の運動中のぎっくり腰は、運動中に動けなくなる程度であり、もともと気血両虚だったところに、運動による刺激が加わった結果ではないかと推察される。運動の内容を確認することに加え、仕事の負荷や家庭環境を検討するなど、医療面接で当時の状況を詳細に確認することが必要と思われる。

　6カ月前からの腰痛は極度のストレスによる肝鬱気滞、長く座位を続けることにより違和感を覚え

るのは脾との関連（久坐での悪化）を考慮しなければならないだろう。また、胸腰部伸展動作での沁みるような痛みは督脈、足太陽経筋・足少陰経筋など経筋痛との関連や脊柱起立筋群などの筋性疼痛の可能性なども考慮する必要がある。

　経筋痛に関しては、切診所見で下腿部の胆経の圧痛という記載しかなく、断定するには情報が少なすぎて判断が難しい。筋性疼痛に関しても腰痛と関連する経穴の圧痛などの記載がなく、判断できない。望診（舌診）・腹診所見の記載もないため、正確な病態把握はさらに難しくなる。

2. 主訴以外の所見の分析

(1) 望診

　胸腹部や背部が白いことから、肺虚証タイプの可能性が考えられる。愛想がよく、明るくよくしゃべるのは、この患者の本来の姿であるのか、あるいはその場でつくり上げている姿なのか、注視する必要があるだろう。

(2) 聞診

　声が大きく高い所見から一見すると実証タイプと考えられるが、しばらくしゃべっているうちに小声になるという所見から、虚証タイプ（肺気虚）と考えるのがよいだろう。医療面接中は声のトーンを上げ、無理に声を張って話しているのではないかと推察される。

(3) 問診

　夢を毎晩みるのは血虚の所見と考えられ、8時間以上の睡眠が必要であったり、午前中のだるさは気虚や腎精不足なども考えられるが、午前中から動けていることから気虚の程度は軽いのではないだろうか。これらの所見は極度のストレスによる肝鬱によって、肝の疎泄が失調し身体にエンジンがかかりづらくなっているものと考えるのが妥当だろう。現代医学的には、うつ病をはじめとした精神科疾患も考慮すべき所見である。

　食後の強烈な眠気は脾気虚の所見。ストレスによって過食気味となり、甘味を過食することで脾胃を傷つけ脾の機能低下を招いていると考えられる。毎食後の排便は軽度の肝脾不和と考えるべきか、食事内容やその日の体調との関係性を確認する必要があろう。排尿回数に関しても飲酒や飲水の状況を確認しなければならないし、排尿回数が少なければ尿色が濃くなることは必然であろう。手足のほてりは陰虚の所見と考えられる。

(4) 切診

　脈状所見は虚証、熱証、血瘀を表している。六部定位比較脈診の各部の虚実は胆実肝鬱脾虚を表している。前腕部の大腸経の圧痛は排便との絡み、仕事の内容との関係性（パソコン作業など）を考えるべきである。また、下腿部の胆経の圧痛はストレスとの関連、足少陽経筋の経筋痛、排便との絡みなどを考えるべきであろう。腹部や腰背部の冷感は、発汗によるものか、七情や飲食不節など内傷病因の結果なのか、陰虚との関係性と合わせて考えていくべきであろう。腹診所見の記載がないのが惜しまれる。

Ⅲ.所見分析を踏まえて導かれる結論

　肝と脾を中心に弁証を進めるのが妥当と考える。肝と脾の伝変の順序は、以下の通りであろう。

　肝鬱→肝鬱化火→肝の陰液が消耗→肝陰虚

　肝鬱→脾の機能が栄養不良→脾気虚→肝脾不和

　肝鬱→疏泄不足→気滞瘀血

　ただし、今現在の症状が長時間座っていると腰部に違和感を覚え、胸腰部伸展動作で若干痛みがある程度なので、五臓との関連というよりも単に長く座っていることによる気機の阻滞、瘀血や気の巡りの悪さが動作時痛をもたらしていると考えることもできる。

　したがって、肝鬱や脾気虚との関連を考慮しつつ、腰部の気血を巡らせながら補虚する治療を進めていくのが現実的と思われる。

Ⅳ.治療法

　弁証に基づく治療

　①太衝（瀉）、間使（瀉）、足三里（補）

　②太白（補）、肝兪（瀉）

　③陽陵泉（瀉）、合谷（補）、脾兪（補）

　その他、阿是穴

Ⅴ.九鍼を用いた治療

1.九鍼治療と経絡

　鍼治療の基本的なベースは中医鍼灸だが、『素問』『霊枢』を含めた古代九鍼や気の治療、心の在り方、ライフスタイルへの気づき、人体場と5階層、チャクラなども併用している。

　実際には、四診情報と直感により弁証論治へと進めていくが、治療にあたっては自己治癒力を基盤に置き、「病態把握による腰痛の鑑別・診断」→「季節・年齢・病の深浅などをもとに対象とする部位（皮部・経絡・肌肉・経筋・骨・蔵府）と鍼の深浅の関係」→「鍼灸用具の選択および選穴、補瀉手技」などを考慮に入れている。

　したがって、経絡を視野に入れているものの、経絡を利用するかどうかは一概にいえない。さらに、意識の働きを利用する場合や、病の原因が人体場（固体・液体・気体・意識場）とどの5階層（身体・情・魂・霊・神）にあるのかなど、多岐にわたる視点から腰痛の根本的な原因を探っていく。

2.鑑別・診断と経絡

（1）原則

腰痛では『素問』脈要精微論篇の「腰は腎の府」に従い、腎をベースに置いている。

（2）分類

（以下の①〜④に分けたが、これらは相関関係にある）

①外感内傷に関係した腰痛

外感では臨床上、寒湿、風寒などがあるが、本症例では記載がない。内傷では、久座・過労からくる脾気虚、情志失調による肝鬱気滞、飲食不節・思慮過多による脾虚腰痛に分類でき、各臓と関係する陰陽経絡を選択する。また、挫閃（ギックリ腰）・瘀血腰痛は足の厥陰経・足の少陽経・足の太陽経と阿是穴を考慮に入れておく。

本症例では、足の厥陰経、足の少陽経、足の太陰経が腰痛と関連している可能性のある経絡と考える。

②経脈の変動に関係した腰痛

本症例では胸腰部伸展動作で沁みるような痛みがあるため、足の少陰経・足の太陽経との関連を考慮すべきである。

③奇経の変動に関係した腰痛

本症例では督脈が考え得るが、記載がないため考慮不要と判断する。

④経筋の変動に関係した腰痛

『霊枢』経筋篇に基づき、主に足三陰三陽経筋を利用するが、本症例では経筋痛を示唆する所見が下腿部の胆経の圧痛しかなく、情報が少なすぎて判断できないため、考慮不要とせざるを得ない。

（3）診断（弁証）

足の厥陰経・足の太陰経・足の少陰経・足の太陽経が相互に関連した腎虚腰痛に帰結する。ただし、「Ⅲ.所見分析を踏まえて導かれる結論」でも述べたが、今現在の症状が腰部に違和感を覚え、伸展動作で若干痛みがある程度なので、気機の阻滞・瘀血・気の巡りの悪さが違和感や痛みをもたらしていると考えることもできる。したがって、上述の各経絡（足厥陰、足太陰、足少陰、足太陽）との関連を考慮しつつ、腰部の気血を巡らせながら補虚補陰する治療を進めていく姿勢は九鍼弁証も同様である。

3.治療システムと経絡の関係

「V-2.鑑別診断〜」に基づき、次の六部位との関係を考慮に入れて治療システムを考える。

（1）皮部系対象

皮膚面および線（経絡系）の衛気に対して接触的刺激を施す。

①背腰下肢皮膚面への接触的補瀉（毫鍼・円鍼・鍉鍼・鑱鍼より選択）
②足三陰三陽経への接触的補瀉（毫鍼・鍉鍼）

　本症例では、背腰部にかけて足の太陽経に沿った皮膚面への接触的補瀉および足の厥陰経、足の少陽経、足の太陰経、足の少陰経の下肢部分への接触的補瀉を行う。

（2）経絡系対象

　『素問』血気形志篇や『霊枢』九鍼十二原、経脈篇の治則に基づき、視覚、触覚反応で孫絡脉に血の鬱滞があれば、三稜鍼でこれを除いてから経絡の補瀉へつなげる。

　本症例では情報が不足しているが、例えば肝兪、脾兪、腎兪、志室、委中、血海など足の太陽経や足の厥陰経を中心に血の鬱滞が強い経穴（阿是穴でも可）に三稜鍼を用いて刺絡を行う。

（3）肌肉系対象

　外感内傷分類の脾虚（兼腎虚）に対して足の太陰経・足の少陰経、足の太陽経を選択し、背腰部虚穴へは、刺鍼吸角法で集気、あるいは金の大鍼や灸頭鍼で補気し、連なる軟弱肌肉には金の長鍼を施す。

　本症例では情報が不足しているが、例えば腎兪や大腸兪などの虚が甚だしければ、刺鍼吸角法（5～10分）で集気あるいは金の大鍼を置鍼（5～10分）、脊際の肌肉が軟弱になっていれば金の長鍼を置鍼（5～10分）する。

（4）筋系対象

　気滞血瘀のときは三稜鍼で刺絡し、硬結が甚だしいときは圓利鍼、挫刺鍼、小鍼刀で破気舒筋する。

（5）骨系対象

　狭窄・変形・ヘルニアなどに関連するため、本症例では割愛する。

（6）臓腑対象

　弁証に基づき腎肝脾に関連する経脈を選択し、補瀉による経絡への疏通を施し、臓腑の虚を補っていく。本症例では、太白（補）太渓（補）、太衝（瀉）など。

4.九鍼を用いた治療のまとめ

　九鍼治療の理論と実際は以上の通りである。具体的な本症例の治療方法としては、おおよそ次のような手順になる。

　まず、腰背部の血の鬱滞に対して三稜鍼を用いて刺絡を行う。次に、肌肉が軟弱で虚が大きい腰部の阿是穴に金の大鍼を置鍼（5～10分）する。この段階で腰部が整えば治療は終了するが、腰部に気滞血瘀や硬結が甚だしい阿是穴が残っていれば、圓利鍼や小鍼刀で破気舒筋を行う。このように、九鍼の臨床では、経穴の作用も考慮するが、より総合的に心身の状態を判断し、身体が表している状態、すなわち「場」を改善するのに最適な鍼具を用いて治療していくことに特色がある。

▌Ⅴ．道具

1.道具（写真上）

❶❷ 鑱鍼（ざんしん）

陽気を出し頭身の熱を瀉す

❸ 調気鍼（ちょうきしん）

体表の熱をとる

❹❺ 圓鍼（えんしん）

分肉間の気を主る

❻❼ 圓鍉鍼（えんていしん）

先端が鋭いほうが 鍉鍼、丸いほうが 圓鍼

鍉鍼は脉を按じ、邪気を出し、脉を疏通する

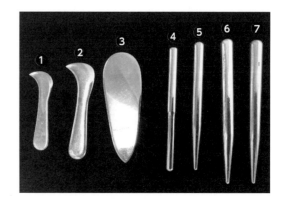

2.道具（写真下）

❶❷❸ 圓利鍼（えんりしん）

急性の痛みへの破気・舒筋・開竅作用

❹❺ 大鍼（だいしん）

関節の水を瀉す（火鍼として）、五蔵気血への大補・大瀉

❻ スプリング式三稜鍼（さんりょうしん）

瘀血・邪気を除き、鬱熱を去る（血実有余、宛陳・血絡・奇邪を除く）

❼❽ 鋒鍼（ほうしん）

瘀血・邪気を除き、鬱熱を去る（血実有余、宛陳・血絡・奇邪を除く）

❾❿⓫ 打鍼（だしん）

邪気を払い正気を集めて五蔵六府を調整する

⓬⓭⓮⓯⓰ 火鍼（かしん）

関節の水を瀉す、壮陽・散寒・舒筋・行気血の目的で利用

⓱⓲ 挫刺鍼（ざししん）（⓱⓲はセット）

皮下結合組織を分断することによる「破気、舒筋、行気、活絡」

⓳ 長鍼（ちょうしん）

慢性で深い痺証、痿症への大補大瀉

⓴㉑ 打鍼の槌（つち）

打鍼にて鍼を叩打する

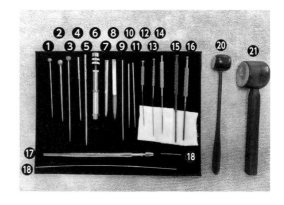

3.ワゴンの写真

❶ 鍼皿（3種類）　❷ アルコール綿花

❸ カット綿

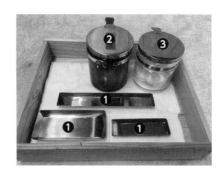

Daniel Keown
The Spark in the Machine

閃めく経絡

ダニエル・キーオン
ホーマートン大学病院 救急診療専門医

須田万勢・津田篤太郎[監訳]
聖路加国際病院リウマチ膠原病センター

建部陽嗣[訳]
京都府立医科大学医学部医学科

医道の日本社
Ido-No-Nippon-Sha

現代医学のミステリーに
鍼灸の"サイエンス"が挑む!

好評につき
たちまち
増刷!

鍼灸はなぜ効くのかを
「発生学」が明らかにする
経絡・経穴は「ファッシア」だった!

閃（ひら）めく経絡

現代医学のミステリーに鍼灸の"サイエンス"が挑む!

● 最新の発生学が経絡・経穴の正体に迫る
● 鍼灸治療の新しい治効メカニズムを徹底解明
● 現代医学の進歩で分かった、黄帝内経『素問』『霊枢』の真意
● 経絡の配置の意味とは？ 「三焦」「心包」の正体は？
● 「気」の存在を否定することは、生命自体を否定すること
● 「ファッシア」（膜・筋膜）が、西洋医学と東洋医学をつなぐ

医学の
常識を覆す
英国の話題作が
ついに上陸!

著：ダニエル・キーオン
（ホーマートン大学病院救急診療専門医）

監訳：須田万勢・津田篤太郎
（聖路加国際病院リウマチ膠原病センター）

訳：建部陽嗣（京都府立医科大学）

定価：本体（2,800円＋税）
四六判　400頁

医道の日本社
フリーダイヤル 0120-2161-02　Tel.046-865-2161　ご注文FAX.046-865-2707
1回のご注文 1万円（税込）以上で梱包送料無料〈1万円未満：梱包送料880円（税込）〉

No. 34

公益社団法人 東京都鍼灸師会

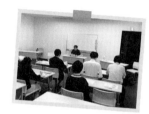

❶ 主催者、代表者名
髙田常雄

❷ 会の発足年
1950年

❸ 発足の目的、背景
定款第3条：本会は、鍼灸学術の振興、鍼灸師の資質向上及び鍼灸の普及啓発を通じて公衆衛生の向上と高齢者の福祉の増進に関する事業を行い、もって国民の健康と福祉の向上に寄与することを目的とする。

❹ 会員数
693名（2019年6月12日現在）

❺ 主な勉強会、セミナーの開催頻度と開催場所
【地域医療連携講座診察学Ⅰ】年6回（白寿生科学研究所）、【地域医療連携講座診察学Ⅱ】年3回（慶応義塾大学信濃町キャンパス）、【臨床鍼灸スポーツトレーナー研修会】年3回（白寿生科学研究所）、【東京都福祉保健局委託講習会】年3回（オリンピック記念センター）、【鍼灸を生業にするための会】年4回（南大塚地域文化創造館）、【鍼灸臨床セミナー】年8回（南大塚地域文化創造館）、【症例検討会】年8回（南大塚地域文化創造館）、【療養費取扱い者講習会】年2回（南大塚ホール）、【傾聴集中講座】年1回（オリンピック記念センター）※開催場所はすべて東京都

❻ 代表的な会費等
例）臨床鍼灸スポーツトレーナー研修会
会員・共催県師会会員：3,000円、非会員：5,000円、学生会員：2,000円、一般学生：3,000円

❼ 主な支部
30支部（城東・城南・城西・城北・三多摩）

❽ 会の特徴
2020年に設立70周年を迎える鍼灸を生業とする鍼灸師の業団。当会は会員の資質の維持向上を図るため多くの講習会、研修会を当会主催で開催する一方、機能訓練指導員としての積極活用を促進している。また、各支部では、それぞれ地元自治体と連携し、広く都民対象に健康相談の窓口開設、鍼灸無料奉仕治療を実施するなど普及啓発活動に取り組んでいる。
さらに、2019年度からは、「ヘルスケア鍼灸師」の養成・育成事業を開始した。ヘルスケア鍼灸師とは、伝統医療の一つであり、鍼灸の永遠のテーマである"未病"に対応できる鍼灸師として当会が認定した者をいい、認定を得るには、一定の単位取得が必要となる。ヘルスケア鍼灸師は、健康経営を目指す企業様・団体様に派遣され、"未病"に役立つ鍼灸ツボセルフケアの出前講座を実施したり、週1〜2回の頻度で鍼灸施術を行うなど、労働生産性の向上、療用費削減に寄与することを目指している。

❾ 連絡先
東京都鍼灸師会　担当：武内 潔
〒170-0005　東京都豊島区南大塚3-52-10　第5今井ビル4階
TEL：03-3985-7501　FAX：03-3985-7526
E-Mail：info@harikyu-tokyo.or.jp　HP：http://www.harikyu-tokyo.or.jp/

東京都鍼灸師会の「ツボの選び方」

腰痛の病態把握、理学所見は必ず実施

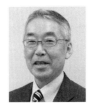

髙田常雄（たかだ・つねお）

1988年、東洋鍼灸専門学校本科卒業。1989年、健康ハウス・タカダ開院。東京都鍼灸師会北支部役員を経て（公社）東京都鍼灸師会・保険部長を歴任、地域包括ケアシステムへの鍼灸師参入を実現する。2007年より副会長、2011年より（公社）東京都鍼灸師会会長。

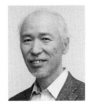

折原瑛哲（おりはら・えいてつ）

1981年、国際鍼灸専門学校卒業。1988年、折原博（弟・柔整師）とともに、ハスヌマ整骨院開院。東京都鍼灸師会板橋支部長を経て、2017年より（公社）東京都鍼灸師会業務執行理事（学術担当）。

I. はじめに

　（公社）東京都鍼灸師会は、東京都で開業するすべての鍼灸免許者の職域を守るための公的な業界団体（医師における東京都医師会、薬剤師における東京都薬剤師会などに相当する）であり、開業鍼灸院と地方自治体や他業種との窓口役を担うことがその使命である。このため、当会の公的研修の主眼は「鍼灸院の実務を助ける」ことが最優先事項であり、研修プログラムも、どのような流派（古典派、中医学派、現代派など）で営業する会員であっても「医療機関との信頼関係を築き連携できる」ようにすることを目的に組まれている。特に、鍼灸療養費が適用される6疾患については、徒手筋力検査などを中心として鍼灸治療の適応・不適応を鑑別する能力を養うための鍼灸臨床セミナーを開催している。また、会員による症例検討を開催しており、会員が持ち寄った個々の症例報告について、意見交換し考察する作業も行っている。さらに、危険徴候（レッドフラグ）を専門的に判別するための地域医療連携講座「診察学Ⅰ」「診察学Ⅱ」を実施し、患者の病態を医療資格者として正確に把握し、危険徴候と判断した場合には、速やかに適切な医療機関への紹介ができるようなトレーニングを準備している。

　きちんとした医療連携を行い得る鍼灸師のネットワークを構築するのが当会の目的であり、その治療法自体は、各個会員に委ねられている。上記を踏まえ、当会学術担当理事である折原が「ツボの選び方」について私見を述べる。

Ⅱ. 診察・証立て

1. 追加する診察

　（公社）東京都鍼灸師会では、本症例にある「主訴：胸腰部伸展動作での腰痛」の場合、医療連携構築のため、下記程度の一般的な理学所見は必ず取得することを推奨している。

　まず、前屈・後屈・側屈テスト、ケンプテストなどを行うとともに圧痛点の検出を行う。

(1) ケンプテスト陽性の場合

　前屈・後屈・側屈テストで痛みの強さ、部位を確認する。ケンプテストで坐骨神経痛の有無を確認することとなる。

　ケンプテスト陽性ならば、膝蓋腱反射（PTR）・アキレス腱反射（ATR）・下肢伸展挙上テスト（SLR）・太腿神経伸展テスト（FNS）・触覚障害・足母指背屈力テストなどを加える。

(2) 坐骨神経痛が認められる場合

　坐骨神経痛が認められた場合は間欠性跛行の有無を尋ねる。続いて間欠性跛行が認められた場合は、太腿部の動脈拍動を触診する。

　神経症状が重篤な場合、動脈拍動を触知できない場合は医療機関に紹介する。

(3) 痛みが腰椎下部に限局する場合

　ニュートンテストを行い、仙腸関節の障害を鑑別する。

(4) 痛みが椎体に限局する場合

　叩打痛・圧痛を確認し、骨折や棘上靱帯損傷を鑑別する。骨折の疑いがあれば医療機関に紹介する。さらに患部近位・関連部位の圧痛を確認し、上記テストとの関連、症例の発症機序を考慮し病態把握を行うことになる。

2. 証立て

　当会は、東京都で開業する鍼灸師のための公益社団法人であり、治療法の研究会ではない。このため、会として、医療連携に必須の、上記のような一般的な危険徴候の取得や対処法に関しては統一的な研修を実施しているが、実際の治療法は個々の開業鍼灸師の裁量に任される。以下の治療法は、髙田および折原の私見として述べる。

　　証：肝実脾虚

Ⅲ. 選穴理論

　本症例では、上記理学所見と舌状・望診・切診情報がやや不足している印象があるが、記載された内容から、下記の病態分類と治療法を選択する。

1. 病態分析

(1) 主訴「腰痛」の現代医学的な把握

　20年前の腰痛の発症は、運動時のものであり、今回の腰痛とは機序が異なると考える。今回、6カ月前にストレスから急性腰痛を発症し、3回の鍼灸治療により改善したが、長時間の座位で腰部の違和感が生じ、胸腰部伸展動作で沁みるような痛みがあるとのことから、脊椎性腰痛の可能性が考えられる。脊柱の運動、例えば前屈、後屈、側屈などにより疼痛の増悪や誘発のみられるものは、脊柱およびその関連組織の障害による脊椎性腰痛であり、多くは鍼灸治療の適応疾患となり得るものである[1]。

(2) 心的要因の関与

　本症例は、心因性腰痛の関与も否定できないと考える。

　心因性腰痛とは非特異的腰痛と同義であり、最近になって確立された（されつつある）腰痛の概念であり、慢性腰痛に含まれる。

　姿勢や動作に関係する「腰自体の不具合」と心理的なストレスに伴う「脳機能の不具合」によるものがあると考えられる。不良姿勢や持ち上げ動作による負担などが「腰自体の不具合」をもたらし、仕事・人間関係・痛みへの不安や恐怖（恐怖回避思考）といった心理的ストレスが「脳機能の不具合」を起こす場合がある。

　脳機能の不具合として身体に現れる症状は、筋肉などの血流不足を生じさせることもあると考えられ、両方の不具合は共存することが多い。

　また、心理的ストレスは、脳機能の不具合とは別のメカニズムが関与して「ぎっくり腰」の発生リスクを高めることも分かっている。心理的ストレスを抱えた状態で持ち上げ作業をすると、作業時の姿勢バランスが微妙に乱れて椎間板への負担が高まる。つまり腰自体の不具合による腰痛を発症するリスクが高まることとなる[2]。

(3) 危険徴候（レッドフラグ）が含まれる可能性

　本症例では、発症から6カ月経過しているにもかかわらず、違和感や痛みが残存しているので、経過観察を確実に行うことが重要である。自発痛、夜間痛が出現し、病歴上進行性の経過が認められるときは、脊椎や馬尾神経の腫瘍性疾患が疑われ、膀胱・直腸障害や知覚・運動障害を伴うときは一層その疑いが濃厚となる。

　腰椎の腫瘍は、原発性のものは極めてまれで、大部分はほかの臓器癌から転移したものといわれている。したがって臨床症状から腰椎の腫瘍が疑われるときは、特に既往歴に注意して問診を行う必要があると考える。上記が認められた場合は、医療機関に紹介する[1]。

2.選穴

主証となる脾経の兪・絡穴	太白・公孫
脾の陽経である胃経の兪・絡穴	陥谷・豊隆
脾の母経である心経の兪・絡穴	神門・通理
胃の母経である小腸経の兪・絡穴	後渓・支正

上記に補法を行う。

3.選穴理由

(1) 邪気の侵入経路

本質的に肺の虚があり衛気の守りが弱く、寒邪とのせめぎ合いに負けて寒邪が身体に侵入。傷寒の流れで、太陽病「肺虚太陽経実熱症」→陽明経病「肺虚陽明経実熱症」→「脾虚陽明経実熱症」→少陽病「脾虚肝実熱症」の順で少陽経に熱が侵入。

少陽経（胆経）に熱が停滞するが、一時的に溜まった熱を発散したいだけだから、話をすることで、ある程度発散すると小声になる。午後から夜にかけて陽気が身体に戻ってくるから、夜に本調子になる。

ストレス・過食・冷えが要因となり、寒邪と陽気がせめぎ合い、正邪が争って熱が出て腰痛が発症したのであろう。

治法は脾の陰気を補い津液を増やす。心包を補う。肝実熱の瀉[3]。

(2) 脈状各種

脈に従って最強の左関上を実とみなせば上記となるが、脈状は虚である。

脈状が記載されているので脈状診を応用する。

『脉経』には24脈について記述されているが、実際の臨床で応用されるのは8つの祖脈である。すなわち、浮、沈、虚、実、遅、数、滑、濇である。ほかの16脈は滑か濇のいずれかに分類される。患者の右手の脈を気口、左手の脈を人迎とし、その観察点は寸口と関上の間とし、人迎気口診と称する。その論拠となるのは『脉経』にある「関前一分人命之主、左為人迎、右為気口」という一文である。

実際の臨床では、六部定位脈診で臓腑の虚実を診断し、脈状診で病証・病因および選穴を決定し補・瀉を行うことになる[4]。本症例では、以下のような式が導き出され、それに則って手技を行う。

$\widetilde{気} < \widetilde{人}$　気躁痰躁、病症と脈状の関係はやや順。脾虚症。

この式の意味するところは、気口・人迎、ともに虚であり濇であり沈であり、人迎の脈は気口の脈よりも強いということである。

Ⅳ.選んだツボへの施術方法

1.鍼の種類

使用鍼は1寸6分4号・ステンレス製（使用鍼本体については特にこだわっていない）を使用。

2.刺鍼手技など

直刺で2〜3mm刺入。得気（折原流圧鍼術のうち陰圧鍼）[5]のあと抜鍼、すぐに閉じる補法を行う。ここで注意すべきことは、病は「皮膚分肉之間」にあるのであって、刺鍼においては浅く、施灸する際にも皮膚分肉の間を温めるべく施術されなければならない[4]。

上記を施したあと、なお残存する腰痛については、疼痛患部に10〜15mm直刺で刺入し運動鍼を行う。

3.生活指導の追加

生活指導として、甘味の制限、スクワットなどの筋力トレーニングとともに、適度な休養を推奨する。ここでいう適度な休養とは、身体を休めることではなく、リラックスして心（精神的）の休養をとるということである。

Ⅳ.道具

❶ 鍉鍼（金）
❷ 井上式鍉鍼
❸ 集毛鍼
❹ 消毒用エタノール
❺ 使用鍼（寸6−4番、ファロス製ステンレス鍼「職人鍼」）
❻ 伸縮テープ
❼ アルコールランプ
❽ はさみ
❾ 紙の絆創膏
❿ 灸セット
⓫ 平軸皮内鍼
⓬ イオンパンピングコード
⓭ 磁力鍼チェーン

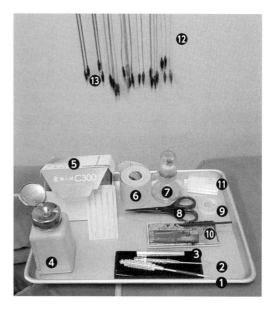

参考文献
1) 出端昭男.診察法と治療法2.坐骨神経痛.医道の日本社,1985.
2) 松平浩.ストレスと腰痛.こころの耳.日本産業カウンセラー協会
https://kokoro.mhlw.go.jp/column/body001/（2020年1月4日）
3) 練馬ダイコン倶楽部（協力）.
4) 井上雅文.脉状診の研究.緑書房,1980.
5) 折原瑛哲.圧鍼術.東京都鍼灸師会症例検討会小冊子.2007.

No. 35 TOMOTOMO（友と共に学ぶ東西医学研修の会）

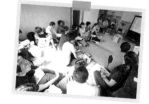

❶ 代表者名
石川家明、木村朗子

❷ 会の発足年
1998年

❸ 発足の目的、背景
鍼灸学生の研修の場の求めに応じて石川ゼミとして結成。院での研修のほかに、社会貢献として過疎地域における医療相談と鍼灸治療を開始し、東洋医学修得の合宿研修を始めた。2003年、TOMOTOMO（友と共に学ぶ東西医学研修の会）と改名し、医師・医学生の研修ニーズに応え医学部の学外実習指定院や医師の短期・長期の研修を引き受けている。2012年、ともともクリニックを開院し、研修の場を移す。今までの医学生・医師研修者は400名を超える。鍼灸師は100名以内に留まっている。

❹ 会員数
なし（自由な学び場を目指しているため、会員制度ではない）

❺ 主な勉強会、セミナーの開催頻度と開催場所
・横浜上大岡、ともともクリニックにて毎月3〜5回、さまざまな学習内容で定期開催。
・福島県にて「地域医療・災害医療研修＠川内村」を年に4〜5回合宿研修を開催。
・鍼灸院・クリニックにて、短期・長期研修は随時受付をしている。

❻ 代表的な会費等
すべて無料。長期研修者は当クリニック規定による支給可。

❼ 主な支部
なし

❽ 会の特徴
・定期勉強会、川内村プロジェクトは出入り自由。
・短期・長期研修は研修生の希望に沿って期間と目的を定めている。
　鍼灸師が医学生・医師と一緒に東洋・西洋両医学の両方を同時に学べる研修場所である。内容は、バイタルサインの読み方、カルテの書き方、臨床推論による鑑別訓練、検査値の診方、触診技法、X線・エコーの読解、中医学基礎、舌脈診の実技訓練、弁証訓練などの総合力の修得を目的にしている。笑いが絶えない研修雰囲気だが、真摯に学ぼうとする意志が見えない人は続かないし、お断りしている。

❾ 連絡先
TOMOTOMO（友と共に学ぶ東西医学研修の会）　担当者：荒川和子
〒232-0061　神奈川県横浜市南区大岡4-7-6　ともともクリニック
TEL：045-743-3782　FAX：045-715-9117
E-Mail：arara100031@yahoo.co.jp　HP：https://www.facebook.com/tomotomoclinic/

Tsubo no erabikata Report

TOMOTOMO（友と共に学ぶ東西医学研修の会）の「ツボの選び方」

カルテを書けないと本当にならない

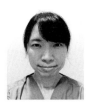

荒川和子（あらかわ・かずこ）

2007年、東洋鍼灸専門学校卒業後、石川鍼灸院での研修に参加し、現在に至る。
2012年よりともともクリニック勤務。

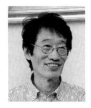

石川家明（いしかわ・いえあき）

1976年、石川鍼灸院開業。2003年、TOMOTOMO創立。2012年、ともともクリニック開業。共著書に、『図説 臨床針灸処方の実際』（緑書房）、『首こり肩こり解消法』（旬報社）、『臨床推論 臨床脳を創ろう』（錦房）がある。

I. はじめに〈カルテ〉ありき

　症例提示やそのプレゼンテーション、また日々記載する患者の容態に関するメモでさえも、これらは「カルテ形式」に準じて記載される。医療者の誰が見ても医療的に判断できるために、である。

　私（荒川）が鍼灸学校を卒業し、TOMOTOMO（友と共に学ぶ東西医学研修の会）で学び始めた際、最初に学んだことの一つがカルテの書き方である。カルテは、簡潔な記載でありながら、当該患者をみていなくとも、その情報を読んだ誰もがどんな症例かを理解できるために書かれている。そうでなければ、あとから振り返って検討する症例プレゼンテーションの実際に耐えられないためである。

　発表者がいる場合も、あるいは文字で書かれているものだけを皆で検討する場合も同じである。カルテがちゃんと書かれていないと、検討会が成立しないので、患者にも学習者にも益しない。「カルテにはその人の診療能力のすべてが現れる」と言われるゆえんである。残念なことに、鍼灸学校では全くといってよいほど学ぶチャンスはなかった。

　TOMOTOMOのカンファレンスで注意されるカルテの悪い書き方の代表例を列挙してみる。

　①何が書かれているのか分からない（論理や日本語能力の欠如、医療的に意味をなさない情報もすべて記載してしまう）。

　②創作してしまっている（思い込みで書いている。上級者が書いたら全く別物になる）。

　③独善的である（特定のグループだけにしか通用しない言語と論理のみで構成されている）。

④重症度、緊急度の高い症例なのに全く気づいていない（患者を不幸にする）。

⑤疾患を理解していない（必要最小限の情報がない）。

これらの悪いカルテを書くことを防ぐ手立てとし、「臨床推論（Clinical Reasoning）」という新しい医療教育学の教科ではOPQRST（表1）などのいくつかの語呂合わせのツールを使用することを推奨している。そうすると漏れのない患者情報の収集を系統立ててとらえることができる。ベテランの先生たちは日常の診療で自然とできていることだが、初級者は忘れてしまうので、最初のうちだけでも、カルテの端に頭文字などを付けておくのも一手である。

表1 OPQRST
O：onset（発症） P：provocative/palliative（憎悪・緩解因子） Q：quality/quantity（症状の性質・程度） R：redion/radiation（部位・放散の有無） S：associated symptom（随伴症状） T：time course（症状の時間経過）

それではこの症例を、TOMOTOMOカンファレンスのやり方を再現して記述してみる。

まず、全体を俯瞰してみたときに立ち止まってしまうのは【主訴以外の所見】という項目である。それならば、【主訴】や〈主訴の所見〉の項目があるはずだと、医療者の論理的思考はもう一度冒頭から読み直しながらそれらを探しに行くであろう。しかし、【主訴】の項目がなく、【経過】から察していくしかない記載になっている。どうやら腰痛が主訴かもしれないと判断したのち、〈現病歴〉はないので【経過】をみて考えるしかないようである。さて、その【経過】をみても〈腰痛の経過〉が分からない。6カ月前の発症であることは確かだが、その後、現在までの治療と症状経過がどうなっているかが判明できない。鍼治療は6カ月前に発症した直後に3回治療したはずであろう。それならば、その後に記載されている腰部関係の諸症状は3回治療後なのか、「6カ月前」と記載している「今」なのかが分からない。それゆえ、経過を思って、「仕事は何をしている人なのだろうか？」と突然脳裏を横切るのが医療者の思考である。6カ月の空白期間は長すぎる。さらに、腰痛の主訴で〈部位〉の記載がないのは致命的である。

さて、前述のOPQRSTに当てはめてみても情報は半分も埋まらない。TOMOTOMOでは、医師や上の者に「もう一回医療面接しなさい」と言われるケースである。さらに腰痛の症例報告での記載は、整形外科疾患では下肢痛の有無、内科疾患では夜間痛と安静時痛の有無、体重減少の有無、発熱の有無の表示が必要である。カルテ上、記載のない情報は陰性ととらえるのが基本的なルールであるが、腰痛に関しては上記の陰性所見は必ず記載しなくてはならない。さらに、がんで亡くなる人が1／2となった現在、担がん患者の腰痛症も日常である。上記の最低限の情報は押さえておくのが普通の診察である。本症例は、一番多い筋筋膜性腰痛症であるとさえも判定ができない。ましてや、上記レッドフラッグへの言及が一切ないので患者の緊急度と重症度は全く分からない。

ちなみに、【経過】冒頭の「X-20年、運動中にぎっくり腰を発症」は今回の鑑別推論には寄与しない情報である。この情報は記載しても構わないが、20年前のぎっくり腰は今の腰痛とは整形外科的には関係ないと考えるのが普通である。「その後も継続した痛みがある」とか、「痛くない」などのその後20年間の〈経過〉の記載がなければ迷わすだけである。

┃ Ⅱ. 症例に対してどのように診察をするか、どのような証をたてるか

　腰痛症を西洋医学的にも東洋医学的にも考える手立てがないとするのが本当であろう。部位が分からないので経絡や経穴からの考察ができない。あえて、中医学的に証を考えると、経絡阻滞であるととらえることができよう。

　ただ、随伴症状が主訴より詳細に記載されているので、腰痛以外の症状や体質の証立てができるか検討してみよう。もっとも、腰痛と随伴症の関係は、今ある情報からは判断できない。脈状と整形外科的腰痛の状態とは往々にして一致しないので、これも内科的でもある腎虚腰痛以外はこじつけることなく慎重でなくてはならない。腰痛の部位が判明していないのならなおさらである。

　随伴症状を検討してみる。

　明るくよくしゃべり、声が大きいのは実証の印象を受けるが、問題は声の張りである。小声になることも含めて、声に神気を伴っていなければ声は大きくとも虚証かもしれないと思いながら読み進めていく。

　睡眠について「8時間以上寝ないと昼間きつい」とあるが、これは患者の言葉そのままなのであろうか。カルテの基本ルールとして「患者の主観」と「医療者のとった所見」とをはっきりさせなくてはいけない。「医療者のとった所見」ならば「きつい」の一般用語を診察に寄与する程度の医療用語に置き換えなくては（SQ；semantic qualifierという）何が「きつい」のかが分からない。同様に「腰部や腰背部の皮膚に触れると、やや冷たい感じがする」という記載も困る表現である。これは医療者が普通に読むと患者の主観であるが、ここは【主訴以外の所見】の項目内容であるならば、「感じがする」は取るべきである。

　午前中なんとなく身体がだるく、午後から夜にかけて本調子となるのは、気滞や水滞の存在が推察できる。

　毎食後の猛烈な眠気は、脾胃虚弱が示唆される。それでいながら過食気味で甘味を好むといった胃熱を疑わせる徴候があることから、脾胃を傷め水湿を生じるにとどまらず、脾胃湿熱となっているかもしれない。尿が赤みを帯び、手足のほてりや数脈といった熱証の所見もそろっている。

　次に脈状であるが「沈、虚、数、濇」とある。「沈脈」は、軽取では触れられず沈取で初めて拍動の形象が得られる脈である。さらに「虚脈」であるため沈取しても無力であり、寸・関・尺いずれもかなり空虚な脈であることが想像される。しかし六部定位脈は「左関上が最強、右関上が最弱」で木克土の脈である。とすると、この症例の脈状診は本当に「沈、虚」なのかという疑問が生じてしまう。

　また、寸・関・尺いずれもかなりの虚脈の状態で、さらに濇という虚脈が加わるなかで、脈が速いのは危急の脈の可能性があることを医療者は認識していなくてはならない。西洋医学的にも血圧は低そうなのに頻脈があるならば、全身性の疾患を示唆していると考える。バイタルサインをしっかりと取り、経過の後追いをしなさいと指示されるケースであろう。

　さらに、本当にこの脈状であったとするならば、45歳男性の脈がなぜこのような虚脈となっているのかの考察が必要である。女性の月経後の脈状であるならば一時的にはあり得る。しかし45歳の男性の脈とは思えない。既往歴や服薬状況、職業や食生活を含めた生活像も気になるところである。

　濇は気血不足や瘀血の存在を示唆し、数は熱証の所見である。これらの情報は、舌診で舌の色や形状などと合わせて判断したいところである。

　日本の舌診の歴史を振り返ると、江戸時代の末期まで行われていたにもかかわらず、明治時代に入り40〜50年の間すたれてしまった経緯を持つ。ところが現代においては、日本の古方派の若手医師らも舌診を学ぶほどその重要性が周知されている。舌診所見の記載がないのが残念である。

　ともあれ、脈診からは肝脾（胃）不和からくる脾胃湿熱証や、腰痛をからめた肝胆湿熱証とは判定しにくい。虚脈の脈診が正しいと仮定して無理に証を求めれば、肝腎陰虚証、腰痛は経絡阻滞証と推測する。

Ⅲ.選穴理論

　経絡阻滞証を目的としての治療は、疼痛部位あるいは圧痛部位の、経穴部位や非経穴部位を用いる。『霊枢』経筋篇に「以知為数、以痛為輸」とあり、痛む部位を経穴として刺鍼する。志室、志室下、腎兪の圧痛は西洋医学で話題のfasciaが認められやすい部分でもあり、ほとんどの筋筋膜性腰痛には治療の大事なポイントとなる。

　腎経の経脈は脊を貫き、経別は命門より出でて帯脈に属している。筋筋膜性腰痛の場合、腸骨稜沿いに圧痛が検出されることがある。また、解剖学的には棘間靱帯の圧痛をとらえることもある。膀胱経は、腎兪を始めとした兪穴の反応を確認したい。膀胱経1行線に圧痛が検出されなくとも、2行線で検出できることも多く認められる。これらの圧痛反応をみながら、刺鍼、施灸したい。

　また、胆経上の圧痛があるので、穴性と圧痛の程度を考慮して1〜2穴刺鍼する。

Ⅳ.選んだツボへの施術方法

　毫鍼を用いる。軽い心地よい得気を目標とし直刺で刺鍼する。置鍼時間は15分程度。

Ⅴ.道具

❶ 灸セット
❷ アルコール綿、鍼管
❸ 毫鍼（基本的に1寸3−2番）

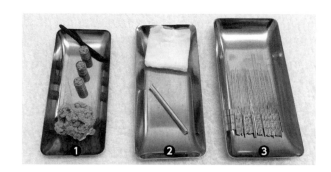

改訂版 鍼灸臨床における 医療面接

編著：**丹澤 章八**
定価：本体2,100円＋税
A5判　212ページ

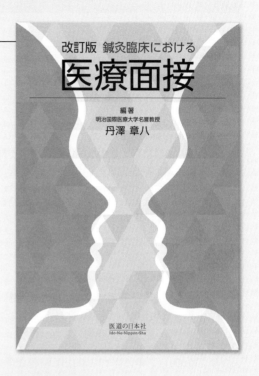

改訂版 鍼灸臨床における
医療面接

編著
明治国際医療大学名誉教授
丹澤 章八

医道の日本社
Ido-No-Nippon-Sha

初版1万5,000部の名著が新装改訂！

「医療面接は問診とどう違うの？」「患者さんと信頼関係を築く秘訣は？」「特定の患者さんの対応が苦手…」これら鍼灸臨床の疑問を解決してきた不朽の名著が、装いを新たに生まれ変わりました。初版は1万5,000部以上を記録し、今もなお多くの鍼灸師に読み継がれている医療面接のバイブル。改訂版では、図表を増やしてイラスト刷新、新たな用語・理論についても加筆しました。鍼灸師を目指す学生はもちろん、新人・ベテラン鍼灸師まで、よりよい臨床を行うために必携の書です。

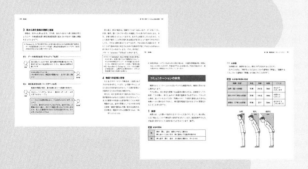

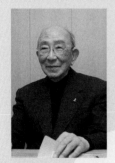

丹澤 章八（たんざわ しょうはち）
1929年、東京生まれ。1951年、信州大学松本医学専門学校卒業。1957年、医学博士（京都府立医科大学）。1959年、厚生技官を経て以後13年間実業家に転身。1972年、医師復帰　神奈川県綜合リハビリテーション・センター七沢病院勤務、リハビリテーション部長、東洋医学科部長。1976年、上海中医学院留学。1987年、東海大学医学部非常勤教授。1991年、明治鍼灸大学（現・明治国際医療大学）大学院教授。2002年、同大学名誉教授。2003年～2009年、東洋鍼灸専門学校校長。この間、厚生省審議会委員や全日本鍼灸学会会長などを歴任。2009年～、卒後研修塾「丹塾」塾頭。

主な内容

実践編

1章　医療面接とは／2章　鍼灸臨床における医療面接の実際／3章　面接に必要な態度と技法／4章　四診の活用

解説編

1章　鍼灸師の姿勢と医療面接とを古典に探る／2章　医療面接の目的と構造／3章　医療面接とコミュニケーション／4章　質問法／5章　医療面接に求められる態度／6章　患者の解釈モデルを聴く／7章　解釈モデルを支える認知機能／8章　患者への説明と教育／9章　患者の特性に応じた医療面接

学習編

1章　自分で学ぶ／2章　グループで学ぶ

医道の日本社　フリーダイヤル **0120-2161-02**　Tel.**046-865-2161**　ご注文FAX.**046-865-2707**
1回のご注文 **1万円**（税込）以上で梱包送料無料〈1万円未満：梱包送料880円（税込）〉

No. 36 | 日本指圧師会
（にほんしあつしかい）

❶ 主催者、代表者名
髙木林作

❷ 会の発足年
1955年

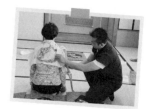

❸ 発足目的・背景
戦後、激動の時代にさまざまな民間代替療法が乱立。医学的根拠に則り、治療を目的とした最大公約数的手技療法理論・術技統一をし、資格化の必要性が急務とあん摩・マッサージに含まれない指圧法法制化に向け、厚生省（当時）主導で各指圧・整体・療術団体をまとめ立ち上げられた。法制化後、各流派ごとに団体、会員は離散して行くが当初の流派を問わず手技療法の治療技術向上だけを目的にする治療師が今日まで残り活動を続けている。

❹ 会員数
35人

❺ 主な勉強会、セミナーの開催頻度と開催場所
【研修会】隔月第3木曜日（東京都北区王子・北とぴあ）

❻ 会費など
入会金：10,000円、年会費：10,000円、研修会費：5,000円

❼ 主な支部
なし

❽ 会の特徴
設立以降、指圧の持つ治療効果向上を目的とした研修会を主に研鑽し続ける団体。今でも用いられる指圧定義とはそもそも大同小異に「仮定義」されたもの。将来への総合手技療法の可能性を期待され作られた資格が指圧であり、その発展を目標に活動を続けている。押圧法＝指圧の認知が一般化し過ぎたため、昭和後期から平成中期までは指圧法が内包する意味合いの広さ、骨格矯正の有効性を改めて宣伝、新人教育や日本中に治療師の輪を広げる活動を行ってきたが、時代の流れ、業界激変の理由から対外活動の一切を中止。現在は本質である指圧師同士による「よく治り、より安全な指圧」をモットーとし、技術と理論の底上げだけに注力している。日指会始祖の資料編纂も進行中。

❾ 連絡先
日本指圧師会　担当：髙木
〒114-0002　東京都北区王子2-31-6　福島ビル3階
TEL：080-6217-4552（携帯電話）　E-Mail：nishikai60@gmail.com
HP：https://nihonshiatsushikai.jimdo.com/

日本指圧師会の「ツボの選び方」

姿勢検査、触診により機能異常を見極める

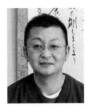

小川悦司（おがわ・えつし）

1990年、長生学園卒業。1991年、神奈川県藤沢市にて若美治療院開業。同年、日本指圧師会入会。入会早々より教学部員として運営の一員として活動。研修会講師、新人講習講師、学会講師を経て教学部長に就任。ニンテンドー DS、PSP 指圧ゲームソフトを監修。現在も定期研修会にて会員の技術レベル向上を目指して指導、研鑽中。

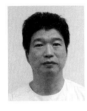

髙木林作（たかぎ・りんさく）

1980年、日本指圧専門学校卒業。1981年、横浜桜木町に桜い会治療院開業。1978年、日本指圧師会入会。入会前より師である桜井貞順先生のもとで日指会の運営、記録、会報発行、研修会、東京・大阪にて研修会新人講習より発展させた整体学校立ち上げなど、会の主軸理事を長年務め、2012年、現在の会長に就任。

┃ I. 多様な治療法——矯正作用

　腰痛の治療に関して日本指圧師会にはさまざまなアプローチ方法があるが、いわゆる「ツボ」と呼ばれる経絡を主とした方法を用いることはほぼないに等しい。日本指圧師会にはこれまでも、経穴・経絡を用いた治療を行う先生方が多数在籍していたが、やはりサブジェクトは筋骨格系への徒手によるアプローチとなっている。

　日本指圧師会といえば、法制化当時からの改良厚生省方式指圧、通常転移の法則、鈍痛刺激痛の原則や多様な矯正補助器具などが知られていると思うが、今日においても固定化されたメソッドにこだわることなく、さまざまな治療法を研究している。

　経絡については症状、痛みの部位から経路の走行を考慮したうえ、筋肉、筋膜の問題と重ね、それらを関節、あるいは脊椎さらには骨格全体の歪みとオーバーラップさせ、できる限り原因を突き詰めて治療にあたる方法を用いる。よって現在では経絡は見立て、施術ともに補助的なものとなっている。

　腰痛などの場合、問診、視診から触診によるおおまかな歪みの程度の把握から前屈、後屈、側屈、回旋などの体幹および各関節の可動域テストに各種整形外科的テストを行い、痛みの反応、圧痛の有無から問題箇所とそれに対する治療法を導き出す方法が主となっている。

　施術は患者、術者ともにリスクを最小限に抑えるよう考慮し、より安全で効果的な施術を提供できるよう心がけている。

これら当会のバックボーンを踏まえ、今回のテーマである「ツボの選び方」から逸れる形になるが、当会でどのようにとらえるか、提示されたモデルケースをもとに考えてみたい。

Ⅱ. 診察

45歳男性で急性腰痛、俗にいうぎっくり腰後の慢性化した症例だが、まず今後のことを考えて生活習慣、食生活の見直しが必要かと思われる。痛み、不具合を取るためにはこの場合、胆経、回旋に問題があると疑われるので、まずは施術の中心は中殿筋、梨状筋、肋椎関節と考える。

胸腰部伸展時に痛みがあることと長時間の座位の苦痛からも、仙腸関節の機能異常があることが分かる。患者に負担をかけない、無駄のない施術を行うには問題箇所の正確な把握が重要になるため、検査は正しく慎重に行う。

1. 姿勢のチェックと体幹の可動域の検査
（1）立位
患者が立位になれるならば立位で、つらいようなら座位でもよい。

姿勢は中心軸、頭部の位置および傾き、肩、骨盤の傾き、脊柱の弯曲、足の向き（爪先、膝蓋骨）、膝の曲がり具合などよく診ておく。このときに患者自身の歪みを、より一層分かりやすく説明、共有する場合は施術前後の姿勢確認に際して姿見鏡があることが望ましい。患者に許可を得たうえでスマートフォンやタブレットで写真撮影するのもよい。

体幹の可動では前後屈、側屈、回旋を行い、どの動作でどの箇所にどのような痛みなどの不具合が発生するのかをしっかりと確認し、その不具合、痛みのレベルを患者と共有する。この確認、共有は「治療師の独りよがりな治療」にならないようにすることが、とても大事である。

（2）仰臥位
次にゆっくりと仰臥位になってもらい、SLR、ラセーグ、Fadirf、Fabere、パトリックテストを行い、明確な仙腸関節の異常箇所を導き出す。このような症例では、ほとんどのケースで仙腸関節の機能異常が見つかる。全身の筋膜への影響力の高さから仙腸関節は最優先部位となる。アプローチ方法はさまざまだが、仙腸関節を重視する考え方は日本指圧師会では発足当初より根本的にほぼ変化はない。当会において腰痛に関しては仙腸関節のみの施術で済むケースが多くみられる。

Ⅲ. 施術

1. 側臥位
仙腸関節の異常箇所が把握できたら、次に施術に移る。

患者が痛みを強く訴えた場合、もしくは初診の場合、患者の身体への負担を減らすためにも、まず側臥位で骨盤へのアプローチを行うのが望ましい。捻じれなど寛骨の左右差および腸骨と仙骨の関係

性による関節包内運動の制限を解放する。

2.仰臥位

　仰臥位となり、再度テストを行い、関節可動域の改善と痛みの消失の有無を確認し共有する。多くのケースではこの時点で可動域は改善し、痛みも消失もしくは軽減している。

3.側臥位

　次に回旋の制限である肋椎関節のリリースを行う。この場合も側臥位で患者の身体が最も緩んだ肢位にて行う。動作の改善、殿筋群や経穴なら帯脈、志室などの圧痛の消失または軽減を確認する。殿筋など骨盤周囲の圧痛、動作痛の多くは仙腸関節と肋椎関節で消失もしくは軽減する。筋肉に圧痛が残る箇所があれば、緩めるための操作を施す場合もある。

4.伏臥位

　次に背部を診る。T1〜L5までの椎間関節の動き、歪みを診て問題がある箇所は修正する。脊柱起立筋を中心に背部の筋肉を探り、なお取りきれていない硬結部は、必要と判断すれば緩める施術を施す。また足指、足関節や頭蓋骨からのアプローチによって緊張や痛みを緩和させることもケースによっては可能である。最初の時点で行うか、またはブラッシュアップとして行うかはケース・バイ・ケースである。

5.立位または座位

　ここまでで患者にベッドからゆっくり起き上がるよう指示し、立位、もしくは座位にて動作時痛の変化の確認をしてもらう。施術前の患者と共有した不具合、痛みの消失、もしくは軽減を確認後、姿勢、歪みの改善、可動域の改善を認識してもらい、治療は終了となる。

　おおよそ所要時間は検査に10分程度、治療に15〜20分程度となる。

▌Ⅳ.生活指導

　身体が硬くなり始める中年期の急性腰痛は、頻発し何度も繰り返すことがある。このケースのように、そこから痛みが慢性化し、椎間板ヘルニア、足の痺れ、坐骨神経痛へと重症化し苦しむことが多いので、早めに治療することが大切である。

　頻発する急性腰痛には多くの場合、生活習慣が関係している。座りっぱなしになっていないか、運動は足りているか、食事は正しく摂れているかなど、悪習慣があれば改善していくことが重要である。

Ⅴ. 道具

❶ カッピング

❷ 光線治療器

❸ リエンダーテーブル（オステオパシーと
カイロプラクテックの原理を組み込んだ、多
目的な屈曲ディストラクションテーブル）

❹ アジャスティングツール

❺ 医療用音叉

❻ 骨盤ブロック

❼ スピーダーボード（ポータブルドロップ）

❽ タイ型

❾ I型

❿ I型小

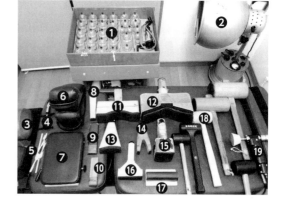

　上記❽❾❿は手根骨、足根骨、椎骨などの
細かい修正に用いる。

⓫ ミニジャンボ（股関節、膝関節の調整などに用いる）

⓬ ジャンボ（骨盤、主に坐骨部の調整に用いる）

⓭ A型（多目的、主に背部の寛解に用いる）

⓮ 二股（脊柱起立筋の寛解や椎骨の調整に用いる）

⓯ ロケット（仙腸関節、足関節などの調整に用いる）

⓰ SL型（多目的、筋肉の寛解に用いる）

⓱ ソーセージ（SL型の押圧用）

⓲　各種ハンマー（矯正補助器具❽〜⓱と併せて、叩打刺激を与えるために使用。大きい木槌はジャ
ンボによる骨盤の調整に、ゴムハンマーは四肢関節、ノンショックハンマーは二股を使った起立筋の
寛解、小さいハンマーはI型などで椎骨、腓骨や足根骨など細かい修正に用いる）

⓳ プロマッサー（細かい振動刺激によって高いマッサージ効果が得られる）

　日本指圧師会では、矯正補助器具の使用を推奨しているわけではなく、治療同箇所における手技の
アプローチの別法、補助として提案している。

Ⅵ. おわりに

　今回、手技による施術法などの詳細は省略した。指圧と一言でいえどさまざまな流派、徒手療法が
あり、一人一流派とも称されている。当会においても術技にさまざまな個人差が存在するための省略
をご理解いただきたい。日本指圧師会では、指圧法が内包する「矯正作用」を主軸に、指圧として行
える最善の治療を目指し、日々研鑽している。

あのロングセラーが新装版で登場

「医道の日本社クラシックス」創刊！

「医道の日本社クラシックスシリーズ」第1弾

指圧
新装版

増永静人 著

本体 3800円＋税

医療の中核にあって人間治療を回復するに不可欠な手技――。指圧についてそう語る増永静人は、「経絡指圧」を創始して、国内のみならず"Zen Shiatsu"として欧米でもその治療法を広めた。本書では、340枚の写真と図を用いて、指圧の基本から応用までを解説。微細な手技の刻々に変化する形をよくとらえたロングセラーの新装版。

「医道の日本社クラシックスシリーズ」第2弾

経絡と指圧
新装版

増永静人 著

本体 4200円＋税

「指圧」という手技療法を経絡の虚実の変動と考え合わせて定義した「経絡指圧の全容」を明らかにした一冊。指圧の治療原理の確立について、ひたむきに臨床を通じて研鑽したもので、その根拠を経絡に置いて、指圧の東洋医学的理論を確立した。医療の本義である「手当て」の伝統を受け継ぐ指圧療法の深遠に触れられる名著の新装版。

医道の日本社
クラシックス
シリーズ

Ido No Nippon Sha
CLASSICS
SERIES

医道の日本社

フリーダイヤル 0120-2161-02　Tel.046-865-2161　ご注文FAX.046-865-2707
1回のご注文 1万円（税込）以上で梱包送料無料〈1万円未満：梱包送料880円（税込）〉

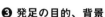

No. 37 日本良導絡自律神経学会
（にほんりょうどうらくじりつしんけいがっかい）

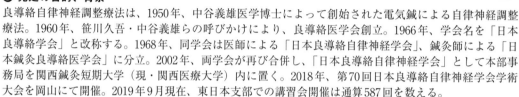

❶ 主催者、代表者名
伊藤樹史（東京医科大学名誉教授）

❷ 会の発足年
1960年

❸ 発足の目的、背景
良導絡自律神経調整療法は、1950年、中谷義雄医学博士によって創始された電気鍼による自律神経調整療法。1960年、笹川久吾・中谷義雄らの呼びかけにより、良導絡医学会創立。1966年、学会名を「日本良導絡学会」と改称する。1968年、同学会は医師による「日本良導絡自律神経学会」、鍼灸師による「日本鍼灸良導絡医学会」に分立。2002年、両学会が再び合併し、「日本良導絡自律神経学会」として本部事務局を関西鍼灸短期大学（現・関西医療大学）内に置く。2018年、第70回日本良導絡自律神経学会学術大会を岡山にて開催。2019年9月現在、東日本支部での講習会開催は通算587回を数える。

❹ 会員数
429人（2018年現在）

❺ 主な勉強会、セミナーの開催頻度と開催場所
【東日本支部】毎月第4日曜日（東京都・順天堂医院内会議室）
【近畿支部】隔月第2日曜日（大阪府・SMG大阪）
【中部支部】毎月第3日曜日（愛知県・フェールMAMI）
【北海道、中・四国、九州の各支部】年1〜2回開催
【学術大会】年1回（全国各地）

❻ 代表的な会費等
入会金：8,000円、年会費：12,000円、研修会参加費用（東日本支部）：会員3,000円・会員外5,000円

❼ 主な支部
東日本支部、北海道支部、中部支部、中・四国支部、近畿支部、九州支部

❽ 会の特徴
本会は、良導絡自律神経学の基礎的および臨床的研究を行い、現代医学医療の進歩発展と人類の健康福祉に貢献することを目的としている。東西両医学の融合・相補を目指し、医師と鍼灸師が協力して学会を運営しており、双方のコラボにより、活動している。研修会では、直流鍼による臨床実技で開業鍼灸師が使えるテーマを毎回取り上げ、良導絡・鍼灸の基礎から臨床および医学について著名講師による講演を行うほか、良導絡の初心者研修にも力を入れている。また、所定の単位を取得することにより、測定アドバイザー、良導絡認定師、良導絡認定医などの認定制度を設けている。年1回、学術大会を開催し、年3回、日本良導絡自律神経学会雑誌を刊行している。

❾ 連絡先
日本良導絡自律神経学会 事務局
〒458-0816　愛知県名古屋市緑区横吹町1022　ライフ治療院内
TEL：052-877-5791　E-Mail：info@jsrm.gr.jp　HP：http://jsrm.gr.jp/

Tsubo no erabikata Report

日本良導絡自律神経学会の「ツボの選び方」

ノイロメーターで交感神経系の皮膚電気抵抗を測定

鈴木利也（すずき・としや）

東京柔道整復専門学校、国際鍼灸専門学校卒業。鍼灸師、柔道整復師、良導絡専門師。1999年よりすずき接骨院（市川市）院長。東京医療専門学校教員養成科非常勤講師。日本良導絡自律神経学会常任理事・財務部長。

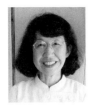

永田宏子（ながた・ひろこ）

呉竹鍼灸柔整専門学校、東京医療専門学校教員養成科卒業。鍼灸師、あん摩マッサージ指圧師、良導絡専門師。2013年より冨田治療院（伊豆の国市）院長。中央医療健康大学校非常勤講師。日本良導絡自律神経学会理事・広報部・情報支援部長。

桑原俊之（くわはら・としゆき）

日本鍼灸理療専門学校卒業。鍼灸師、あん摩マッサージ指圧師、良導絡専門師。2003年より経絡道川崎治療院（川崎市）院長。日本良導絡自律神経学会理事・学術部長。

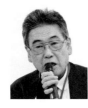

武内哲郎（たけうち・てつお）

関西鍼灸短期大学（現・関西医療大）卒業。鍼灸師、良導絡専門師。大阪医科大学麻酔科を経て1991年よりタケウチ鍼灸治療院（富田林市）院長。現在までに、神戸東洋医療学院、東洋医療専門学校、関西医療大学の各校にて非常勤講師を務める。日本良導絡自律神経学会常任理事・日本良導絡自律神経学会雑誌編集部長。

［編注：本企画は2人での執筆が条件だが、本学会は4人での執筆を強く希望された］

I. はじめに

　医道の日本社から寄稿集「ツボの選び方」の執筆依頼をいただき、日本良導絡自律神経学会として本件をお受けするかを検討した。というのも、本企画では脈診の症例を提示していただいたうえで「ツボの選び方」を執筆する課題となっており、良導絡のノイロメーター（図1）による測定治療と基本的な考え方が異なっているためである。当会内でのディスカッションを経て、医道の日本社編集部に

相談したところ、良導絡治療独自の方法でツボの選び方を決めることを説明したうえで、執筆する旨の承諾を得た。良導絡は良導絡測定により身体の状態を数値化することで、患者さんにも鍼灸師以外の医療者にも治療方針が理解しやすく、治療効果も評価しやすい。このような特徴を持つ良導絡治療を、鍼灸治療の一つの引き出しとして知っていただくために当会の「ツボの選び方」を紹介する。

Ⅱ. 概説

　良導絡治療では証を立てる（治療方針策定）ためにノイロメーターを用いて良導絡測定を行う（図2）。手足のほぼ原穴に相当する左右24カ所に代表測定点があり、12V 200μA（マイクロアンペア）にセットしたあと、探索導子を測定点に当てて電流値を計測する。電流値は交感神経の活動状況を反映すると考え、測定値を良導絡チャートに記載し、全体の平均値を取り、B5版のチャートで上下に7.5㎜から上に逸脱したものを興奮、下に逸脱したものを抑制と呼ぶ。チャートにみられる平均値、各良導絡の興奮抑制、左右差、上半身と下半身のバランス、陰陽のバランスが経絡に対応すると考え（良導絡理論）、東洋医学的に機能的疾患、器質的疾患などを解読して治療を行う。臨床では良導絡チャートをもとに、さらに舌診、腹診、脈診と重ねて診断を行う場合もある。

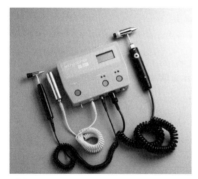
図1 ノイロソフター（DS-208S）

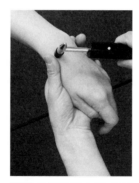
図2 良導絡測定例（H4 小腸良導絡）

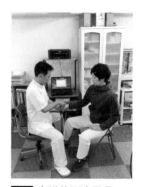
図3 良導絡測定風景

　本来、課題のように症状から良導絡チャートを作成し解読するものではないが、今回は症例に対して予測される良導絡チャート（図4、図5）を作成した。そのチャートを実際に測定したものとして解読する。

　良導絡治療では、集積したデータから作成された「症候群表」を参照して、チャート上の各良導絡の興奮抑制の状況を読み取って、疾病などを推定することができる。興奮抑制がある良導絡を異常良導絡と呼び、興奮抑制を改善する治療穴を刺激する（興抑調整）。症状や自覚はなくても、良導絡チャートには筋緊張や機能異常が異常良導絡として現れることがある。

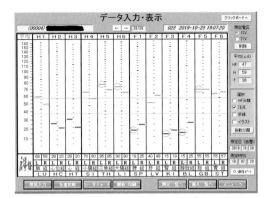

図4 症例1の良導絡チャート

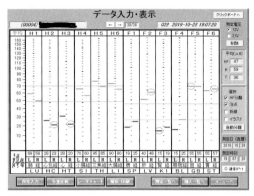

図5 症例1の良導絡チャート（手足分離）

Ⅲ.症例

1.証の立て方

（1）良導絡チャートの解読

　図4の良導絡チャートは、全良導絡の数値の平均を取り、全体的なバランスを診たチャートである。Fは下肢に走行する良導絡、Hは上肢に走行する良導絡を示す。

①F3腎↓・F4膀胱↓の抑制

　これは腰痛、足腰のだるさ、腎虚状態、集中力の低下、背部膀胱経の筋緊張、気を使いすぎて精神的緊張が多い人のタイプ。

②F1脾↓抑制・F6胃↑興奮

　「常に過食気味で、甘味を好む」は脾虚で、このことから胃腸の疲れ、消化力の低下、食べることでストレスを解消しようとするタイプとうかがえる。

③H4小腸↑・H5三焦↑興奮

　症状的に頚部から肩甲間部筋の緊張および肩甲帯の可動の悪さが予測される。左右差で2経絡とも左が高く右が低く現れているので、左の頚部および肩甲幹部に症状がある。腰痛がある場合、体幹の筋バランスから見て頚部から肩甲帯、特に反対側の肩甲帯の筋緊張があるだろうと予測できる。

（2）導絡チャート（手足分離）の解読

　良導絡の特徴的診断に、「手・足の分離チャート」（図5）がある。全体的平均では診断がしづらいときに、手と足を分けて解読することで、診断がつくことがある。

①F2肝↑興奮/F5胆↑興奮

　強いストレスにより不眠がある。

②F2肝↑興奮/F6胃↑興奮

　肝胃不和が見られ、よい睡眠ができず午前中の眠気、また過食気味、甘みを好むことから胃腸系を悪くしがち。

③H5三焦↑/H6大腸↑

　頚部から肩甲間部の筋緊張左右差があるので、左頚部から肩甲患部の可動および筋緊張を触診。

④F2肝↑/F5胆↑/F3腎↓/H2心包↓/H3↓心

　F2肝F5胆の上昇で、H2心包H3心に悪影響を及ぼし夢を見やすく、時に血圧の異常なども可能性をうかがえる。腎は心を剋することから心、心包系に異常反応が出やすい。またこのH2心包、H3心経も左右差があり、左が上昇し右が下降していることから左肩甲幹部の筋緊張、心兪、厥陰兪の緊張反応や右前腕心経、心包経の反応による筋緊張（特に少海、郄門付近）が現れることがある。

⑤H5三焦↑/F5胆↑

　腰部の側腹部の圧痛（帯脈付近の筋緊張）。

2. ツボの選び方（治療点）

　良導絡治療では、下記のように全身治療2種類と部分治療を行い、さらに低周波パルスや温熱療法を行う場合が多い。(1)基本調整は、Ⅰ～Ⅴ型と決められた組み合わせのツボを刺激（直流鍼で単刺）する。(2)興抑調整は、良導絡測定で興奮や抑制と出た良導絡（興奮抑制各3カ所ずつ）を刺激して経絡（良導絡）のバランスを取る（経絡治療の六十九難の考えと類似）ことが自律神経調整になるという中谷義雄医学博士の考えによる（直流鍼で単刺）③部分治療は、肩こり腰痛など、症状が出ている局所の反応良導点を探索して刺激（直流鍼で単刺）し、その後に低周波パルスや温熱療法を行う。

　良導絡には基本調整点Ⅰ型～Ⅴ型までがあり、今回は基本調整点Ⅲ型を使用する。

(1) 基本Ⅲ型

　治療ポイントとしてF2肝・F3腎・F1脾、F6胃。
　ツボでは肝兪、脾兪、腎兪、次髎、百合、天柱、肩井、上脘、中脘、下脘、梁門、気海、膻中、足三里（頭をすっきりさせ、気分を落ち着かせ、骨盤内の血液循環を改善し胃腸の機能を高める）。

(2) 興抑点

　行間（F2抑制点）、陽輔（F5抑制点）、厲兌（F6抑制点）
　復溜（F3興奮点）、大都（F1興奮点、金粒貼付）、至陰（F5興奮点、金粒貼付）
　少海（H4抑制点）、天井（H5抑制点）
　中衝（H2興奮点、金粒貼付）、少衝（H3興奮点、金粒貼付）
　良導絡チャートで平均より上に逸脱しているものを交感神経興奮、平均値より下に逸脱しているものを交感神経抑制と読み取り、興奮している良導絡には抑制点を使用、逆に抑制している良導絡には

興奮点を使用する。

(3) 補助穴

三陰交、築賓、陰谷、（デスクワークによる下半身の弱りや腎虚に対して）

心兪、厥陰兪、天宗、（肩甲帯の筋緊張緩和、H2・H3の調整）

側臥位にて帯脈、生辺（寄穴）、次髎（胃の下垂など骨盤内圧緩和）

委中、承山（腰部膀胱経への遠隔穴）

(4) 反応良導点

　ノイロメーターの電流測定では、痛みの原因、コリの部分、ツボ、などで電流値が周りより明らかに大きくなる部分がある。探索導子で探すことによって、正確な治療点を探すことができる。

　良導点や良導絡の反応は、電気抵抗の大きい角質層で起きている。そのメカニズムは、通常、細胞膜の内側にはマイナスイオン、外側にはプラスイオンが帯電し分極状態にある。細胞が何らかの刺激を受けて興奮すると細胞膜の透過性が高くなり、大きな分子のナトリウムイオンが細胞外に出て小さな分子のカリウムイオンが細胞内に入る。このような脱分極の状態になると大きな分子が外に出ていくので、電気が通りやすくなる。これが良導点であり、特に通電量が周囲より逸脱して流れやすい部分を反応良導点という[1]。

3.選んだツボへの施術方法

　良導絡治療では、12V 200μA（実際には100μA程度が多い）の直流電流を7秒間連続通電や断続通電を行う。通電により、刺入部の鍼周囲では組織液が強アルカリ性に傾き、鍼周囲に蝋様化変性を起こす。組織に刺激を加えていくことが治効機序であり、置鍼の数倍の刺激があり治療時間短縮効果も高い[2]。

　直流電気鍼（図6）のほか置鍼、灸などを用いて、患者の感受性を見て、また愁訴に応じて下記の治療を、刺激量にメリハリをつけて適宜行う。

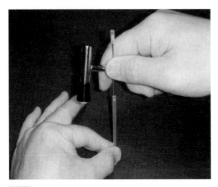

図6　直流電気鍼

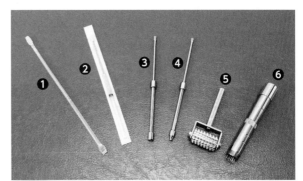

図7 ❶良導絡ディスポ（ER）鍼（大宝医科工業）、❷良導絡ディスポ(ER)鍼（ユニコ）、❸良導絡神経調整鍼管、❹良導絡神経調整鍼管、❺ローラー鍼、❻集毛鍼
写真提供：すずき接骨院

（1）基本調整点にはER鍼寸6−3番で7秒通電の単刺（ER鍼は良導絡専用の直流通電に適した鍼灸針、図7）。興奮点、抑制点には15分間の置鍼もしくは金粒を貼付。補助穴には置鍼もしくはER鍼寸6−3番で雀啄通電または断続通電。患部の筋緊張部位や疼痛部位の反応良導点を探索し、電気抵抗の低い部位に刺入、断続通電を10回から15回程度行うことにより筋緊張が改善する。

（2）側臥位にて胃の下垂など、骨盤内圧緩和のために帯脈、生辺、次髎に雀啄通電。

（3）疼痛発症姿位（座位）にて帯脈、大腸兪、反応良導点に雀啄通電。

（4）運動鍼（運動時に痛みが強く感じる姿勢で反応良導点に刺入通電させたのち運動させる）

Ⅳ.道具

❶ ディスポ鍼（左から寸6−3番、寸3−2番）

❷ 良導絡ディスポ（ER）鍼

❸ シャーレ

❹ 自律神経測定器・治療器　ロイヤルーエイト

❺ 探索（測定）導子・にぎり導子

❻ ノイロコルン（金粒）

❼ ディスポ鍼（左から1寸−1番、寸3−2番、2寸−3番）

❽ 良導絡神経調整鍼管、ローラー鍼

❾ 鍼電極低周波治療器（パルス治療器）

写真提供：すずき接骨院

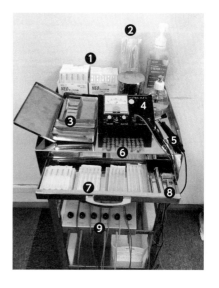

Ⅳ.結語

　以上、良導絡治療での「ツボの選び方」と、提示症例への治療を紹介した。良導絡理論は、鍼灸医学の領域に科学的なEBMを導入し、発展させてきた日本独自の系統的な理論体系であり、治療法であることを強調したい。ご興味をお持ちの方は、日本良導絡自律神経学会の研修会に参加いただけると、より詳細な内容がご理解いただけることと思う。詳細は日本良導絡自律神経学会ホームページ（http://jsrm.gr.jp/）を参照のこと。

【参考文献】
1）伊藤樹史他. 日本良導絡自律神経学会編. 自律神経の基礎と臨床. 2017. 浪速社, 2017.
2）日本良導絡自律神経学会学術部編. 良導絡自律神経調整療法基礎編 第7版. 日本良導絡自律神経学会, 2012.

本稿は鈴木利也が執筆し、永田宏子、桑原俊之、武内哲郎が監修した。

好評発売中

医道MOOKシリーズ002
ベテラン治療家に学ぶ 鍼灸臨床のコツ

編：医道の日本社編集部

B5判　192頁　定価：2,730円（税込）

臨床に挑もうとする人のための　ベテラン治療家67人による　実践経験のエッセンス

　なぜ簡単に取穴できるのだろう？　なぜ、患者さんから厚い信頼を得られるのだろう？　なぜ、あんなに治せるのだろう？――。あなたは、ベテラン臨床家に対し、そんな疑問を抱いたことはありませんか？　『医道 MOOK シリーズ002』では、特定の分野や流派に偏らず、各方面で活躍する経験豊かな臨床家たちの「臨床上のコツ」を集めました。繰り返し成功や失敗を体験していく中で抽出された「こうすればいいんだ」という気付きがたっぷり凝縮された本書は、きっとあなたの臨床が変わるきっかけを与えてくれるはずです。

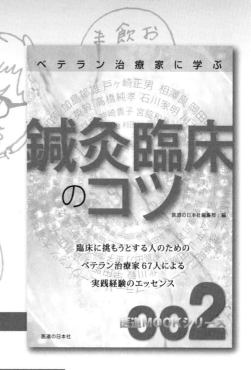

Section A　総論:開業鍼灸師の役割とは

日本臨床鍼灸懇話会　鈴木信

Section B　各論:ベテラン治療家67人による臨床のコツ

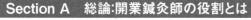

日々の臨床に役立つコツ		鍼法のコツ	切診のコツ	問診のコツ	疾患治療のコツ
山田勝弘	大澤輝子	森川和宥	高橋永寿	川本力雄	加島郁雄
楯沢万寿夫	島田力	尾﨑朋文	松本弘巳	福島哲也	内田輝和
北川毅	浅川要	佐藤隆哉	戸ヶ崎正男	宇田明男	西﨑泰清
岡田明三	池田政一	永澤充子	村田渓子	金子宗明	滝沢照明
成川洋寿	高橋純孝	新村勝資	大谷素明	髙士将典	江川雅人
樋口陽一	菅波公平	大浦慈観	トーマス・プラーゼイ	神崎貴子	相澤良
池田良一	石川家明	樋口秀吉	エーヴィッツ	山本博司	篠原昭二
田山文隆	澤津川勝市	福島賢治	鈴木育雄	小橋正枝	毛利匠成
田中博	後藤公哉	一ノ瀬宏	北村秀勝	真鍋立夫	
吉川正子	馬場道敬	金古英毅	大和田征男	西岡敏子	（順不同・敬称略）
石原克己			宮脇和登	長谷川厚	
川嶋和義			長野康司	浜田暁	
小林健二			辻内敬子	佐伯正史	
				加賀谷雅彦	

もっと右

医道の日本社

フリーダイヤル 0120-2161-02　Tel.046-865-2161　ご注文FAX.046-865-2707
1回のご注文 1万円（税込）以上で梱包送料無料〈1万円未満:梱包送料880円（税込）〉

No. 38 | 日本臨床鍼灸懇話会
にほん りんしょう しんきゅう こん わ かい

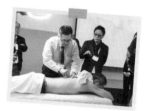

❶ 主催者、代表者名
尾﨑朋文

❷ 会の発足年
1960年、日本針灸皮電研究会として発足。1983年、日本臨床鍼灸懇話会に改名。

❸ 発足の目的、背景
代田文誌をはじめとする諸氏が鍼灸の科学化を目指し、金沢大学教授・石川太刀雄のもとに集まり、内臓体壁反射学説を学ぶ日本針灸皮電研究会を結成。その後、「現代医学を共通用語とする共通カルテの作成、症例の集積を行う」「現代医学的病態把握を踏まえた上であれば、いかなる治療法も検討する」理念で活動中。

❹ 会員数
100名（学生会員制度あり）

❺ 主な勉強会、セミナーの開催頻度と開催場所
【日本臨床鍼灸懇話会全国集会】毎年11月ごろ、年1回開催
【日本臨床鍼灸懇話会定例研修会】年10回程度開催

❻ 代表的な会費等
入会金：一般10,000円、学生：10,000円（全日本鍼灸学会会員は本会入会金を免除する。また、本会会員は全日本鍼灸学会入会時に入会金を免除される）
年会費は一般10,000円、学生5,000円

❼ 主な支部
なし

❽ 会の特徴
1.全国集会：臨床鍼灸師のための時代のニーズに即した内容を論点とした講演・臨床討論を年1回開催。近年のテーマはプライマリ・ケアとしての鍼灸師の臨床能力の向上。
2.定例研修会：臨床報告、研究発表など明日からの臨床に役立つ内容を毎月大阪にて開催。
学生や、卒後間もない臨床家をはじめ鍼灸師を対象として、臨床鍼灸師にとって最低限必要と考える基礎知識と診察実技（学校で習ったけど実際はできない）の指導。
国家試験に合格すれば鍼灸師になれるが、患者さんに「どのくらいで治りますか？」「内臓が関係しますか？」「普段どのようなことに気を付ければよいですか？」など質問されたとき、学校教育のみでは回答不十分である。懇話会はこれに答えられる"臨床鍼灸師"になるよう診察・治療方法を含めた臨床能力を獲得する勉学の場を用意している。高い志を持つ学生の入会を歓迎。

❾ 連絡先
日本臨床鍼灸懇話会　担当：鈴木 信
〒564-0032　大阪府吹田市内本町1-1-6　米山鍼灸院内
TEL/FAX：06-6381-6656
HP：http://konwakai.com

Tsubo no erabikata Report

日本臨床鍼灸懇話会の「ツボの選び方」

腰痛に対する本会での臨床推論と鍼灸

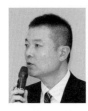

鈴木 信（すずき・しん）

1963年、大阪府生まれ。1988年、京都外国語大学フランス語学科卒業。外資系製薬会社勤務。1995年、大阪鍼灸専門学校（現・森ノ宮医療学園専門学校）卒業。1998年、米山鍼灸院院長。日本小児はり学会理事。森ノ宮医療学園専門学校鍼灸科講師。森ノ宮医療大学保健医療学部鍼灸学科講師。日本臨床鍼灸懇話会理事。

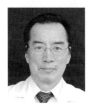

尾﨑朋文（おざき・ともふみ）

1977年、大阪鍼灸専門学校（現・森ノ宮医療学園専門学校）卒業。1997年、同校附属診療所鍼灸室室長。2007年、森ノ宮医療大学准教授。2008年、近畿大学通信教育部法学部卒業。2012年、森ノ宮医療学園専門学校副校長。2013年、森ノ宮医療大学保健医療学部鍼灸学科、学校法人森ノ宮医療学園理事。日本臨床鍼灸懇話会会長。

Ⅰ.はじめに

「鍼灸治療の方法は問わない。ただし臨床推論（診断）は現代医学的な方法でも行うべき。なぜなら鍼灸師が一人で責任を負えない病態（不適応）は医療機関に委ねるという責任を果たすため。そのためには現代医学的な身体診察を臨床で行う必要がある」。以上が本会の考える鍼灸師の臨床スタイルであり、「鍼灸臨床における共通カルテ」を代表的疾患について作成し、理学的所見などの診察の重要性を世に問うてきた。今回の企画についても同様の見地から、さまざまな可能性を仮定し、鍼灸治療法についてはモデルケースとして列挙する。

Ⅱ.方法―病態と鍼灸治療

今回、症例を提示され、限られた情報から想起される病態、それらをスクリーニングするためにさらに得なければならない病歴情報や身体診察情報を仮想し、仮想結果から想起された病態に対する鍼灸治療方法などを検討した。

1. 病歴情報について

病歴は診断寄与率58〜83%といわれる[1]。診察前の病歴聴取（医療面接）で病態推論はほぼ決まるといっても過言ではない。提示された病歴から想起される可能性の高い病態、スクリーニングが必要な（鍼灸不適応の可能性のある）病態などについて考えてみたい。また、それぞれの病態への鍼灸治療例も提示するが、その前に病歴から鍼灸の適応・不適応についてまずは考えたい。

腰痛における不適応な兆候（red flag）は提示された面接情報からはうかがえない。だからといって鍼灸適応であると早計はできないが、ひとまず重篤な状態とは考えにくい。以下は鍼灸適応として進めていく。

2. 20年前運動中にぎっくり腰

(1) 病態

学生時代にある程度のスポーツ歴がある場合、腰部の椎体関節や軟部組織への過大な負荷があり、体表所見としては、①皮膚の緊張、②浅い筋層から緊張、③志室などに筋硬結・圧痛が著明、④顕著な内科的な随伴症状がみられない、などがある。この場合、鍼灸治療としては以下が選択される。なお、治療方法のなかで「切皮刺」「刺入刺」「ツボ周縁刺」などの語句が出てくるが、本会が出版した『刺鍼基本テクニックのマスター教本』のなかで詳細に説明しているので参照していただきたい[2]。この書籍はさまざまな流派の刺鍼法に「共通する技術」を習得するための練習方法を紹介している。つまり、この書籍に掲載した練習を積めばさまざまな刺鍼方法が習得でき、さまざまな流派の刺鍼技術の基礎を身につける手助けをする内容になっている。

(2) 鍼灸治療

病歴や理学的所見などでヘルニアなどが除外できるもので、筋筋膜性腰痛が考えられる場合の治療法は、まず局所の圧痛や硬結、筋緊張などの所見、特に圧痛部位の特定が重要である[3)-6)]。すなわち「圧痛点＝刺鍼点」となると考えている。筋筋膜性腰痛の初期には、腰部全体が筋緊張状態であるために広範囲に圧痛が出現するが、そのなかでも最大圧痛点が重要である。圧痛点は経穴と一致することが多い。三焦兪や腎兪、志室に圧痛が出現しやすい。この部位は解剖学的には、腰神経後枝の脊柱起立筋および腰背腱膜貫通部位に相当し、筋緊張により神経が絞扼性神経炎を起こしていると考えられる。この場合、強刺激は炎症を拡大する恐れがあるため、弱刺激を心がけることが必要である。切皮して10mm以内の単刺もしくは置鍼が有効と考える[7]。

椎間関節症が想定される場合は、その部位が刺鍼点となる。この場合の圧痛は、当該棘突起下縁の高さで、後正中線から2〜2.5cmの外方にみられる。刺鍼深度は4cm程度である。経穴でいうと大腸兪や関元兪の内方に相当する。的確なポイントに当たると患者は「そこ、そこ、痛いところにばっちり当たっている」と表現する。経験上、主訴が再現するひびきがある刺鍼は治療効果が高い。ほかに使用頻度の高い経穴としては腰眼・腰陽関・関元兪などが挙げられる。刺激オーバーに注意する。

また、皮膚の緊張を認める場合などは、皮膚緊張部位を触診にて弛緩部位を見つけて切皮刺や散鍼をまず行い、次いで浅い筋層の緊張を認める深度まで刺入し、抵抗を感じたところで抜鍼する刺入刺を行っている[2]。

3.「虚」の様相があるぎっくり腰

(1) 病態

　別の病態も仮想してみたい。スポーツ歴がなく、普段から腰部にだるさやつっぱり感を自覚しており、便通が不定期・軟便・硬い便などがみられる。腰痛発症の契機が上記と同様の場合には、体表所見として①脊柱起立筋の軟弱、②皮膚の緊張がない、③深い筋層に緊張、④緊張のある筋群には押圧にて痛みと喜按などがみられる。

(2) 鍼灸治療

　この場合、筋緊張を起こしていても過敏になることが多いので、鍼の刺激量は慎重さが求められる。刺鍼点は極力少なくし、ポイントを絞ることが重要である。遠隔的に四総穴の委中や腰痛点も刺鍼点となる。

　使用する鍼は0番鍼など刺激が少ない番手を選び、ほとんど圧をかけないようにしてじわーっと刺入を行う。少しでも抵抗を感じたところで置鍼（刺入刺）し、深部の筋緊張部がある部分ではそこに到達させてから置鍼（ツボ刺）5分程度行う[2]。

　また、虚証を意識し、筋緊張の認められる筋群へ直接刺鍼することは避け、緊張している筋群とそのほかの筋群との境界部または、その周辺へ軽刺激（ツボ周縁刺）にて、筋緊張の寛解を目標に治療を行う[2]。

4. 6カ月前に極度のストレス

(1) 病態

　心的ストレスの関与が推察される場合、面接では可能な限り内容を聴取し、ストレスが現在も継続中か、不可避なものか、患者のストレスに対する考え方などを把握する必要がある。過度もしくは長期間にわたる心的ストレスは、全身の血行を悪くさせることにより軟部組織の柔軟性が低下し、わずかな筋収縮や筋伸展により急性痛の原因になることがある。この場合、所見として①上腹部の皮膚が緊張、②脊柱起立筋の緊張と熱感（特に肝兪～胃兪あたりまで）、③頭頂部の熱感などがみられる。これらの所見変化は鍼灸治療経過中に観察が必要である。

(2) 鍼灸治療

　まず、生活の正しいリズムをつくること。よく寝ること、食事がおいしいこと、便通があること、である。これらに対する鍼灸でのアプローチは得意分野と考える。快眠には百会や太陽への置鍼。頚肩部の緊張に対しては、圧痛の出現しやすい天柱、風池、肩井、膏肓、肝兪に刺鍼、胃腸の調子をよくするために中脘、大巨への刺鍼は有効と考える。しかし、刺激量のベースは患者さんの感受性を勘案することが必要と考える。

　また、心兪・胆兪・胃兪・脾兪・太衝・側頚部における皮膚・筋緊張のなかの陥凹部や圧痛部に対して置鍼する（皮膚表面から緊張が強すぎる場合は1mm程度の切皮刺置鍼）。

5. 内勤者の慢性腰痛

(1) 病態

　増悪因子に「デスクワークで長く座位を続ける」があり、痛みの質としては「胸腰部を伸展すると沁みるような痛み」がある。長時間のデスクワークの場合は、腹筋群の筋力低下と脊柱起立筋群の緊張を強いる。また肩峰が前方に変位し、前胸筋群の収縮が持続し、それらの筋疲労を促す。この場合、体表所見として①腹筋群の筋トーヌス低下、②脊柱起立筋群の緊張、③小胸筋など前胸部筋群の緊張、④頚部の筋群の緊張、⑤緊張のある筋には押圧にて痛みと喜按などがみられる。この場合、眼精疲労なども随伴することが多い。

(2) 鍼灸治療

　同一姿勢、特に前傾姿勢での長時間のデスクワークでは、定期的に休憩や体操など取り入れて、同一姿勢の持続を解くことが必要である。鍼灸治療としては、緊張を解消するための全身的なアプローチが必要であり、特に長時間のパソコン作業による目の酷使には太陽や攅竹などの置鍼は有効である。また、内勤者は運動不足から慢性腰痛になりやすく、疲労の蓄積から急性腰痛を起こすことがある。鍼刺激に慣れている患者や尿管結石などの関連痛としての腰痛の場合は、感受性を加味しながら、圧痛部位に低周波パルス通電法を使用することもある（図1、図2）。頚部の天柱・風池へ雀啄・置鍼。完骨・扶突へ刺入刺、ツボ刺、ツボ周縁刺での置鍼することも必要である[2]。

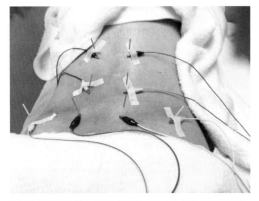 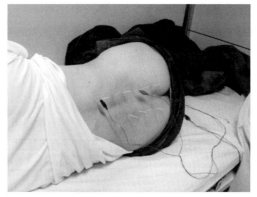

図1 58歳男性、急性腰痛に対する低周波鍼通電　　図2 54歳男性、尿管結石による腰痛の低周波鍼通電

6. その他、面接情報から推測される東洋医学的分析

(1) 臓腑

　心（夢を毎晩みる）、脾（食後の眠気、甘味を好む）、肝胆（声が大きい、しゃべっているうちに小声になる）。

(2) 寒熱

　熱（排尿回数少ない、赤み帯びた尿、過食気味、手足のほてり、8時間以上の睡眠必要）、寒（午前中よりも午後から本調子）。

（3）虚実

　実（特徴的な虚の病歴所見が見当たらない）。

　上記の病歴所見がいつからか、が提示された資料からは不明なので分析可能な事実だけを列挙してみた。鍼灸治療については肝胆の実熱が想起できる。

Ⅲ. 身体所見について

　身体診察の診断寄与率は8～20％とされている。これは現代医学的な理学的検査や神経学的検査を対象としており、鍼灸師が行う東洋医学的な診察項目を加味すると、その寄与率は鍼灸師の臨床にとってさらに高まると考えられる。つまり鍼灸師の臨床は、面接と身体診察の2つだけで病態の真実に迫ることができる、いわゆるプライマリ・ケアとの相似性を見出せる。

　今回、提示症例には現代医学的な身体診察所見が記されていないので、鍼灸師がルーティンに行うべき診察項目、病歴の確認のために採取しなければならない診察項目についても述べてみたい。

1. ルーティンに行うべき診察項目

　主訴の種類にかかわらず、鍼灸師として平素の患者さんの状態を把握する目的で行うもの。①血圧・脈拍測定、②聴診（胸部、腹部など）、③打診（腹部など）、④触診（腹部や背部兪穴含む）、⑤理学的所見（ROM、MMTなど）、⑥神経学的所見（深部・病的反射）など。東洋医学的な所見についてはその治療方法により取捨選択があると思われるので詳細は省くが、脈診や舌診などは必要と考えられる。

2. 本症例に対して確認すべき診察項目

（1）ROM（理学的所見として）

　腰部の障害組織やその程度を知るうえで、前後屈、左右側屈、左右回旋およびそれらの動きに伴う痛みやつっぱり感などが、どの動きでどこに発現するかを確認する。これらは術後の効果指標にも役立つ。

（2）深部反射（神経学的所見として）

　下肢に症状はないが、年齢を考慮すると下肢に神経症状が出てもおかしくない。下肢症状がなくてもPTRやATRが低下している場合はよく診られる。その場合、将来的に下肢症状が出現する可能性は高いと思われる。もし下肢の深部反射に左右差（患側の低下）が診られた場合は、上記の旨（下肢の痛みやしびれが出現する可能性）を説明し、主訴の腰痛がよくなっても体調維持のために鍼灸治療の継続を勧める必要がある。

（3）知覚（触覚）検査

　下肢のデルマトームに沿った知覚鈍麻や過敏がないかを確認する。下肢症状がなくても健側に比べて触覚が鈍麻になっている場合もある。検査では筆を使うのが原則である。検者の指を使った場合、

触覚に加えて圧覚が加わり正確な触覚検査にはならない。ただ、指を使って検査した際にすでに触覚鈍麻が診られた場合、その所見が示す末梢神経損傷程度は高いことが示唆される。この場合も将来的な下肢症状の出現は念頭に置き、患者説明を怠ってはならない。

Ⅳ. 本症例の現況に対する鍼灸治療

肝、脾に関係したところを調節していきたいと考える。右照海、右漏谷、右少海、右尺沢、右郄門、あるいは陰陵泉、商丘、大都などが想定される。

睡眠の状態などから疲労が取り切れておらず、自覚の有無は別としてストレスも多く、慢性的に自律神経が乱れている状態であると推測される。頚部では天柱・風池・扶突へ鍼先に抵抗がある部分までじわーっと自然に沈んでいくように刺入刺。背部では触診によって陥凹がある兪穴へ軽い刺激を意識して切皮刺。表面から緊張が強い部分にはそのなかの陥凹部へ切皮刺置鍼を行う。腰部では腎兪・大腸兪・腰眼・腰陽関・関元兪・志室・帯脈へ単刺・筋硬結への刺入刺、ツボ雀啄刺で置鍼[2]。

頚部刺鍼は自律神経調整・睡眠の質向上を目的とする。慢性疲労状態にある起立筋・腰部の筋に対して筋緊張の緩和・血流の改善を目的として刺鍼。鍼の太さは患者の鍼に対する感受性によって選択する。単刺と雀啄の使い分けについても同様である。

Ⅴ. 患者説明について

医療者として患者説明を外しては臨床として成り立たない。①症状の原因、②予後、③鍼灸治療方針（具体的内容含む）、④日常生活の注意点、の4項目は必須と考えられる。

①については病歴や診察所見からさまざまな病態が想起されるので、病態に合わせた説明が必要である。

②については①の病態推論に基づくものである。本症例の場合、下肢症状の出現の可能性については必ず説明すべきと考えられる。我々の臨床経験でも、腰痛が改善した途端に下肢の末梢神経症状が出現した、という例は稀ではない。それが「鍼灸治療のせいで」と嫌疑をかけられないためにも理論武装が必要である。

③については上記に病態別の治療法について述べた。

④については鍼灸師のさまざまな臨床的視点、興味、得意分野があるので一概に述べられないが、本症例においては仕事姿勢である座位・歩行などの動作、食生活、睡眠時間などの改善の示唆、手足を動かす有酸素運動の推奨なども必要となりそうである。これらの示唆は、鍼灸治療によってより早期に症状改善を目指す大きな戦略になる。よい治療を行ってもそれ以上に患者さんが身体に悪い生活を繰り返すことによって、「鍼灸治療は効果がない」などの誤解を生じさせないためにも必要である。

そして、鍼灸治療が介入することによって起こり得る身体の変化についても言葉を添える必要がある。本症例では便の性状などに大きな問題はないが、術後には消化器の動きが活発になり、普段以上の量が出る。術日は気分もリラックスして普段よりもぐっすりと睡眠が取れるなどである。そしてそ

のような体調の変化を常にトレースしておくと、患者さん自身も鍼灸治療による身体のよい変化に気づくようになる。その気づきは、主訴が改善したあとでも鍼灸治療へのモチベーションになる。

Ⅶ.道具

❶ ディスポーザブル鍼
❷ 針捨てボックス　ハリクイ
❸ 手指消毒用　ハンズクリーンG
❹ 鍼立て
❺ 膿盆
❻ セイリンパレット
その他、パック式消毒綿花

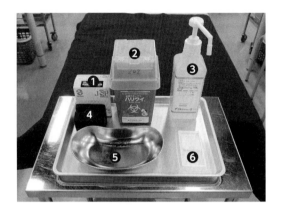

Ⅷ.結びに

　以上、想起可能な病態に対する鍼灸治療方法を述べた。

　鍼灸治療の目標は主訴の改善だけではない。患者さんのよりよい健康状態である。急性腰痛ならこのツボ、慢性腰痛ならこのツボ、などと安易な施術ではない。主訴が改善したら次はどのような症状が現れるかを推測し、長い年月をかけて患者さんを見守るのが臨床鍼灸師の喜びといえるだろう。

　本文は鈴木信、辻丸泰永、西岡宏晃が中心に執筆した。文責は尾﨑朋文が負う。

【参考文献】
1）高久史麿, 橋本信也, 福井次矢, 他. 診察診断学. 医学書院, 2000.
2）木下伸一. 刺鍼基本テクニックのマスター教本. 日本臨床鍼灸懇話会, 2010.
3）軽米寿之, 今明秀. 増刊レジデントノート. 救急初期診療パーフェクト. 腰痛. 羊土社, 2015, 12-10, 108-113.
4）尾崎昭弘. 図解鍼灸臨床手技マニュアル. 医歯薬出版, 2012: 219-229.
5）山田勝弘. 鍼灸臨床の科学. 腰痛. 医歯薬出版, 2001: 133-162.
6）菅波浩平. 図説東洋医学. 鍼灸治療編. 学習研究社, 1989: 40-61.
7）森俊豪, 竹下イキ子, 北村清一郎. 鍼灸師・柔道整復師のための局所解剖アトラス 腰部. 医歯薬出版, 2016: 26-31.

No. 39 病鍼連携連絡協議会
びょうしんれんけいれんらくきょうぎかい

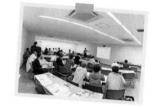

❶ 主催者、代表者名
長谷川尚哉

❷ 会の発足年
2013年（病鍼連携神奈川として発足）

❸ 発足の目的、背景
医療機関と開業鍼灸マッサージ施術所をつなぐネットワークを構築する。本会は明治国際医療大学教授の江川雅人先生、そしてプライマリケア領域の重鎮である藤沼康樹先生を顧問にお迎えし、地域包括ケアの受け皿となる鍼灸マッサージ師のネットワークの構築を目指す。「自己完結型」ではなく、病院医師とよりよいコミュニケーションをとりながら、患者様にとって安心して受けていただける鍼灸マッサージ施術を提供できるよう、講習会、研修を通して学び合う鍼灸マッサージ師の集いとなるようにと、設立した。

❹ 会員数
90名（2020年1月1日現在）

❺ 主な勉強会、セミナーの開催頻度と開催場所
年度複数回の勉強会、一般向け基礎講座を適宜開催。会員専用情報交換グループサイトにおいて、都度、症例検討、情報提供実施。

❻ 代表的な会費等
入会金：5,000円、年会費：10,000円
ほか、損害保険制度、AEO団体割引など。

❼ 主な支部
北海道、東北、関東、中部、関西、中国四国、九州支部

❽ 会の特徴
基本的には現代医療鍼灸を旨とし、しかしながら各会員の施術の特徴は尊重する姿勢をとっている。大切なのは、施術事故を起こさない、施術中に発生するであろうイエローフラグ、レッドフラグを確実に鑑別し、医療機関紹介態勢をとることである。認定施術所にはBLS（ベーシック・ライフ・セービング）外部認定を必須として、心停止はじめ応急処置の対応ができる施術所を増やすことを目的にしている。これまでAED配置施術所を約60件増やし、MAP作成などを実施してきた。日本プライマリ・ケア連合学会などとの距離感も近く、ご高診願いの書き方、添削、症例検討なども実施している。

❾ 連絡先
病鍼連携連絡協議会　本部　担当：長谷川尚哉
〒255-0001　神奈川県中郡大磯町高麗3-1-11　大磯治療院内
TEL：0463-36-5528　E-Mail：cooperation_kanagawa@oiso-chiryouin.info
HP：http://www.oiso-chiryouin.info/hospital_accu_cooperation_kanagawa.html

病鍼連携連絡協議会の「ツボの選び方」

カンファレンスを通しての現代医学的解析

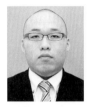

糸井信人 （いとい・のぶと）

2008年、明治鍼灸大学（現・明治国際医療大学）鍼灸学部鍼灸学科卒業。2010年、明治国際医療大学 博士前期課程 臨床鍼灸医学分野 内科学専攻修了。同年、糸井鍼灸治療院勤務。2016年、Cubic Lab.勤務。修士（鍼灸学）、診療情報管理士。病鍼連携連絡協議会 世話人、病鍼連携連絡協議会関西支部・中四国支部 支部長。

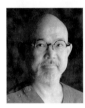

長谷川尚哉 （はせがわ・なおや）

1997年、神奈川衛生学園専門学校卒、同年同校実技指導教員助手、大磯治療院開院。2006年、（株）ソクラー・テクノス設立。マッサージスコア特許取得。2009年、国立大学法人筑波技術大学客員研究員、後藤学園基礎医科学研究室研究員、2010年、日本東洋医学系物理療法学会理事。2014年、イ）三思会 とうめい厚木クリニック統合医療療法科。現、ほんあつ治療院、大磯治療院総院長。病鍼連携連絡協議会発起人、世話人。

Ⅰ. はじめに

「糸井先生、医道の日本社から『ツボの選び方』というテーマで執筆依頼が来たのだけれど、ちょっとお手伝いをお願いできないだろうか？」

世話人である長谷川先生と、そんなやりとりから始まった事前カンファレンスだったが、病鍼連携連絡協議会の立場からいうと難しい患者モデルであった。その点を踏まえ、私たちのまなざしで論説を展開したい。

Ⅱ. 患者モデルの解析

まず、我々は提示された患者モデルの解析を始めた。提示されたモデルは次のとおりである。
【患者】
45歳、男性、中肉中背。
【主訴】
6カ月前に発生した急性腰痛が残存中。長時間座位で腰部違和感と体幹伸展時痛、疼痛は若干沁みるような痛みとのこと。X－20年に運動時腰痛が発生して医師の往診と接骨院で干渉波施術受療歴あり。

このなかで糸井と長谷川は下記のようなやりとりを行った。

長谷川：今回の患者モデルはバイタルがないけれど、どうしようか？

糸井：そうですね。中肉中背だけでは分からないですね。既往歴などマルチモビディティはあるのですか？

長谷川：いや、ここでは東洋医学的所見が記されているけれど、決定的なものはないね。身長と体重も明かされていないのでBMIも分からない。通院歴が整形のみなので、ほかの投薬情報や受診歴が分からないのだよ。

糸井：そうなのですか。主訴だけでみたら、椎間関節性腰痛を疑いますけれど、座位保持でどれくらいの時間で疼痛感受しているかもちょっと分からないですね。指床間距離（FFD）は書かれていました？

長谷川：記載なしだね。ストレス性だという点くらいしか書かれていないね。今回の通院歴、画像診断歴は明らかではないけれど、下肢症状は出ていないだろうか？　既往歴の運動時腰痛は今回の長時間座位保持とストレスから来る腰痛とパターンが異なるね。最近の運動歴も特にリストに上がっていないなあ。モデル患者の内容から必要なテストなどをリストしてみようか？

そこから、我々は、主訴からみた聴取必要事項リストOPQRSTにて情報を整理した。

1. 主訴からみた聴取必要事項リストOPQRST

（1）OPQRST

O（Onset）：主訴の始まり

　6カ月前発症。本日は詳らかではないか？

P（Provocation）：誘発・緩和条件

　長時間座位で腰部伸展動作時痛が発生。

Q（Quality）：痛みの質

　「沁みるような」痛み。

R（Region）：痛みの部位の広がり

　下肢症状は未聴取、腰部に限局か？

S（Severity）：主訴重篤度

　重篤度はさほど高くはないか。本日は自力通院か？　疼痛性跛行などはないか？

T（Time Course）：主訴時間経過

　6カ月前の起因するようだが、当時の疼痛との差異が現状では分からない。

（2）カンファレンス

長谷川：整形外科的には、このたびも整形外科受診は先行していないようだし、画像所見もなさそうだね。糸井先生ならどう診ます？

糸井：そうですね。まずは神経学的問題はなさそう（下肢症状）なので、体幹伸展位での疼痛感受ということで腰部椎間関節性腰痛、という感じでしょうか？

長谷川：そうだね。でも、ここで完結したくはないよね。主訴以外に所見があるので、みてみることにしましょうか。

2.主訴以外の所見についての聴取必要事項リスト

（1）カンファレンス

長谷川：ここには望聞問切所見が書かれているよね。東洋医学的にはどうでしょう？

糸井：そうですね。私が考えていることを少しお話ししますね。聞診において、「声は大きくて高いが、しばらくしゃべっているうちに小声になる」との項目より、この症例は「外感病初期には正気が旺盛であるため声が高く、力があり、邪を身体から出そうとして肺の宣散が強化されるため、発声の始まりが軽く、しばらくして重くなる」ことから、外感病初期にあることが推測されます。その病邪を推測するに、この症例が加療された季節がいつか記載されていないため、記載された情報から推測するに、望診での「顔は日に焼けて黒いが、胸腹部や背部は白い」、問診での「排尿回数は他人よりもやや少なく、尿が少し赤みを帯びている」「手足ともに、ややほてる感じがある」との項目より、この症例は屋外での行動が多く、かつ夏期の頃だと推測しました。そのため、熱湿邪の影響を受けているものだと考えています。それは脈状において、左右ともに沈、数、虚であることより、そこは十分に担保できているものだと考えます。

脈状において濇脈とあるため、気滞の有無を考えなくてはなりませんが、問診において「肩こりの自覚はなく、頭痛も背中の痛みもない」との項目から、気滞は排除でき得ると考えています。

この病邪が臓腑にどのように影響しているか考慮するに、脈診における相対的虚実および虚実関係から「肝＞腎、心包＝心＞肺＞脾」の関係を呈していることが推測されます。また、問診での「腰部の違和感」や「胸腰部伸展動作で腰部に若干沁みるような痛みがある」「午前中はなんとなく身体がだるく、午後から夜にかけて本調子になる」との項目より腎の病証がメイン、「夢は毎晩のように見る」との項目をあわせて心の病証がサブにあるととらえました。

以上を踏まえ、総合的にこの症例は腎陰虚証と考えています。

今回、東洋医学的な分析を進めたものの、この症例では舌診や腹診の詳細は示されておらず、証決定にはいささか不安を感じます。また、「夢をよく見る」とありますが、どのような夢だったのかを聴取することで病の表裏関係を推測することができ得るため、その点も示していただきたかったです。

長谷川：ありがとうございました。現代医療的にみると、以下のようなことも考えられそうですね。「午前中がだるくて午後から夜本調子」というところを注視すれば、まずは睡眠状況をさらに聴取しなければならないかなと思いますね。ここには、このところの睡眠時間の聴取がないから推定できないのですが、単純な睡眠時間、終診時刻と起床時刻のズレから来るもの、という感じならいいのですが、「副腎疲労症候群」や「鬱症状」も視野に入れないといけませんね。それから、栄養状態の聴取もしたいところ。食生活の不整から来る内分泌の乱れなども視野に入れないといけないかと思いますね。

次に「甘みを好む」という記述があったけれど、この患者さんのバイタル部分の確認ができていないからBMIの計算も不可能だね。甘いものを好むのも「副腎疲労症候群」の可能性を裏打ちしているかもしれませんね。食生活はぜひ聞きたいところですね。ところでこの方は独身？　一人暮らし？　ご実家はどちら？　といった情報がないなあ。家族歴に精神科領域のもの、糖尿病、とか高血圧、高

脂血症などの情報がほしいところですね。

そして、「毎食後排便（日によって）」というところでは、頻度が気になりますね。もしも毎日のようなら、最悪は潰瘍性大腸炎も視野に入れなければならないだろうし、便通に関する通院歴も聞いておかなければならないね。

それから、どうしても医療先行にしたいポイントとして「尿が少し赤みを帯びている」というのがあるよね。これはもう、本人申告であるとするなら医療先行でしょ。これは肉眼的血尿の可能性を示しているよね。すでに顕微鏡的血尿ではないわけだから。泌尿器科通院歴は聴取していないの？　排尿時痛は確認した？

前立腺肥大や感染症状は怖いけれど、患者さんのバイタルが聴取できていないから分からないなあ。「尿回数が他人よりもやや少なく」となっているけど、誰と比べているのかなあ。実施の回数、尿量なども聞いておきたいね。まあ、肉眼的血尿の可能性もあるから、泌尿器科へのご高診願いを書いて予約を取っておこうと思います。または、諸々ストレス性のものもありそうだから、プライマリケア医にご高診願いを書くのもいいよね。

Ⅲ. 選穴理論

1. カンファレンス

長谷川：主訴は腰痛のようだけれど、画像診断の情報はない。でも下肢症状はないということだから、やはりここは「椎間関節性腰痛」を疑うわけだけど、実際、急性期の腰痛ともいい切れないね。鍼が必要かどうかを考えてみなければね。候補とするなら責任椎間関節の左右差をとって、椎間関節刺鍼、あるいは棘間靱帯刺鍼を実施することはできそうですね。東洋医学的にはどう？

糸井：今回、私はこの症例を「腎陰虚証」ととらえています。よって、滋陰降火法を行うかと。滋陰降火法とは「滋腎壮水・補腎滋陰」を目的とした腎兪および太渓、「滋陰瀉火・心腎交通」を目的とした湧泉、「三陰補益・引火帰元」を目的とした三陰交を基本経穴とします。本症例では「手足ともに、ややほてる感じがある」ことより養陰清熱を目的とした内関、「夢は毎晩のように見る」ことより寧神安神を目的とした神門を配穴しますね[1]。

長谷川：ご高診願いも書いておきますので、参考にして下さいね。

2. 施術法

糸井：私の場合は、これらの各穴にステンレス製鍼を、直刺にて5～10mm程度刺入する軽補手法を用い、15～20分間置鍼します。あわせて心地のよさを感じる程度の温かさのレベルで電子温灸あるいは半米粒大の七部灸にて施灸することを検討します。

しかしながら、長谷川先生のおっしゃるとおり、これは施術先行すべき事例ではなく、現代医療へのコンサルティングを実施し、適切な医療機会需給を損ねないよう努めるべきであると考えますね。

Ⅴ．解説

　本症例は、現代医療鍼灸のまなざしでみれば聴取事項の不足から、病態把握が完全にできない事例となった。関連する事象のなかで、イエローフラグとして「尿が赤い」「調子の日内変動」「過食気味、眠くなる」「毎食後排便（日によって）」「過食気味、甘みを好む」などがあるが、それぞれにプライマリケア医への紹介、あるいは泌尿器科、代謝内分泌科などへの紹介を視野に入れつつ、拝見することが必要であると考える。

　また、主訴の重要度を見極めることが大切で、主訴部分への施術は行うにしても、健康診断、検診受診を促す事例であるといえるであろう。独居で偏食傾向、嗜好品情報なども聴取できていなければ今後の患者の健康管理ができるとは考えにくい。東洋医学的見地からの配穴刺鍼法も糸井が述べたが、現代医療的には腰部への施術以外には現代医療先行が望ましいと考える。ご高診願い例（図1）を提示するので参考にしてほしい。そのうえで鍼施術に問題がなければ、東洋医学的施術を実施できる治療院に「鍼鍼連携」を実施する事例ではないか。

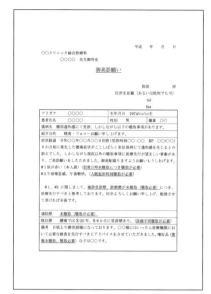

図1 ご高診願い例

患者氏名や生年月日などのほか、傷病名、紹介目的、症状経過、通院歴、既往歴を記入する欄を設けている

Ⅵ．道具

❶ ステンレス製ディスポーザブル鍼30㎜・1番鍼〜60㎜・8番鍼（セイリン製）
❷ 低周波鍼通電・治療器および耳鍼探索装置 LFP-2000e（全医療器製）
❸ 電気温灸器 Shouki（全医療器製）
❹ 点灸もぐさ（セネファ製）
❺ 温熱Kii caldo（全医療器製）

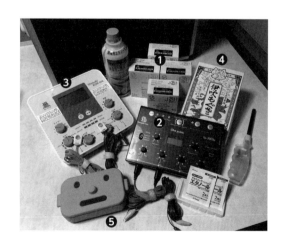

【参考文献】
1）中医針灸学の治法と処方. 東洋学術出版社, 2001. p.272-273.

No. 40 文京鍼研究会

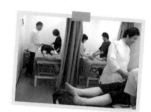

❶ 主催者、代表者名

加藤弘之

❷ 会の発足年

1986年

❸ 発足の目的、背景

「1人の名人上手より、100人の共通した理論体系を持った鍼治療家を育成しよう!」を目的に、漢方医学の世界観をアカデミックに研究し、古典鍼治療による臨床を学ぶ場として発足。

❹ 会員数

約60名

❺ 主な勉強会、セミナーの開催頻度と開催場所

【定例会】毎月第3日曜日 午後1:00〜(主に東京都・西日暮里ふれあい館 荒川区西日暮里6-24-4)

❻ 代表的な会費等

入会金:5,000円、年会費:10,000円(学生5,000円)、聴講費:2,000円

❼ 主な支部

港支部、群馬支部、時々会長宅

❽ 会の特徴

古典鍼治療の学理と実技を実践する団体として、3つのプログラムがある。

1. 基礎講座と基礎実技

初心者向けに古典鍼治療の基礎理論を分かりやすく解説し、脈診や尺膚診などの診察法や無痛鍼法の技術指導を行う。

2. 臨床講座

ベテラン臨床家による診察と治療の実際を講義。さまざまな症例の紹介と実技指導により会員の臨床力の向上を図る。

3. 古典研究

古代中国思想に基づく漢方医学の世界観を研究。『素問』『霊枢』『難経』などの古医書を用いてグループごとの研究発表を行い、自由な討議や意見交換をする。

❾ 連絡先

文京鍼研究会　澤田和一

〒106-0031　東京都港区西麻布1-5-11

TEL/FAX:03-5474-5088　E-Mail:wa-1@mua.biglobe.ne.jp

HP:http://www.wind.ne.jp/khari/kenkyuu/

文京鍼研究会の「ツボの選び方」

症例患者の生活環境の想定〜内熱虚証〜

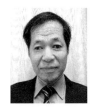

澤田和一（さわだ・わいち）

1955年生まれ。1976年、東京都立文京盲学校専攻科理療科卒業。あん摩・マッサージ・指圧師、鍼師、灸師免許取得。漢方薬＆鍼灸診療所勤務を経て、1989年に「澤田はり治療室」開業。文京鍼研究会総務部長。

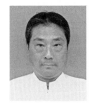

加藤秀郎（かとう・ひでろう）

1963年生まれ。1994年、国際鍼灸医療専門学校卒業。あん摩・マッサージ・指圧師、鍼師、灸師免許取得。同年、「加藤鍼灸院」開業。文京鍼研究会学務部長。

Ⅰ. はじめに

　提示された症例には患者の仕事や急性腰痛を発症した原因、日にちなどが記されていない。これらの情報がなければ、診察と治療は推論となる。よって、想定して執筆をする。

Ⅱ. 問診診察

【患者】
　男性、45歳、中肉中背。ホームセンター勤務。

【初診日】
　2019年10月21日（月）来院。

【主訴】
　腰痛。

【現病歴】
　2週間ほど前の10月6日（日）、地域運動会の綱引きで急性腰痛。翌日に動けない状態となり整形外科を受診。3日間の通院。その後、10日間ほど接骨院にて干渉波治療。日常動作や就労への支障は減っ

たが快方とはならず、以前に受けた鍼治療の効果を期待して来院。

【既往歴】

　半年ほど前の4月、園芸部の種苗の納入で店の方針と客の要望が合わず、その調節に強いストレスを感じ、また家庭では子どもの進学などの問題もあった。勤務中に急性腰痛を発症。勤務地から比較的近かったため当院を受療、3回の通院。以降は平常ではあったが、長時間のデスクワークでは腰に違和感。立位による体幹の伸展背屈動作では、腰にジワッとした軽い痛みがあった。そのときの放散痛はない。

【その他の診察所見】

　朗らかでよく話し、声は聞き取りやすい。筋肉質で身体の露出部は日に焼けている。休日は運動もする。労務内容は接客、商品の陳列や発注、在庫管理。資材部では品物が大きく、フォークリフトの操作で腰への負担も考えられる。資材部と園芸部の主任で勤務スペースが広いため、歩く機会や手で物を運ぶことが多い。疲労感は慢性的で午前中はだるく、昼食後の強い眠気の後から調子が出てくる。睡眠は8時間は取るように心がけている。

　肉体労働が多く、商品管理などのパソコン作業では神経疲労もあり、食事量は多く甘いものも食べてしまう。就労中は水分摂取を忘れ排尿色が濃い。勤務注意事項の熱中症予防の項目では、排尿の回数や濃い色は注意などの用例を満たしていない。甘いものを食べると疲労感の軽減を感じる。お腹はなんとなく緩く、毎食後に便通のあることが多い。来院早々は明朗だが、慢性的な疲労感からか治療で横になると急に口ごもり、虚ろな感じのときもある。

【切診】

　項背部―肩上部―腰部に硬結が診られる。押しても快圧とはなるが、痛みはない。

　殿部と大腿部の外側面も硬いが同様である。逆に前腕前側や下腿前側は硬さはないが、圧痛がある。また指先にかけてほてり感がある。腹部や腰背部は冷たい。

　脈状は沈、数、渋、虚の傾向で、左右差では左が強い（左関上が最強：右関上が最弱）。

Ⅲ. 本治法の証立て

　この場合は想定例の出題であるため、実病症としての重度は推察となる。そこで複数内容の解答としたい。『素問』の陰陽應象大論篇第五には「よく治するものは皮毛を治す。次は肌膚を治し、次は筋脈を治し、次は六腑を治し、次は五臓を治す」とあり、病証には浅部から深部へと進む段階があるとしている。

1.肉体労働が多く筋肉質で食欲が旺盛である点からの所見

　体力が充実しているとの観点から、邪気が皮毛を流れる気血に侵入したことによる腰痛と判断される。

　気血の病では脈診は寸口部の左右差で弁証する。六部定位脈診では左は心・肝・腎が配当され、血を主り、右は肺・脾が配当され気を主る。これは五行や五臓に分けたものをそのまま証にするのではなく、陰陽論によるものである。左右を比較して、浮いている側を病とする。浮いているとは浮位と沈位の脈幅が大きいことであり、陰陽のバランスが乱れていることを意味している。腰痛の主因は左

が浮いた病変は血への寒邪、右が浮いた病変は気への熱邪である。

　この想定例では脈は左が浮いているため血の病とし、そのなかで主たる病証を尺膚診で肝か腎かを選択する。尺膚診は前腕内側の肘―手首間の切診により、その部の五主の状態を通じて気血の病変を診察するものである。

(1) 肺（皮毛）皮膚の枯燥、潤沢、寒熱、汗腺の開閉などの状態をみる。

(2) 脾・（肌肉）前腕屈筋群の筋腹の部位にて肌肉の栄養状態、硬軟をみる。

(3) 肝〔筋〕手関節の腱の部位にて筋（スジ）の状態、硬軟をみる。

(4) 腎（骨）橈骨と尺骨と手根骨の骨の充実度をみる。

　「陰病は陽を治し、陽病は陰を治す」の原則から、血に病があれば気を、気に病があれば血を用いて気血のバランスを調える。

　当会独自の五主選択尺膚診により、(3)の手関節の腱が浮き出て堅く張るようであれば病証は血であり、そのカップリングである肺を本治法の証とする。そのとき使用経絡は手の太陰肺経となり肺虚証となる。

　しかし、手関節の腱には柔らかさが診られ、(1)(2)の病証的該当がない場合、消去法により(4)の腎が病証となる。これにより使用経絡はカップリングの脾となり、本治法の証は脾虚証となる。

　尺膚診は「尺」として『史記』の扁鵲倉公列傳にも記載され、『素問』では平人氣象論篇第十八、通評虚實論篇第二十八にあり、五主は宣明五氣篇第二十三にみられる。また『霊枢』では邪気臓腑病形篇第四、本蔵篇第四十七、邪客篇七十一、論疾診尺篇第七十四、九鍼論篇第七十八にある。『難経』では十三難の紹介となる。

2. 手足がほてり、体幹は冷たく、背部の硬結、沈、渋、虚の脈状からの所見

　「手足はほてり体幹が冷たい」とは、皮膚や肌肉、筋に栄養を供給する栄衛に病変が起こり、腰痛を発症したものである。この場合は、浮沈の祖脈と病脈としての脈状によって弁証を行う。労働や生活環境での慢性疲労という体内状態と、気候変化などの外的要因とで身体の防御反応がせめぎ合う。その体力と侵害要因との相関を治療の対象として、尺膚と脈状の沈、渋、虚から証立てをする。

　脈状はすべて陰であるため、慢性疲労と栄養状態からの体力低下が推察できる。祖脈が沈脈とは、身体が栄養を受け入れられていないことを現す。

　それが渋し、そして虚している。食欲は旺盛だが、毎食ごとに排便され滋養が身体に残りにくく、朝や食後では強い眠気を感じる。飲食物は栄気となり体中を巡り、全身各所に栄養を供給する。祖脈の沈と渋の病脈は血結という状態を意味する。つまり、たくさん食べてはいるが養分としての吸収は不十分で、身体には必要なエネルギーが行きわたってはいない。その足りなさへの補いが、甘いものなのである。そのうえで肉体労働がある。栄気という活力の供給は不足したまま、持ち前の筋力で対応し続けている。慢性疲労によって滋養状態は低下しているが、労働には対応し平常を保たなければならない。疲労は背部の筋肉を硬結させ、栄気の不足は体温生産の低下となり、体幹部の冷たさとなっている。

　おそらく滋養が足りないままの無理な労働の毎日だが、季節は夏で身体を温める必要はなく、わずかな活力は労働に向けられていた。ところが涼しさを感じ始めた頃に、運動会での綱引きがあった。

血結の状態は活動に応じた体温をすぐにつくることができず、それが朝や食後の眠気をより強めていた。筋力はあっても活力が足りず、そのため綱引きでは無理を超えて腰を痛めた。無理を超えたことで、虚の脈状があったのである。

脈状から病状を把握したのちに、尺膚の状態によって使用経脈を決定していく。

体幹は冷えているが、実は上腕と下腿には熱感があった。働くことで常に四肢の筋肉を使い、そのため血流は集まる。しかし四肢からの血液は冷やされて体幹に戻るため、より身体は冷えることになる。脈診は祖脈が沈であることから、滋養状況に異常が生じたことがうかがえる。そして病脈が虚と渋であり、尺膚は体格に比して小さく軟・虚熱であることで栄気の循環が不足したものとする。これらを総合して、病証は身体内部の栄養が不足する「内熱虚証」とした。これに対する本治法は、脾経への補法により栄気の循環を図る。

3. 食欲の過剰、排便の多さ、甘味の好み、慢性疲労、脈からの所見

食欲や便通は臓腑からの働きであり、その機能の異状によっても、間接的ではあるが腰痛が起こる病証もある。臓腑の病変の場合は、祖脈の遅数と寸口部の三部九候診によって弁証を行う。

『難経』九難には「数は腑なり」とあり、数の祖脈があることから腑の病証とする。腑であることで三焦の病として、水分や栄養の分配や消耗による病状と考える。

次に上・中・下焦の病位の特定として『難経』十八難にある寸口部の三部九候脈診を用いる。関上に特徴があることから、中焦に病があるとする。中焦の五臓配当は脾と胃であり、飲食物の消化・吸収・運化にトラブルがあったと推察できる。状態の虚実は、脈状の渋と虚や尺膚の力のない虚熱から、機能が低下した虚証である。慢性疲労から中焦の働きが虚して滋養の分配が不安定となった。そのことで筋肉動作が乱れ、ぎっくり腰を起こしたものと考えられる。

▌Ⅳ. 依拠する選穴理論

当会では「虚すればその母を補い、実すればその子を瀉す」で虚や実の病証の改善・解消に五行穴を使う。しかしその使用は季節や個々の病体によって変化するものであり、固定化された選穴論ではないとして、六十九難の治療法則を臨床に応用している。

古典のなかには治療すべき経脈を指定しているが、経穴の言及がない場合が多い。これは指定されたエリアのなかで最も反応している点を見出して、そこに施術することを意味している。千変万化する病体の気を整えるには、常に生体の変化に対応した反応点取穴が求められる。

1. 気血が病証の場合

脈の左右差と尺膚の五主選択から、肺虚証であったとする。使用穴は手の太陰肺経の井穴以外の五行穴であり、最終選択は左右の計8穴を触り、理想的な脈状に近づいたものを使う。

2. 栄気の供給障害が病証の場合

尺膚の状態と脈状から、栄養状態が低下した虚証として脾経を選択した。使用穴は井穴以外の五行

穴から最も反応がある経穴を脈の変化を診ながら行う。

3.中焦の脾胃が病証の場合

脈状と尺膚から中焦の機能が低下した虚とし、使用経絡を脾経として、虚証であることから、六十九難の治療法則により大都を第一候補とし、ほかの経穴の反応も診ながら選穴する。

Ⅴ.選んだツボへの施術方法

刺鍼は直刺でなく、皮膚面と鍼体の間に45度から60度程度の角度をつける。経脈に対して鍼体が流注に合致するように鍼を乗せ撚鍼法を行う。鍼は鍼体8分、竜頭8分のノゲ型1番の銀鍼を使用する。

Ⅵ.標治法

症状とは気血や栄衛の流れの異状で起こる。その流れの中央にある督脈経上に反応点を見出し、施術をすると、流れの異状が効率よく改善できる。

本症例では、腰部に硬結が診られ、押しても快圧とはなるが痛みではない、とある。おそらくは左側または右側に強く硬結が現れている。それは棒状に広がっていることが多く、その上端と下端を見極め、その部と近接の督脈付近に反応点を見出し刺鍼する。棒状の硬結の大きさが縮小し、明確になった中心点付近への再度の刺鍼で、さらに形状が変化し内包する寒や熱がなくなり、緩んでいく。

Ⅴ.道具

❶ 手前の鍼が鍼体8分、竜頭8分のノゲ型1番の銀鍼
❷ 灸道具（30年ほど前に医道の日本社で購入した線香と艾置き）
❸ 水皿（非売品の作家のもの）
❹ 消毒液
❺ 酒精綿

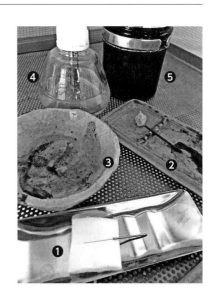

No. 41 牧田総合病院 東洋医学課

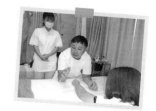

❶ 主催者、代表者名
石塚僚司

❷ 会の発足年
2016年

❸ 発足の目的、背景
当施設の前身である牧田中医クリニック（1990－2016年）は、天津中医薬大学と提携し、脳血管障害後遺症に対する鍼灸治療である醒脳開竅法の実践と、啓蒙・普及活動を行ってきた。2016年の施設移転後となる現在も、醒脳開竅法と中医学の発展に注力している。

❹ 会員数
醒脳開竅法勉強会：毎年 初級10名、中級8名、上級若干名　募集

❺ 主な勉強会、セミナーの開催頻度と開催場所
【醒脳開竅法勉強会】毎年開催（東京都大田区・牧田総合病院および牧田中医はりきゅう治療室内）
その他、中医学の基礎講座、実技講座などを不定期で開催

❻ 代表的な会費
年会費（全10回分）初級：88,000円、中級：110,000円

❼ 主な支部
特になし

❽ 会の特徴
日本の医療機関内において醒脳開竅法を実践している数少ない施設であり、日常臨床でも中国鍼を活用し、痛くない"だけ"の鍼に甘んじることなく、結果を出すことを目指している。同様に、基礎理論の習得から病棟内見学、臨床実習を通して醒脳開竅法を学べる機会自体を貴重なものと考え、多くの方が当施設での研修を望まれる理由にもなっている。

❾ 連絡先
牧田中医はりきゅう治療室　石田大弥
〒144-0051　東京都大田区西蒲田4-22-1　牧田総合病院　蒲田分院1階
TEL：03-5748-5026　E-Mail：chuui@makita-hosp.or.jp
HP：https://makitachuiharikyu.jimdo.com

牧田総合病院東洋医学課の「ツボの選び方」

中医弁証によるツボの取り方

石塚僚司（いしづか・りょうじ）

2001年、湘南医療福祉専門学校東洋療法科卒業。2003年、東京医療専門学校 鍼灸マッサージ教員養成科卒業。2016年、牧田総合病院東洋医学課（牧田中医はりきゅう治療室）開設。東洋医学課課長。

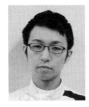

石田大弥（いしだ・ひろや）

2011年、神奈川衛生学園専門学校東洋医療総合学科卒業。2013年、東京衛生学園専門学校臨床教育専攻科卒業。2016年、牧田総合病院東洋医学課（牧田中医はりきゅう治療室）開設。勉強会・セミナー担当。

I. 診察から弁証まで

　まず、X−20年のギックリ腰についての情報が不明瞭であるため、運動中に発症した気滞血瘀を原因とする急性腰痛であったと仮定し、本症例を検討する。

　既往歴の詳細な聴取は、病因病機の解明に不可欠であるが、主訴以外の所見に「体型、食後の眠気、甘味を好む、過食気味」など、脾気虚の症状が散見されることから、当初は脾気虚、気滞血瘀が併発した状態であったと推測される。

　X年の急性腰痛は、20年前の急性腰痛に伴い生じた気滞血瘀および脾気虚が久病となることで、病態が多面的に進展しており、沈脈が現れ病位が深くなっていることを示唆する。

　「愛想がよく、明るくしゃべる」などの所見は外交的な反面、気機の異常が情志へと影響する際にみられ、気滞が生じていることを示唆する情報であり、「長時間のデスクワーク」は、その原因となる。

　また、本症例は、脾気虚により生理物質を十分に化生することができず、病証が波及しやすい状態であり、パソコンに向かい目を酷使する作業が続くことが、肝血虚を誘発する要因となった。

　気滞と肝血虚が並行して存在する状態に、極度の精神的ストレスが加わることで、肝陽上亢を引き起こし、今回の急性腰痛が発症したと考えられる。

　発症後、鍼灸を受療し、主訴にかかわる症状にも変化があったと考えるのが妥当であり、「デスクワークで長く座位を続けると腰部に違和感が生じる。胸腰部伸展動作で腰部に若干沁みるような痛みがあ

る」という訴えは治療後の状態となる。

例えば、肝陽上亢による虚熱は、足厥陰肝経のみならず、足少陽胆経を遡上して、流注上の疼痛や諸症状を引き起こす。発症当初の疼痛部位が帯脈や日月など腰部外側であれば、自ずと足少陽胆経の腧穴も処方の視野に入る。また、「少陽は枢を為す」と呼ばれることから、中枢、懸枢の位置する胸腰部伸展動作に伴う腰痛の誘発にも一定の理解ができる。

なお、本症例では手足のほてりを訴えながらも腰部の他覚的な冷感が認められることや、午後から夜間にかけて本調子になる、など陰虚内熱の兆候が多い。

脈状に視点を向けると、虚・数の脈証は、脾気虚を誘因として生じる気血不足の延長上に陰虚が存在することを表している。また、濇の脈証は、気機の疏滞を主とする複数の病態が現れたものと考えるのが妥当である。

このように病の長期化によって病態が複雑化した症例では、鑑別診断を目的とした患者情報の収集が治療内容を大きく左右する。

本症例に際しては、血虚と陰虚の比重を推定することが重要となるため、現在の情報以外に、目眩の有無、爪甲や毛髪の栄養状態など、血虚への偏重を確認しておきたい。

選穴、配穴にあたっては、陰虚内熱を主として、血虚の兆候が顕著であった場合の処方についても併記する。

上記の内容に含め、肩こり、頭痛など上半身の症状が認められないことから、肝陽上亢は一過性の病変であり、現在は肝陰虚証、脾気虚証が本態であると考えられる。

Ⅱ.選穴理論

1.滋陰

（1）復溜

陰陽の根本であり、主水作用を持つ足少陰腎経の母穴（経金穴）に当たる復溜は補法を施すことで滋陰に作用する。血虚に比べ、陰虚が主となる症例で適応する腧穴である。

（2）三陰交

足太陰脾経の三陰交は、その名が表す通り、足三陰の交会穴である。肝脾腎は、いずれも陰血の生成、循環、保持に関与する臓腑であることから、補法を施すことで滋陰、養血に作用する。陰虚に比べ、血虚が主となる症例で適応する腧穴である。また、本症例に対しては、疏肝、健脾に働くことも特筆すべき点である。

（3）照海

足少陰腎経の腧穴でありながら、陰陽、気血を調節する役割を持つ陰蹻脈の八脈交穴でもあり、補法を施すことで滋陰、瀉法を施すことで清熱に作用する

陰虚に伴い内熱が顕著となった症例で適応する腧穴である。本症例では陰虚内熱の兆候が認められることから処方に適する。

2.疏肝、平肝
（1）太衝

足厥陰肝経の原穴である太衝は、瀉法を施すことで疏肝理気に作用する。また、原穴は臓病に用いる代表的な腧穴である。

本症例では、職場環境の精神的ストレスが引き金となっている。環境因子の変化が望めない場合、気滞の根本的な解消は困難であると考えられる。

一方で、継続的な気滞の存在が病証の伝変・波及に関与していることから、疏肝を目的とした処方は必須となる。

（『黄帝内経 霊枢』九鍼十二原篇「五蔵有六府 六府有十二原 十二原出於四関 四関主治五蔵 五蔵有疾 当取之十二原」）

（2）肝兪

背部兪穴は、臓病に用いる代表的な腧穴であり、肝兪は肝の病証に適応する。

（『難経』六十七難「五蔵募皆在陰 而兪在陽者 何謂也 然 陰病行陽 陽病行陰 故令募在陰 兪在陽」）

3.健脾、去湿
（1）脾兪

背部兪穴は、臓病に用いる代表的な腧穴であり、脾兪は脾の病証に適応する。

（2）陰陵泉

足太陰脾経の合水穴にあたる陰陵泉は、補法を施すことで健脾化湿に作用する。

本症例の現状では、著明な内湿の停滞は認められないが、複数の病態が絡み合い、互結した状態となっている。今後、病期が長引くことで、脾気虚により生じる内湿が気機を阻滞させる原因となり、気機の阻滞が内湿を助長する原因となる。以上の理由から、去湿を図ることが病態の発展を予防すると考え、陰陵泉を処方する。

一方で、一口に去湿と表現されるが、臨床上で去湿を図ることは容易でない。後述する処方により、他臓腑、他経絡の機能を借りることで初めて成り立つ場合もある。

（3）中脘

胃の募穴である中脘は、瀉法を施すことで健脾和胃に作用する。中焦全体の気を建て直すことを目的に処方する。

4.理気、行気、疎調経筋
（1）合谷

多気多血の性質を持つ、陽明大腸経の原穴であり補法では補気作用を有するが、瀉法を施すことにより、理気・行気、清熱の作用を呈する。

太衝と組み合わせ四関穴として使用することで、各所の止痛や陰陽の調和に用いる。

(2) 太衝

太衝の概要については、「Ⅱ-2-(1) 太衝」の項、四関穴としての利用については「Ⅱ-4-(1) 合谷」の項を参照されたい。

また、気機の停滞は、湿を生じる原因となることから、「Ⅱ-3-(2) 陰陵泉」の項で述べた、去湿に対する補助的な処方として疏泄の力を利用する目的もある。

(3) 陽陵泉

本症例では、厥陰経に収まらなくなった肝陽が少陽経にあふれ出したことで腰痛を発症したと考えられる。陽陵泉は、足少陽胆経の合穴にあたり、逆気而泄を主治とすること、また筋会穴であることから、瀉法を施すことにより疏肝利胆、泄熱、疎調経筋に作用する。

(『難経』六十八難「五藏六府 各有井滎兪経合 皆何所主 然 経言 所出為井 所流為滎 所注為兪 所行為経 所入為合 井主心下満 滎主身熱 兪主体重節痛 経主喘咳寒熱 合主逆気而泄 此五藏六府 其井滎兪経合所主病也」)

5.その他
(1) 腰部 太陽経排刺

主訴である腰痛に対して局所的な疏通経絡を目的に処方する。

(2) 委中

足太陽膀胱経の合穴であり、瀉法を施すことで流注上の舒筋活絡に対して用いるが、血郄の別名を持ち活血化瘀の処方としても適応する。

(3) 委陽

三焦の下合穴であり、瀉法を施し通利水道することにより湿の停滞を予防する。また、三焦が諸気を主宰し、全身の気機の調節、気の化生に関与することから調気の作用を有すると考え、気の停滞を緩和するため処方する。

(4) 下腿 陽明経排刺

本症例では、脾気虚による気血の化生不足が病態に関与している。多気多血の経絡である、陽明胃経に排刺を行うことで、全身的な気血の充足を図る。

また、重濁性を持つ湿が生じた際に、脾気が不十分な場合、「Ⅱ-3-(2) 陰陵泉」の項で述べた去湿の作用が引き出されないことがある。多気多血の経絡である陽明胃経の経気を利用することにより、脾気が不足した症例での去湿を補助する処方として用いることもある。

(5) 吸玉 (抜罐)

腰背部に対して抜罐を施すことで、局所的な活血、舒筋活絡、止痛を行う。

Ⅲ. 選んだツボへの施術方法

1寸3分0.25㎜ステンレス中国鍼を使用。

やや得気を感じる程度の深度まで直刺にて刺入、捻転での補瀉を施し、15分程度の置鍼時間を設ける。

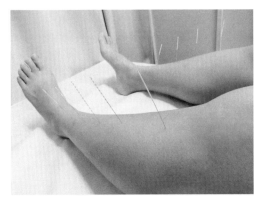

図1 陽明経排刺刺鍼のイメージ

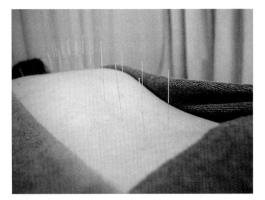

図2 太陽経排刺刺鍼のイメージ

Ⅳ. 道具

当施設の臨床上では、主として1寸3分0.25㎜、2寸5分0.30㎜の中国鍼を使用している。和鍼は1寸3分5番を使用する。そのほか、個包装タイプのアルコール綿花と吸玉が常備されている。

❶ 1寸3分0.25㎜の中国鍼
❷ 2寸5分0.30㎜の中国鍼
❸ 1寸3分5番の和鍼
❹ 個包装タイプのアルコール綿花
❺ 吸玉

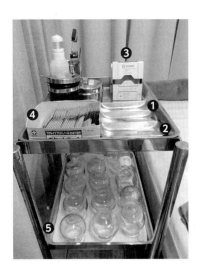

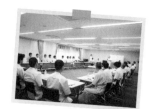

No. 42 律動法協会 半身症候鍼灸研究会

❶ 主催者、代表者名

茂木 昭

❷ 会の発足年

2002年7月

❸ 発足の目的、背景

1993年、代表の茂木昭が半身症候鍼灸法を創案後、長期の追試を経て新鍼灸法を指導する場として2002年に発足した。全国各地で一日セミナーを開催してきた。一時期新しい鍼灸に先入観の少ない鍼灸学校学生を対象として指導する。2006年から、一般鍼灸師、鍼灸学生を対象としたセミナーを毎月継続して開催する。基礎シリーズは現在3回連続で開催し、30期を開催中である。

❹ 会員数

会員制を採らず、毎回自由参加制である。年間の参加者は約50名

❺ 主な勉強会、セミナーの開催頻度と開催場所

毎月第3日曜日に基礎シリーズと本科開催。新横浜はりセンター（新横浜）で開催する。

❻ 代表的な会費等

基礎シリーズ毎月3回シリーズ、会費45,000円。本科毎月1回会費各10,000円

❼ 主な支部

なし

❽ 会の特徴

1. 本科：基礎シリーズ終了者を対象に難治疾患を中心にあらゆる疾患に対する新しい治療理論と臨床指導。現代西洋医学を超える有効な鍼灸を目指す鍼灸家、鍼灸学生、および整形外科、精神科、各科医師が参加する。正確な異常・正常の判定法である筋肉反射テストの徹底指導。体内内臓、骨格系、脳、頭蓋骨、脳硬膜を網羅した全身組織の診断、体内透視診断の指導により、画像診断に依らない体内診断修得者を中心として新治療理論を公開し研修する。
2. 半身症候鍼灸法：刺鍼点は全疾患に対して3点のみ。このうち1～2点の刺鍼である。その3点とは左右上項線は小脳テントの左右付着部位、外後頭隆起付近は内面に内後頭隆起があり静脈洞交会にあたる。

❾ 連絡先

律動法協会半身症候鍼灸研究会

〒223-0065　神奈川県横浜市港北区高田東1-24-1　担当：茂木 昭

TEL：045-531-2716　FAX：045-531-2729　E-Mail：info@hanshoshin.com

HP：http://www.hanshoshin.com

律動法協会半身症候鍼灸研究会の「ツボの選び方」

筋肉反射テスト、触診で機能異常を見極める

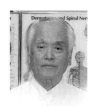

茂木 昭（もぎ・あきら）

1981年、日本鍼灸理療専門学校卒業。同年、周気堂治療室開業。律動法協会半身症候鍼灸研究会代表、講師。

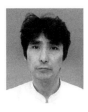

高杉知樹（たかすぎ・ともき）

1987年、東京衛生学園専門学校卒業。1995年、たかすぎ治療院開業。律動法協会半身症候鍼灸研究会講師。

　今回「45歳、男性、中肉中背」の症例が提示されたが、62歳、女性の症例で論じる。半身症候側診断に基づき、全疾患患者に対して各左、右上項線上、外後頭隆起付近の反応点の刺鍼となる。提示症例の情報を参考に、実際の症例にて当会の診察、証立て、選穴理論、施術方法を述べたい。

▌ I. 下記の症例に対して、どのように診察をするのか、どのような証を立てるか

【患者】

　62歳女性、中肉中背。

【主訴】

　卵巣がん、難聴、頭痛。

【経過】

　X年10月16日来院。

　X−1年10月、左右耳鳴り、難聴。親の看病をしていた。X年7月、病院で卵巣がん検出。自覚症状は腹部に触れなければ症状がないという。病院で手術を勧められているが、東洋医学に希望をつなぎ来院したという。以前から婦人科の違和感があり、時々検査は受けていた。初診での診断の時点で卵巣腫瘍の腫瘤が変化していたが、初診後にほぼ腫瘤は改善して、難聴も平常会話に支障がなくなった。

【主訴以外の所見】

①望診

　中国人なので日本人の鍼を受けることには少し緊張がみえるが、紹介者から聞いているので、診療を信頼している様子がうかがえる。説明もよく聞き、落ち着きがある。顔色も普通で悪くはない。がん特有の黄色黒い顔色がないので、まず、悪性腫瘍の可能性が少ないと予想した。

　筆者の診断では四診のなかの望診を主として、ほかの聞問切は重視していない。患者の治療室に入るときの歩行、立位、座位の姿勢から、現状の健康状態の見切りをつける。姿勢から、骨格系、内臓系、全身の循環器系、脳循環系の身体的疾患の存在、表情を通して精神の安定度とその脳内の問題点を知ることができる。

　顔面の血色からは外頚動脈を通して脳動脈全体の循環状態を知ることができる。顔面筋の張り、弛緩、歪みから延髄の問題、脳血管障害の存在の予測が立てられ、側頭部から中耳、内耳から脳内の望診による聴覚障害の程度を知ることができる。左右眼球の微妙な焦点のずれから脳底部組織の変位を知ることもできる。

　現病に対して、病院医療でさえ過去の身体上の影響には無関心であるが、患者は幼少時からの年齢分の身体的影響を受けているはずである。現病の基本的体質の原因は過去から受けた影響が大部分を占めていることも姿勢全体の鋭い観察により知ることができる。

②聞診

　声が小さく話が聞き取りにくい。

　聞診は発声から声帯、横隔膜を支配する迷走神経機能を知り得、音程、声量、会話の力み、発語のもつれなどの声調から神経核のある延髄、前頭葉のブローカーの言語野などの脳全体の問題を知ることができる。会話の意思疎通の低さからは、わずかな難聴をも予測できる。臨床に熟達すると発声の状態だけで患者の平常時の体調と現病の様子、そしてその原因器官を感じ取れる。声の発声は横隔膜、呼吸器、そして脳内機能の状況を物語り、精神状態、心の安定度が必ず現れている。

③問診

　望診から得た情報から、その確認のための問診が主となる。患者自身は現在の自覚症状のみにとらわれ、多くの重大なことに気づいていない。既往歴、原因に至った仔細な事柄を見落とさないための問診は必要である。一般に患者自身の思い込み、自己診断になりがちな問診に振りまわされている傾向があると考えている。

④切診（触診）

　座位は腹筋が緩み下腹部の臓器の診断がしやすい。座位にて婦人科臓器の触診をする。子宮の正中線から左、右。左卵巣、右卵巣。左卵管、右卵管の着衣上から、四指先での軽い押圧をする。微細な押圧で手指が深く入っていく。子宮の左半分に腫れがあり、左の卵巣は極端な腫瘍を感じ取れた。仙骨3番（S3）の仙骨稜の右回旋変位があり、S2・S3間左側の椎間板ヘルニアを操作すると左卵巣の腫瘍は本人が触診しても感じられなくなった。そして頭痛も消失したので、このS2・S3間椎間板を治療目標とする。

　最初の問診ではあまり説明が理解できない様子だったことから、日本語があまりできないのかと思っていたが、難聴も変化して通常の聞き取りができていた。この触診の検査操作の診断の段階で、卵巣腫瘍がほとんど感じ取れないことを踏まえ、仙骨の問題を解消することを注視した全身的理論での

刺鍼を確定する。

⑤感染検査

　筋肉反射テストでの、共鳴反応による病理検査で、がん組織プレパラートの反応は陰性である。CA19-9の腫瘍マーカー反応も陰性であった。同様に感染症検査では炭疽菌の感染が陽性である。感染部位は脳左右、脳神経左右、左全婦人科器官であり、感染源は左卵巣であった。このことから、悪性の可能性は低く、良性腫瘍と判断した。そして感染時期は以前から婦人科の違和感があり、定期的に検査を受けていることから、以前の検査時での感染だと推察する。

┃ Ⅱ.選穴理論

1.選穴

　後頭骨左上項線上（左天柱付近の反応点）、外後頭隆起付近の反応点（脳戸付近の反応点）の2点。半身症候鍼灸法理論による。

2.選穴理論について

（1）半身症候鍼灸理論から

　半身症候病位側、身体の縦3部位の気の障害側を診断する。この気とは、全身を上下する動脈・静脈系を主とする体液循環を指す。すべての疾患に対してこの3分割した領域の気の病位に対する以外の刺鍼、施灸、手技的施術はしない。この症例では、この理論での左半身症候・中心症候（左半身・中心症候と呼ぶ）という。

（2）選穴と解剖学的関連性

　半身症候鍼灸理論における選穴は人体縦3領域の病位に対する各3点を刺鍼ポイントとする。

　中心症候：外後頭隆起付近の反応点。

　右半身症候：後頭骨右上項線上の反応点。

　左半身症候：後頭骨左上項線上の反応点。

①解剖学関連性

・外後頭骨隆起付近：頭蓋内が大脳鎌と小脳鎌の接するところで、内方に上矢状静脈洞と直静脈洞、左右の横静脈洞が合流する静脈洞交会がある。

・後頭骨右上項線：右横静脈洞が通る。

・後頭骨左上項線：左横静脈洞が通る。

　3領域の病位側が脳髄膜系、脊髄硬膜系に深く関与していると判断する。

┃ Ⅲ.選んだツボへの施術方法

刺鍼：毫鍼1寸−0番。

置鍼時間：10秒間（刺鍼直後に異常部位の確認のために行う置鍼時間である）。

刺鍼角度：気の流れが正常になる方向へ斜刺。深度：切皮程度（1～2㎜）。雀啄なし。

Ⅳ. 道具

❶ ディスポ鍼、1寸0番。雑貨屋で見つけて
きた、仕切りのあるプラスチック容器に入れ
ている。

❷ アルコール綿

❸ 水道水を含んだ綿（指を拭く）

❹ ディスポ鍼の箱

❺ 1日の使用済鍼入れ

❻ フェースペーパー

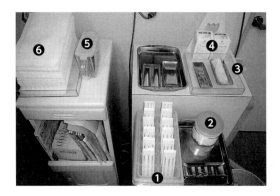

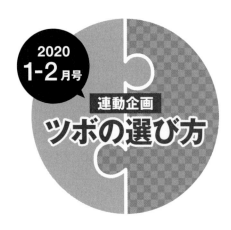

編集部おすすめバックナンバー

https://www.idononippon.com/magazine/backnumber/

2020年1月号

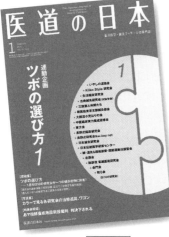

▌連動企画「ツボの選び方1」第1弾では、18の研究会が回答！

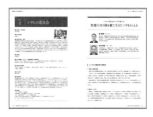

「45歳、男性、中肉中背、腰痛」の症例を、主訴以外の情報も含めて提示。その研究会が行う「問診診察・証立て」「依拠する選穴理論」「選んだツボへの施術方法」について、4000字程度で回答を求めたところ、42の研究会が参加を表明。第1弾となる2020年1月号では、18の研究会の回答を紹介した。第2弾とともに読めば、多種多様な「日本鍼灸」の深淵に迫れる。

【写真集】
カラーで見る各研究会の治療道具、ワゴン
研究会の最新情報
各研究会の発足の目的、背景、特徴、主な勉強会など
（各研究会の寄稿1ページ目に掲載）

【寄稿集】ツボの選び方
「問診診察・証立て」「依拠する選穴理論」
「選んだツボへの施術方法」「道具の写真と説明」

check!

No.01	いやしの道協会　堀 雅観、朽名 宗観
No.02	Kiiko Style 研究会　清藤 直人、松本 岐子
No.03	灸法臨床研究会　今野 裕、福島 哲也
No.04	古典鍼灸研究会（付脉学会）　中村 至行、樋口 陽一
No.05	三旗塾と仲間たち　北上 貴史、金子 朝彦
No.06	新医協東京支部鍼灸部会　宮下 宗三、手塚 幸忠
No.07	大師流小児はりの会　谷岡 賢徳、首藤 順子
No.08	中医臨床実力養成研修会　孫 迎、呉 澤森
No.09	東方会　津田 昌樹、丸山 治
No.10	長野式臨床研究会　長野 康司、大野 倫史
No.11	長野式研究会＆ w-key net　村上 裕彦、石井 弦
No.12	日本鍼灸研究会　吉岡 広記、篠原 孝市
No.13	日本伝統医学研修センター　周防 一平、相澤 良
No.14	鍼・温灸＆経絡按摩・関節運動法講習会　杉本 憲一、田中 勝
No.15	北辰会　足立 尚哉、藤本 新風
No.16	脉診流 氣鍼医術研究会　中村 泰山、葛野 玄庵
No.17	命門会　大島 才史、濱本 寛子
No.18	和ら会　川腰 つよし、戸ヶ﨑 正男

REPORT 01 （長野県針灸師会　吉澤孔明氏・報）

第64回信州大学医学部講習会を松本市で開催

　一般社団法人長野県針灸師会（安田政寛会長）は2019年11月17日、信州大学医学部旭総合研究棟において頚椎周辺疾患から側弯症をテーマに講習会を行った。

　頚椎周辺疾患の鍼灸治療として、山口智氏（埼玉医科大学東洋医学科）は埼玉医科大学における病鍼連携の実際を紹介し、鍼灸のエビデンスについて実技を交えて講演した。鍼通電を用いた実技においては、目標とする筋へ的確に刺鍼し、刺鍼深度によって収縮する筋が変わる様子を披露した。

　伊東清志氏（信州大学医学部脳神経外科講師）は、信州大学医学部における頚椎疾患の診断治療として、頚部から上肢にかけての痺れのメカニズムと椎骨人工椎体置換術について講義を行った。頚部から上肢の痺れについては自作のアニメーション「しびれたろうくん」を用いて解説。除圧固定術の前方到達法、後方到達法の特徴やメリットデメリット、脊髄腫瘍の手術についても言及した。脊髄が拍

動している術中動画、固定術後12年経過したCT画像など貴重な映像も公開された。全国でも数の少ない人工椎体置換術に関しては、術中動画を交えて解説した。人工椎体には椎体からの荷重により適切な位置にスライドする仕組みがあるが、その置換術を実施するためには非常に高い技術が求められる。参加者は信州大学において高度な医療が受けられることを知る機会となった。

　高橋淳氏（同大学運動機能学教室准教授）は、専門とする側弯症について講演した。高橋氏の脊柱管狭窄症に関する前回の講演が好評であり、今年は専門分野での講義となった。高橋氏は学校検診で行われている側弯症の視診法を解説し、早期発見の重要性と最新の側弯症の診断法を伝えた。手術では常に「自分の娘だったらどういう治療をするか」を考え、できるだけ低侵襲の術式を用いているとのこと。そのなかで開発されたナビゲーションシステムを導入した固定術は、高精度で手術時間も短く安全な手術が可能となり、多くの患者の助けとなっている。脊椎の大きな変形によって生じる症状に対して鍼灸が貢献できることは少なく、手術でダイナミックに治療する必要がある。患者に対して「安全である」という説明が、自信を持ってできることの意義を強く感じた講義であった。

　本県師会では、医師から最新医療の動向を聞くことができる講習会が過去63回行われている。そのことに感謝しつつ、このつながりが後進へと続くよう努めていきたい。

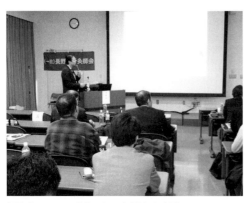

側弯症について講義を行う高橋淳氏（左）

NEWS 業界ニュース

報告・機構改革・訃報・人事

第22回ケアマネジャー試験 厚生労働省が合格発表

━━━━━━━━━━━━━ ▪ 報告

　厚生労働省は、2019年10月に行われた第22回介護支援専門員実務研修受講試験の合格者数を公表した。今回の試験では、3万509人が受験し、5,644人が合格した（合格率18.5％）。職種別合格者数は表の通り（1月7日現在）。なお、台風19号に伴い試験を実施していない13都県（青森県、岩手県、宮城県、福島県、茨城県、栃木県、埼玉県、千葉県、東京都、神奈川県、山梨県、長野県、静岡県）の人数は含まれていない。

　第22回試験の受験希望者でありかつ台風19号の影響により受験ができなかった人を対象とした再試験が、本年3月8日に実施される予定とのこと。

大阪で「第10回 松本岐子セミナー」が 開催

━━━━━━━━━━━━━ ▪ 報告

　「Kiiko style研究会WEST」主催のもと「第7回Kiiko Matsumoto's Japan Study Seminar」が2019年12月11日〜14日に、また、「第10回 松本岐子セミナー in OSAKA」が15日に東洋医療専門学校（新大阪）で開催された。「Japan Study Seminar」は海外在住の鍼灸師を対象にしたもので、アメリカ、オーストラリア、イスラエル、オランダ、フランス、ギリシャ、インドネシア、タ

表　第22回ケアマネジャー試験職種別合格者数

職　　種	人　数	構成比率
医師	17人	0.3%
歯科医師	13人	0.2%
薬剤師	52人	0.9%
保健師	154人	2.7%
助産師	6人	0.1%
看護師、准看護師	1,070人	19.0%
理学療法士	350人	6.2%
作業療法士	183人	3.2%
視能訓練士	1人	0.0%
義肢装具士	1人	0.0%
歯科衛生士	51人	0.9%
言語聴覚士	37人	0.7%
あん摩マッサージ指圧師、はり師、きゅう師	70人	1.2%
柔道整復師	107人	1.9%
栄養士（管理栄養士を含む）	139人	2.5%
社会福祉士	425人	7.5%
介護福祉士	3,128人	55.4%
精神保健福祉士	65人	1.2%
相談援助業務等従事者	79人	1.4%
合　　計	5,948人	―

※「合計」欄は複数の法定資格の取得者を含むため、上記合格者数とは一致しない。
※「構成比率」欄は、上記合格者数における各職種の割合を示している。
※一部の都道府県では、「看護師、准看護師」「あん摩マッサージ指圧師、はり師、きゅう師」について区分を行っていないため、これらについては一括計上した。
※台風19号に伴い試験が実施されていない都県の数字は上記に含まれていない。

イなどの計10カ国から36人の受講生が、4日間で合計35時間に及ぶ講習に参加。松本岐子氏が講師を招聘した。

　1日目は、宮脇優輝氏（宮脇鍼灸院）が、奇経

腹診で腹部を診て、テスターやMP鍼を用いた「Miyawaki Style」を披露。2日目は、佐々木友子氏（はりきゅうメリディアンケアサロンRuyi）が、「日本の伝統灸法」と題し、知熱灸と整体法を披露。3日目は、伊田屋幸子氏（モクサアフリカ理事）が、「熱くない」日本の直接灸を世界へと題し、紫雲膏灸で灸の可能性を披露した。4日目は、向野義人氏（福岡大学名誉教授）が、M-Test療法として、経絡と動きでつかむ症候へのアプローチを披露した。

15日には松本岐子氏のセミナーが開かれ、57人が参加。今回は、神庭と石門の関係性が、神庭の「庭」の意味から治療に応用された。「庭」という漢字の表現が、日本と中国で全く違う意味をもつことが紹介された。治療法と、松本氏の考える腎の治療が披露された。来年も同時期にセミナーが開催される予定である。

（清藤鍼灸院　清藤直人氏・報）

■ スポーツ鍼灸マッサージいばらき
いきいき茨城ゆめ国体2019にて
施術ブース開設

――――――――――――――― ■報告

2019年9月28日〜10月8日に開催された「いきいき茨城ゆめ国体2019（第74回国民体育大会）」で、スポーツ鍼灸マッサージいばらきが、メイン会場（ひたちなか市にて6日間）とバドミントン会場（石岡市にて4日間）を中心に、鍼灸あん摩マッサージ指圧の体験ブースを設置した。期間中、メイン会場広場のステージやラジオ出演を通じて鍼灸のアピールが功を奏し、体験者数は予定を大きく上回る890人に達した。

メイン会場の笠松運動公園は、飲食や物産品の出店が並び、お祭りのような賑やかな雰囲気だった。ブースには、県内外から応援に来た一般の方々を中心に、他の出店者や競技関係者が来訪した。「鍼灸は初めて」という人が多かったが、体験を通して「怖い」という印象を払拭し、効果を実感してもらえるよい機会となった。一方、バドミントン会場は、体育館内の一般客が入れない場所にブースが設置された。来訪者は選手や監督・コーチのほか、期間中、緊張しながら運営に当たり心身ともに疲労困憊の審判や運営スタッフが疲れを癒やしに訪れて、感謝の言葉をかけてくれた。

その他、次年度以降の国体開催県の担当者が訪れ、ブースの開設や運営方法、各県の鍼灸あん摩マッサージ指圧団体への問い合せ方法など、質問攻めにあった。今後、国体のメイン会場や各競技会場に鍼灸あん摩マッサージ指圧ブースが増えていくことを予感させた。

最後に、スポーツ鍼灸マッサージいばらきは、自県の国体をバックアップするとともに、選手や関係者、観客など全国の多くの人々に鍼灸あん摩マッサージ指圧を広めようと、茨城県鍼灸マッサージ師会、茨城県鍼灸師会、茨城県視覚障害者協会、筑波技術大学、つくば鍼灸マッサージ師会とこれらの会員以外の協力者によって組織された新しい団体である。同じ資格を有しているものの、普段、あまり接することがない仲間が集い、同じ目標に向かって協働した経験は、身体は疲れたがとてもよい刺激になった。今回、予定していた障害者スポーツ大会のサポートは台風のために中止となってしまったが、今後もスポーツイベントなどを通じて協働しながら、県内や日本の鍼灸あん摩マッサージ指圧を広めていきたい。

（筑波技術大学　櫻庭陽氏・報）

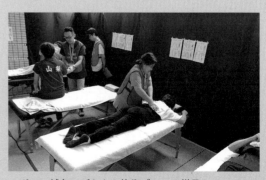
スポーツ鍼灸いばらきの施術ブースの様子

AcuPOPJが令和元年度鍼灸師卒後臨床研修医療人研修講座を開催

アキュポップジェイ

■報告

鍼灸関連4団体で構成する「国民のための鍼灸医療推進機構」（AcuPOPJ）は、令和元年度鍼灸師卒後臨床研修医療人研修講座を開催した。

●東京会場（2019年7月14日）

約40人の受講者が東京医療専門学校代々木校舎に集い、必修科目4コマ「研修の意義と医の倫理」「鑑別対象総論」「カルテの書き方」「腰痛の鑑別と治療法（症例と実技供覧）」について受講した。

1限目の「研修の意義と医の倫理」を担当したのは、畠山博式氏（呉竹医療専門学校）。「研修の意義」では、本研修の目的として、鍼灸の臨床でよく見られる症状や鍼灸での保険適応疾患の鑑別が重要であると強調した。また、「医の倫理」では、医療倫理の重要性やさまざまな規範の意義、生命倫理や施術者の倫理について説いた。

畠山氏は続いて、2限目「鑑別対象総論」の講義も担当。運動器疾患の初診時に、鍼灸単独治療で問題のない病態、経過により西洋医学的な処置が必要な病態、西洋医学と併療すべき病態、鍼灸治療の継続で患者と鍼灸師に不利な状況を招く場合の4つに分けて鑑別していくためのポイントを説明した。

3限目の「カルテの書き方」は、小川卓良氏（日本鍼灸師会）が講義を行った。カルテの必要性や記載の注意点・記載事項、医療面接、SOAP形式のカルテの書き方など、具体的な例を挙げながら解説した。

4限目のテーマは「腰痛の鑑別と治療法（症例と実技供覧）」。3限目に続いて小川氏が担当し、腰痛の定義・概念や疫学・統計、鑑別対象、評価法、鍼灸治療の有効性や治療法、養生などの指導について講義した。そのほか、実技供覧では、小川氏が腸腰筋への刺鍼を実際に行いながら、

刺入深度や方向など具体的な説明を加えた。

（呉竹医療専門学校　中野正平氏・報）

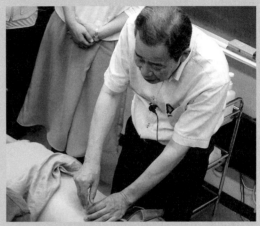

「腰痛の鑑別と治療法（症例と実技供覧）」の講師を務めた小川卓良氏

●東京会場（2019年9月1日）

7月と同じく東京医療専門学校代々木校舎での開講。約40人が、「下痢・便秘」「眩暈」「胸痛」「頭痛（症例と実技供覧）」をテーマに、選択科目4コマを学んだ。

1限目の「下痢・便秘」では、西村辰也氏（神奈川衛生学園専門学校）が下痢と便秘に分けて講義を進めた。各々の鑑別・定義・分類と発生機序について説明がなされ、受講者は下痢・便秘を理解するための基礎知識となる、腸管の機能と構造を復習した。

西村氏は続いて、2限目「眩暈」の講義も受け持ち、眩暈を末梢前庭性・中枢前庭性・非前庭性に分類し、それに準ずる講義を展開。また、鑑別として、緊急性のある病態と放置すると予後が悪い病態のポイントも加えた。

3限目は鈴木眞理氏（湘南医療福祉専門学校）が「胸痛」をテーマに、胸痛を末梢性・神経障害・心因性に分類して講義を進行。内臓性胸痛の解説に時間がかけられ、原因となる器官ごとに痛みの機序や疾患の説明が行われた。

続く4限目の「頭痛（症例と実技供覧）」も鈴木氏が担当。臨床上遭遇する頻度の高い一次性頭痛について、その特徴や原因、誘発因子など

を解説したほか、二次性頭痛にかかわる鑑別の
ポイントを整理した。また、実技供覧では、鈴
木氏が緊張型頭痛と片頭痛の配穴と刺鍼を披露
した。

（東京医療専門学校　田辺耕太氏・報）

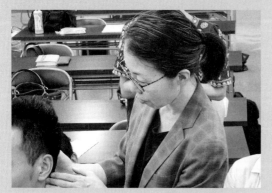

「頭痛（症例と実技供覧）」の講師を務めた鈴木眞理氏

●北海道会場（2019年11月17日）
　開催場所となったのは、北海道鍼灸専門学校。
9人の受講者が、選択科目4コマ「胸痛」「腹痛」「癌
などの悪性疾患」「膠原病」に関する病態や鑑別
法、治療法を学んだ。
　1限目の「胸痛」は、吉田慎二氏（北海道鍼灸
師会、生漢堂アオバ鍼灸院院長）が講師を担当。
吉田氏は、胸痛の分類や、内臓性胸痛の原因に
ついて講義を行い、内臓別に胸痛の特徴を解説。
受講者は、代表的な疾患と関連づけながら鍼灸
臨床で注意が必要となる鑑別点を確認した。
　2限目の講師は、1限目と同じく吉田氏。鍼灸
臨床における愁訴にも含まれる「腹痛」をテー
マに、内臓性腹痛の原因や、臓器別の痛みの部位・
特徴を確認し、特に緊急性を要する急性腹症の
鑑別に関して解説を加えた。受講者からは、便
秘と下痢での治療法の違いについて質問が挙が
り、吉田氏は、「便秘には鍼を用いるが、下痢に
は腹部の冷えを伴うことも多いことから、灸の割
合が増える」と、自身の経験をもとに語った。
　3限目の「癌などの悪性疾患」は、川上泰弘氏
（北海道鍼灸師会、かわかみ鍼灸院院長）が講義
を受け持った。講義は筋骨格系の症状の原因と

なり得る悪性疾患について行われ、受講者たち
は、鍼灸師ができる鑑別法を、癌などを含むさ
まざまな症例問題を通じて確認した。
　川上氏は続いて、4限目「膠原病」にも登壇。
リウマチ膠原病に関する分類、特徴、臨床症状
を解説した。特に、鍼灸臨床で遭遇する可能性
のある線維筋痛症に関して、発症メカニズムや
臨床症状、診断基準などを確認した。川上氏は
続いて、実技供覧で線維筋痛症に応用できる経
絡治療の刺鍼法を紹介した。
（北海道鍼灸専門学校　AcuPOPJ北海道エリア
事務局　工藤匡氏・報）

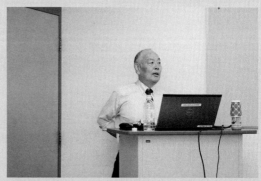

胸痛の病態メカニズムや鑑別法についてスライド講義を
する吉田慎二氏

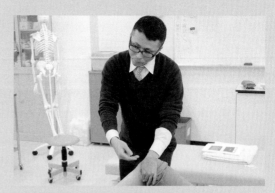

線維筋痛症に応用できる浅刺の刺鍼法について実演する
川上泰弘氏

「杉山和一検校生誕410年 記念像建立委員会」設立

■ 報告

2019年10月1日、江島神社宮司の相原閲彦氏、公益財団法人杉山検校遺徳顕彰会（理事長：和久田哲司）、一般社団法人藤沢市鍼灸・マッサージ師会（会長：倉塚充夫）が発起人となり、「杉山和一検校生誕410年記念像建立委員会」（以下、記念像建立委員会）が設立された。記念像建立委員会は、実行委員長に藤沢市鍼灸・マッサージ師会（以下、藤鍼師会）会長の倉塚充夫氏、副実行委員長に藤鍼師会副会長の太田修二氏と杉山検校遺徳顕彰会理事の西村博志、事務局長に藤鍼師会理事の清水克郎氏が就任。神奈川県藤沢市にある江ノ島の江島神社の境内へ、杉山和一検校の生誕410年記念像の銅像建立を企画し、2020年5月10日に開催される杉山祭までの完成に向け活動を行っている。

日本屈指の観光地である江ノ島は、管鍼術の発想の地とされており、杉山検校の墓所もあるなど、あはき師のとっては縁の深い場所である。検校が東海道の6番目の宿場町である藤沢宿から、江ノ島へ向かう道の道しるべとして寄進したとされる「江ノ島道標」は、現在十一基が藤沢市の指定文化財として認定されている。また、江戸時代の浮世絵師、歌川広重の残した東海道五十三次の藤沢宿の浮世絵には、右上の遊行寺の参拝を終えて、大鋸橋を渡り大鳥居を過ぎ、江ノ島へ向かおうとする杖をついた盲人たちが描かれている。これは後世の多くの盲人たちが、杉山検校の江ノ島でのエピソードにあやかって「江ノ島詣で」を行っている当時の様子を描いた一コマである。

記念像建立委員会は、このように杉山検校ゆかりの地である江ノ島の江島神社境内に記念像を建立し、世界で初めて盲人の職業訓練施設である「鍼治導引稽古所」を設立するなど、検校の先見性のある偉大な功績を多くの人々に伝え、永く歴史に留めていくことを目的としている。

今回建立する記念像のモデルは、江島杉山神社に安置されている鍼と鍼管を持つ姿の木座像で、高さは750mm、台座900mm、全高は1650mmとなる。周囲の段差を整備し、誰でも手で触れられるようにする計画。現在、記念像建立委員会では寄付金活動を行っている。詳しくは藤鍼師会ホームページに掲載している。

（〔一社〕藤沢市鍼灸・マッサージ師会理事　西村博志・報）

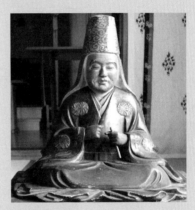

記念像のモデル

訃報

渥美和彦氏
（あつみ かずひこ）

2019年12月31日、急性心不全により死去。享年91歳。1928年、大阪府生まれ。1954年に東京大学医学部を卒業し、心臓外科を専攻。人工心臓、レーザー治療、サーモグラフィ、電子カルテなどの研究に従事し、人工心臓のヤギの長期生存世界記録を達成。1998年に日本代替・相補・伝統医療連合会議（JACT）理事長、2000年に日本統合医療学会（IMJ）理事長、2008年に一般社団法人日本統合医療学会（IMJ）理事長に就任し、東西両医学の融合を目指した。2012年、瑞宝中綬章を授賞。

マンガで身につく！

治療家のための 医療面接

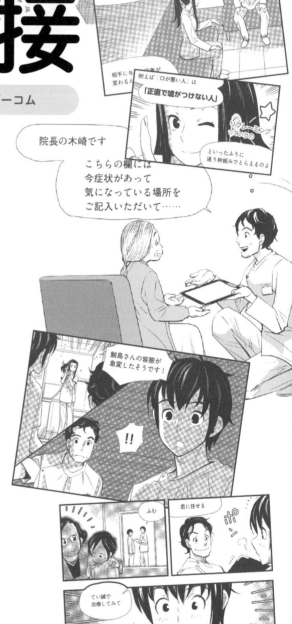

好評発売中

監修：奈良雅之／画：カネダ工房／制作：ビーコム

A5判　約210ページ　定価：本体1600円＋税

本誌の好評連載が単行本化！
主人公と一緒に
「医療面接」を学ぼう！

本誌2019年3月号で完結した好評連載が、早くも単行本になりました。偉大な治療家を父に持つ悩める主人公・西谷亮が、悪戦苦闘しながら「医療面接」を学んでいき、一人前の鍼灸師に成長していく物語。身につけておきたい「医療面接」や「心理学」の知識が、マンガでサクサクわかる内容です。本書では、連載の全23話に加え、単行本オリジナルの書き下ろしを2話収録。あわせてコラムも追加しました。「医療面接」の入門書として、最適の1冊です！

主な内容
- 医療面接とは何か
- 質問技法
- 傾聴と共感
- 解釈モデル
- ステレオタイプ
- リフレーミング
- 患者家族の支援 他

監修

奈良 雅之（なら まさゆき）

目白大学大学院心理学研究科教授／鍼灸師／専門健康心理士
日本大学文理学部卒業後、同大学院修了。早稲田医療専門学校を卒業して鍼灸師に。東洋はり医学会出版部副部長、あはき心理学研究会顧問。

医道の日本社　フリーダイヤル **0120-2161-02**　Tel.**046-865-2161**　ご注文 FAX.**046-865-2707**
1回のご注文1万円（税込）以上で梱包送料無料〈1万円未満：梱包送料880円（税込）〉

[増補改訂版]

オステオパシーアトラス
マニュアルセラピーの理論と実践

WEB 動画付

著：アレクサンダーS.ニコラス、エヴァンA.ニコラス　監訳：赤坂清和
B5判　625頁　定価（本体7,000円＋税）

※動画は英語音声のみです。
※ご利用される方のパソコン環境によっては動画を観られない場合もございます。
※本サイトは予告なく終了する場合がございます。あらかじめご了承ください。

Atlas of Osteopathic Technique

約1万部の好評オステオパシー本が大増補して再登場！

アンドリュー・テイラー・スティルによって創始され、様々な手技により主に筋骨格系、頭蓋骨、内臓などにおける機能障害を治療するオステオパシー。柔道整復師、マッサージ師、理学療法士、アスレティックトレーナーなど、多くの医療関連職種が実践しているオステオパシー手技について、原理およびそれぞれの手技について系統学的に解説するとともに、わかりやすく整理されている。

本書では、カウンターストレインやマッスルエナジーテクニックなどよく知られた手技に加え、靱帯張力バランス、リンパ手技、ファシリテイティッド・ポジショナル・リリース、高速低振幅（HVLA）手技、頭蓋骨オステオパシー、スティルテクニックなどオステオパシーで用いられるほとんどすべての手技を網羅し、手技の手順は1500枚以上のカラー写真を用いて解説。また、写真上の矢印と注釈に従えば、読者は手技を容易に理解できるよう工夫されている。骨格筋の構造検査、可動性検査、触診検査、脊柱と骨盤の分節間検査など、読者が症状の診断基準と治療手技を関連付けられるようになっている。

前版から数々の手技が追加・修正された増補改訂版。ウェブでテクニックの動画も観られるので、より理解が深まる内容となっている。

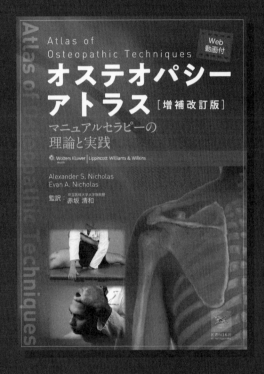

Atlas of Osteopathic Techniques

オステオパシーアトラス［増補改訂版］
マニュアルセラピーの理論と実践

Alexander S. Nicholas
Evan A. Nicholas
監訳：赤坂 清和

―― 主な内容 ――

第1部　診断におけるオステオパシーの原理
　第1章 オステオパシー検査の原理／第2章 オステオパシーにおける筋骨格の静的検査／第3章 脊柱の可動性／第4章 オステオパシー触診／第5章 分節間可動性検査
第2部　オステオパシー手技
　第6章 オステオパシー手技の原則／第7章 軟部組織テクニック／第8章 筋筋膜リリーステクニック／第9章 カウンターストレイン／第10章 マッスルエナジーテクニック／第11章 高速低振幅手技／第12章 ファシリテイティッド・ポジショナル・リリーステクニック（FPR）／第13章 スティルテクニック／第14章 靱帯張力バランス・靱帯性関節ストレイン／第15章 内臓テクニック／第16章 リンパ手技／第17章 関節手技と混合手技／第18章 頭蓋骨オステオパシー

医道の日本社　　フリーダイヤル 0120-2161-02　Tel.046-865-2161　ご注文FAX.046-865-2707
1回のご注文 1万円（税込）以上で梱包送料無料〈1万円未満：梱包送料880円（税込）〉

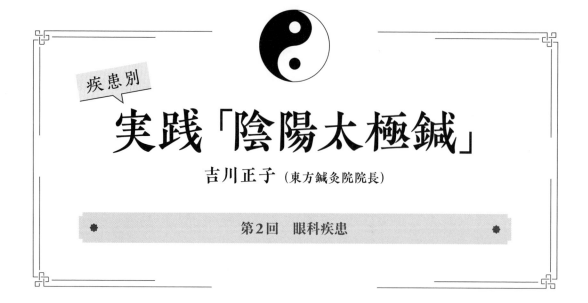

疾患別

実践「陰陽太極鍼」

吉川正子（東方鍼灸院院長）

第2回　眼科疾患

🌓 1. 眼科疾患の治療

今月号から、具体的な疾患または症状をテーマにして陰陽太極鍼による治療を紹介していく。その最初となる今回は、私の原点ともいうべき眼科疾患を取り上げる。

私は1970年頃、水俣病患者の支援活動に参加した折、眼の病変に苦しむ人々の症状が鍼灸治療によって改善していくのを目の当たりにしたことで、鍼灸の道を志した。開業してすぐに始めた治療も「視力回復の鍼」であった。その効果のほどは1996年にニューヨークで開催された第4回世界鍼灸学会連合会学術大会で「弁証論治の応用による眼科治療の標準化作業─1,000眼の治療分析」として発表した。

昨今、眼病治療のために鍼灸院を訪れようという人は少ないだろう。しかし、眼の鍼灸治療は非常に効果的であり、これを世に広めないのは大きな損失といえる。事実、IT機器の普及や日々の勉強などで目を悪くする若者が多く、また超高齢社会のわが国では、多くの高齢者が眼の不調を抱えている。通常の鍼灸治療に眼科領域へのアプローチを加えることで、眼の不調が改善し視力を維持することができると理解されれば、より多くの患者に喜んでもらえるだろう。

🌓 2. 東洋医学は眼の病変をどうとらえ、治療するのか

東洋医学の世界には、眼についてさまざまな記述がある。その一部には以下のようなものが挙げられる。

「五臓六腑の精気は皆上がって目に注ぐ」（『霊枢』大惑論篇）

「肝は目に開竅する」（『素問』金匱真言論篇）

「肝は血を受けてよく見る」（『素問』五臓生成篇）

「心は脈に合し諸脈は皆、目に属す」（『素問』五臓生成篇）

「目は心の使なり」（『霊枢』大惑論篇）

鍼灸学校では一般的な知識として「眼は肝と関係が深い」と教わる。加えて、これら古典の記述にあるように、東洋医学では五臓の精気はすべて眼に注ぐと考えられているため、臓腑やその経絡の異常が眼に病理変化として現れることがあると推測している。したがって、鍼灸治

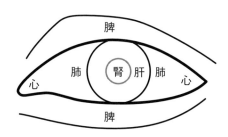

①肉輪：上下眼瞼、脾に属す。
②血輪：内外眥、心に属す。
③気輪：白睛（強膜）、肺に属す。
④風輪：黒睛（虹彩）、肝に属す。
⑤水輪：瞳孔、腎に属す。

図1　五輪学説

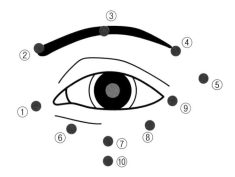

診察点	治療点	診察点	治療点
①睛明	至陰	⑥健明	厲兌
②攅竹	足通谷	⑦承泣	厲兌
③魚腰	養老	⑧球後	厲兌、侠渓
④糸竹空	関衝	⑨瞳子髎	光明、合谷、侠渓
⑤太陽	光明、合谷	⑩四白	内庭

図2　眼の周りの診察点とその治療点

療を行うときも、眼と臓腑・経絡の関係をもとに治療方針を立てることが重要である。

　筆者らが眼科疾患で訪れる患者を診察する際に参考にしているのが、宋代の五輪学説である（**図1**）。眼の各部分と臓腑の関係について説明している。

🜩 3. 治療の手順

　眼科疾患の鍼灸治療は、①陰陽太極鍼による全身の治療と、②眼の周りの経穴に特化した診察と治療の2つから構成される。①は、身体に何らかの症状・病変が現れたときには必ず身体のどこかに気の流れの異常（アンバランス）が起きていると考え、そのアンバランスを調整し治癒を促すものである。そのうえで、眼の疾患に対する治療効果を補強する目的で②を追加的に行う。なお、臨床では①を済ませてから②を行うという流れではなく、①の背臥位での治療の際に②を併せて行い、眼の周りの反応を消去してから腹臥位での治療に移る（施術フローは2020年1月号 p.193を参照）。

　眼科疾患の治療に用いる眼の周りの経穴（診察点）と、それらに対応した治療点は**図2**に示した通りである。この治療法を確立した当時は、診察点＝治療点であるとし、眼の周囲の経穴に直接刺鍼していた。そのため患者のなかには治療を怖がる人もおり、筆者らも内出血のリスクを抱えて施術していた。しかし現在は遠隔取穴であり、加えて鍼を刺さずに効果を上げているので、患者にも術者にも優しい鍼といえる。

　当院では、眼科疾患の治療のなかでも視力回復に特化したメニューを提供している。その場合には1クール10回の治療とし、可能であれば毎日、それが難しい場合でもできるだけ最初の5回は毎日通院してもらうよう勧めている。1クール目が終了したのち、視力の回復度に応じて治療完了か継続かを判断している。

　実際の症例を2例提示する。症例のなかで経穴名だけの表示の場合は補の鍼、すなわち王不留行の貼付を行っている。一方で、経穴名の後ろに（−）の表示があるものは瀉の鍼、すなわち流注に逆らう方向に皮内鍼を貼付したことを意味する。また、Rは右、Lは左を表す。

4. 症例

（1）飛蚊症など既往症のほか、眼科疾患が疑われる患者の症例

【患者】

60代、女性。

【主訴】

視力低下（飛蚊症、白内障あり。緑内障の疑いあり。視野で再検査の予定あり）。

【その他所見】

湿疹（上眼瞼、口の周り）、喉の痛み、慢性胃炎。

【問診時の特記事項】

体温：熱がり。

睡眠：不良（午前3時頃に覚醒）（子午：肝）。

検査異常：動脈硬化、腎臓に水。

服薬：抗生物質（湿疹のため）。

血圧：高。

【診察】

〈初診〉

脈診：遅（50）、脾虚、腎虚。

舌診：舌質淡、舌尖紅、裂紋、舌下静脈怒張。

募穴診：中脘（胃）、肓兪（腎）、右季肋部（肝、胆）に押圧痛、上腹部冷え。

首周六合診：天窓（心）に押圧痛。

背部兪穴診：R肺兪、R肝兪、R脾兪、R胃兪、R腎兪に押圧痛。

その他：上眼瞼が赤く痛みあり、耳垂が薄い。

八網弁証：虚。

気血津液弁証：血虚、血瘀。

病因弁証：湿。

外感病：湿熱。

初診時視力：近点右0.2左0.5、遠点右0.7左0.4。

【治療】

〈初診〉

背臥位での治療：L隠白、L公孫、L大鐘、L蠡溝、R解渓、R陽輔、L尺沢、RL中渚。隠白で腹部、腓腹筋、首周の押圧痛が消失。また、上眼瞼が楽になった。

腹臥位での治療：L肺兪、L肝兪、L脾兪、L胃兪、L腎兪。治療後、背部の押圧痛が改善。喉の痛みも楽になった。帰宅後、ポカポカしてよく眠れたとのこと。

【経過】

初診後：近点右0.2左0.6、遠点右0.9左0.5。

第7診後：近点右0.2左0.6、遠点右1.0左0.6。

第9診後：近点右0.1左0.6、遠点右1.0左0.7。

第9診から8年経過：近点右0.6左0.6、遠点右0.8左0.8。

※視力は東方鍼灸院にあるランドルト環などを用いて測定。

【考察】

この症例は筆者が治療したものである。初診時、眼の周りの経穴の反応として、左太陽と左承泣あたりに圧痛が認められたと思われるが、カルテにはその旨の記載がない。ただ、治療（R陽輔、R解渓）は行ったことをカルテに記載していた（図3参照）。

背臥位の治療では、問診結果を参考に、各種診察で見つかった反応点の組み合わせから異常のある経絡を脾、腎、肝に見当をつけ、手足の要穴の切経をして開穴を探した。

例えば、眼瞼の異常は五輪学説から脾の異常を示唆し、耳垂が薄く痩せているのは血虚があると推察される。そのほか、舌の裂紋も栄養不足で脾の異常を、睡眠の質が悪いのは肝、あるいは心の異常を、舌尖紅は心熱を示している。募穴診は、胃、腎、肝胆の異常を示唆している。

眼に異常がある患者を腹臥位にて治療する際、多くのケースで肝兪に圧痛が認められる。そして、背部兪穴の治療では、原則として圧痛のあった兪穴の反対側に開穴がないか探し、見つかったら補瀉を確認して治療を行う。この例

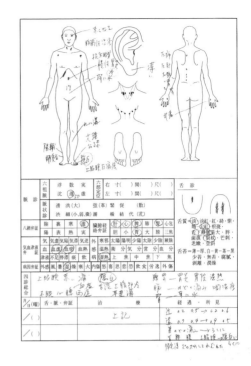

図3　（1）の症例について記した東方鍼灸院のカルテ（左：表面、右：裏面）

では、いずれも反対側に補の治療をしている。

　この患者はその後も数年間、月に3回程度と定期的に来院し、その間、視力だけではなくほかの症状もよい状態を維持されていた。8年経過した時点では、改善に時間を要する近点視力についても、両眼ともに0.6前後まで回復した。同時期に受診した眼科医院での視力測定でも、遠点は両眼ともに0.8を維持しており、眼圧の状態もよいと診察されたとのこと。印象的だったことは、初診時、まるで紙のように薄かった耳垂が、治療を重ねるにつれふっくらとしていった点である。

（2）小学生へ行った視力回復の症例

【患者】

　9歳（小学校4年生）、女児。

【主訴】

　昨年、学校で行われた視力測定でB判定（視力0.7以上0.9以下）になり、さらに今年はC判定（視力0.3以上0.6以下）と、年々視力が落ちているとのことで来院。

【診察】

〈初診（図4参照）〉

　舌診：舌質淡、舌苔薄。

　募穴診：中脘に圧痛（胃）。

　背部兪穴診：R胆兪に圧痛。

　腓腹筋診：左中（腎）、右中（腎）。

　首周六合診：扶突（大腸）、翳風（三焦）に圧痛。

　眼の周囲：太陽に圧痛。

〈第2診〉

　舌診：舌苔白。

　募穴診：R期門に圧痛（肝）。

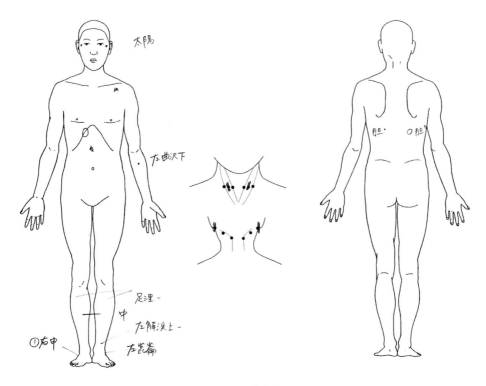

図4　取穴位置

月／日(曜)	舌・脈・弁証	治　　療	経　過　・　所　見
5／15(火)	舌)苔白 脈)－ 首)なし左4	左地機－ ╳ 左光明 左飛陽 ╱ ╲ 肝°	0.6⁺¹　0.7⁺² → 0.7⁺¹　0.7⁺² ちかくで見えるようが多い　くっつけ　鼻水
5／16(火)	舌)苔白、紅点あり 補)左より右 首)－　目)－	①左陵白 右陵白 ╳ 左光明 ローラー 肝°	0.8⁺²　0.8⁺² → 1.0　0.9⁺¹ 匠圏)何顆なし
5／17(木)	舌)苔白 脈)－ 首)－　目)－	╳ ①左光明 左金門 ╱ ╲ 肝° ローラー	0.8⁺²　0.8⁺² → 0.9⁺²　0.9⁺²
／( )	目)左眼、目2 肝		
5／18(金)	舌)舌尖赤 脈)－ 首)－　目)－	╳ ①左丘 ╱ ╲ 肝° ローラー	1.0⁺²　0.9⁺² → 1.2　0.9⁺² 左目　黒板の字見えてきた
／( )	目)左眼、目2 左肝		
5／22(火)	舌)苔白、舌尖紅 脈)右下 首)－　目)－	╳ ①右申脈 右照海 右交正 ╱ ╲ 肝° ╱ 身柱 ローラー	舌下なくなった 運動会の練習始まった。役すかされている
／( )		左申脈	1.2　0.9⁺¹ → 1.2⁺¹　1.2

図5　治療記録

背部兪穴診：R肝兪に圧痛。

腓腹筋診：反応なし。

首周六合診：人迎（胃）、翳風（三焦）に圧痛。

眼の周囲：糸竹空と太陽に圧痛。

【治療】

〈初診〉

背臥位での治療：R申脈、RL足三里（−）、L下曲沢、L上解渓（−）、L崑崙。また、R不容に温灸。

腹臥位での治療：L胆兪、R胆兪に温灸。

〈第2診〉

背臥位での治療：L地機（−）、L飛揚、R不容に温灸。太陽の圧痛に対し、R光明。

腹臥位での治療：R肝兪に温灸。背部の膀胱経に沿ってローラー鍼（右は上向き、左は下向き）。

効果を補強するため、途中から耳穴治療を加えた。王不留行を貼付した耳穴は、眼点、目、肝の3点。また、目の周りの経穴、眼窩の上縁・下縁、風池、客主人などを一通り手指で刺激する眼のマッサージ法を、自宅で毎日3回ほど行うよう指導した。

【経過】

初診時視力：右0.5左0.7（治療前）。

第10診：右1.5左1.5（5週間経過）。

第11診：右2.0左2.0（3週間経過）。

第12診：右2.0左2.0（6週間後）。

※視力は東方鍼灸院にあるランドルト環などを用いて測定。

1クール10回の治療のうち、最初の5回を毎日行い、その後は週に1、2回のペースで行った（図5）。治療を重ねるにつれて、募穴診、背部兪穴診、腓腹筋診、首周六合診などによって見つかる圧痛点も、眼の周囲の圧痛点、開穴の数も減っていった。

5回までの治療で右眼の回復は著しい一方、左眼は思うように回復しなかった。それまで身体の左側に開穴を見つけることが多く、陰陽太極の考え方から左側の治療が右眼の回復に影響しているのではと考え、6回目の治療からは、右側に開穴がないか注意深く観察した。結果、右側にも複数開穴が見つかり治療を行った。

その後の視力検査では、右1.2、左0.9であったものが右1.2、左1.2と、視力回復が停滞気味の左眼も回復していった。10回目の治療で、右1.5、左1.5と両眼とも安定してきた。

【考察】

この症例の治療は、当院の研修生が行ったものである。患者は9歳で、眼に特殊な異常がなかったため、陰陽太極鍼の標準的な治療により身体各所の圧痛を取り除いたことで、眼の周囲に集まる血流がよくなり、視力が改善したと推察する。小児の場合、気の巡りが非常によいため、開穴のなかで一番反応が強いところを一つ二つ治療しただけで、そのほか複数の反応が消失することが多々ある。

不容は位置的に期門や日月など肝・胆の募穴に近いため、この部位への温灸は肝、胆、胃などにも効果的でよく用いる。また、ローラー鍼も背部兪穴の治療ではよく用いる。これも小児の場合は特に効きがよいと実感している。

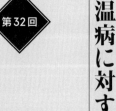

経穴の主治を生かせる

池田政一の臨床

第32回

温病に対する治療

漢方池田塾主宰
池田政一（いけだ・まさかず）

1. はじめに

　令和元年末は冬らしくない日が続いていると思ったら急に寒くなり、また1カ月ほどあと戻りするような天気になっている。寒暖の差が激しいと体調が変化しやすい。そのためか咽喉痛、咳、発熱などを訴える患者が多くなっている。

　もっとも、軽い咽喉痛や咳は寒くなると多くなる。これは空気が乾燥しているうえに、暖房で室内の湿度が極端に低くなっているためである。家はほとんどサッシで閉め切っている。暖房設備は吹き出し式のストーブかエアコンである。そのために咽喉が乾燥して干からびたために痛くなり、咳も出やすくなる。

2. 治療方法

　咽喉痛が正中部分だけで胃経まで波及していない場合は、腎虚陽虚寒証として神門、太渓を接触鍼で補い、照海に透熱灸を3〜5壮施せば即治する。

　咳は天突、人迎に刺鍼しても治るが、患者には、以下のような方法を教えることにしている。

①ダイコンをすりおろし、これに少し蜂蜜を加えて飲む。この方法で治ることがある。レンコンをすりおろして飲んでも治るが、これは飲みにくいのでお勧めしない。

②ネギの白い部分を縦割りにして少し火で炙り、これをガーゼにくるんで喉に巻くと治ることがある。これは子どもの咳に使うとよい。大人には、ネギの代わりに焼酎を綿花に染みこませてガーゼに包んで喉に巻いてもよい。

③ミカンを皮ごと焼いて、少し焦げた皮と熱くなった実の部分を食べると、咳が止まる。これは頑固な咳によい。肺がんの手術を受けたあと、咳が出て困っている人が試してすぐに治った例がある。

④乾燥したキンカン（漢方専門の薬局や薬店で販売している）を煎じて飲むのもよい。

⑤麦門冬湯、麻杏甘石湯、小青竜湯、桔梗

湯など、咳に効く漢方薬も多いが、証に合わないと効かないだけでなく胃腸障害を起こすことがある。専門家に相談してから用いるとよい。

以上のような知識は、常日頃から勉強して仕入れておき、患者に教えるのが治療家である。

3. 温病と冬温の毒

あとで症例を挙げるが、その前に温病と冬温の毒について述べておく。

『傷寒論』の傷寒例第3の第3条に「寒毒、肌膚にかくれて春に至りて変じて温病をなす、夏に至りて変じて暑病となる。暑病は熱極まりて温よりも重きなり」とある。

これは、冬の間に過労になっていると、少陰経が虚して、春や夏になっても太陰経から陽気の発散が十分にできないことをいう。陽気が発散できないと、陽明経に停滞して発熱する状態を説明したものである。

春の陽気の停滞を温病という。夏のほうが陽気の発散が旺盛である。しかし、発散できないと停滞する陽気も多い。それで温病より夏の暑病のほうが重症だというのである。

冬の間に無理をしたのが原因ならば、少陰経の虚（左寸口や左尺中の虚）があって当然なのである。

しかし、今は冬である。だから温病や暑病の患者はいないはずなのに、あとに述べるように、温病型の患者が多くなっている。それで不思議に思っていたのだが、さらに傷寒例を読むと冬温の毒という病があると記されている。

冬は寒いのが普通である。ところが変に温かい冬だと、それによって発病する。こ

れを冬温の毒、別名を時行の疫気という。ただし、『傷寒論』には脈も病症も記されていない。それで以下のように推測してみた。

今年の冬は変に温かい。冬は陽気の発散を少なくする時期なのに、変に温かいと陽気が発散したくなって表に出てくる。しかし、出てきても発散できない。それで停滞して発熱すると思われる。あるいは発散できない陽気が、耳下腺や扁桃に停滞して痛みを出している。

次のようにもいえる。冬は少陰経の陰気が盛んになり、腎の津液も少陰経の陽気も温存する。しかし、無理をしているうえに変に温かいと、少陰経が怠けて少陰経の引き締める力が弱くなる。そうして、発散できない陽気が太陰経から陽明経にかけて停滞し、扁桃腺を腫らせたり、発熱させたりするのであろう。

4. 症例

①証が決められないままに治療に入った例
【患者】

58歳の主婦。中学生のときから、何かあると私の所へ来ていた人である。現在は2人の子どもが成人し、ご主人は教員を定年退職し、お互い気楽な生活をしているが、実は実家の果樹園を手伝いに行っている。

【主訴】

令和元年の11月25日。3日前から左耳下腺が腫れて痛むという。また左の扁桃腺も腫れている。右肩が五十肩のようで挙がらないという。

ミカンの採り入れによって肩がこったのが原因だと思うが、この患者が耳下腺や扁桃腺を腫らしてくるのは初めてのことである。

【望診】

　小柄だが肥満気味。以前から太りすぎだから少し痩せるようにいっていたのだが、菓子パンが好きで太ったらしい。今は我慢して食べないようにしている。

　舌に少し乾燥しているが白苔はない。

【問診】

　大便、小便、食欲に変化なし。常日頃から肩こりがあり、以前から緑内障が少しあるので大柴胡湯エキス（T社・台湾製）を服用している。これで大便、小便とも快調だという。

　今回は採り入れたミカンを選別し始めてから肩がこり、それで首が腫れたという。微熱がある。悪寒はない。

【脈診】

　全体に弦であるが、左尺中は虚している。それ以外に虚しているところはない。右の寸口と関上が浮き気味で力がある。温病のような状態である。温病なら左寸口が虚して肝虚脾実証のはずだが、左寸口の虚はない。

　腎は虚しているが、これを体質としてみれば、右寸口と関上の力のある脈は肺虚で陽明経に陽気が停滞しているためだと考えられる。しかし、肺虚なら悪寒があるはずだが悪寒はない。

【腹診】

　右の胸脇部に圧痛がある。これはもともと大柴胡湯の証があるためだとも考えられるが、左関上の脈が実熱ではない。とすれば肝虚脾実証、つまり、温病のための圧痛かもしれない。

【治療】

　証が決められないままに治療に入った。まず左頚部の腫れている部分の圧痛を診て知熱灸。そのあとで瀉法の散鍼。

　腎虚証として尺沢、復溜の補法。然谷も補った。また、右肩髃に1本鍼を行った。

【経過】

　以上の治療で耳下腺の腫れは半減し、肩髃の刺鍼で右肩の挙上不能は即治した。

　12月1日になって耳下腺の腫れは治ったが、咽喉全体の腫れ痛みと咳を訴えてきた。咽喉の痛みは夜間に激しくなる。この状態は温病で、漢方薬でいうと銀翹散の証である。脈も肝虚脾実証と出ている。もちろん腎の脈も虚している。簡単にいうと、左手の脈は全体に弱く、右手の脈は全体に強い状態である。

【治療】

　商丘の瀉法。中衝の補法。咽喉部や前胸部に知熱灸。

　背部はこっていると思われる兪穴に浅く置鍼した。その夜、寝汗が出て熱感が消え、咽喉痛も咳も軽くなった。停滞していた熱が抜けたのであろう。

【考察】

　冬なのに温病の状態になるのは理解できなかったが、先に示したように冬温の毒でも温病状態になることがあるのだと理解する以外にない。なお、この患者ではないが、知熱灸の例を示しておく（**写真1、写真2**）。

②途中で証を軌道修正して治療した例

【患者】

　28歳、独身女性。事務職。

【主訴】

　一昨日から鼻の下、上唇にヘルペスができて痛んでいる。頚部のリンパ腺も腫れている。脈も少し速い。微熱はあるが悪寒はない。

　この子は高校生のときに扁桃腺が腫れたことがある。手術しても駄目だからといったのに家族にも相談なく、病院で切除してもらった。しかし、そのあとも時に咽喉部

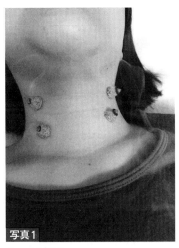

写真1 喉への透熱灸

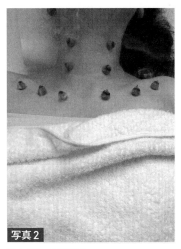

写真2 胸と首への透熱灸

が腫れて発熱することがある。

【治療】

　最初は脾虚肺実証と思ったので、大陵、太白、魚際を補った。

【経過】

　翌日、鼻の下のヘルペスは枯れて痛みも少なくなってきたが、口唇にヘルペスが出てきた。また頚部リンパ腺の腫れが痛い。鼻づまりもある。

　このときの脈は左寸口と左尺中の脈が虚していて、右寸口と関上は弦で力がある。やはり温病状態である。それでも温病だとは考えられないので、商丘は寫法したが、列欠と照海を補った。

　その翌日、経過が思わしくない。それで温病、つまり、肝虚脾実証として商丘を寫法し、中衝と通里を補った。この治療で口唇ヘルペスが枯れてきて、翌々日には完治

に近い状態になった。

5. まとめ

　これらの患者以外にも扁桃炎で40℃の発熱のある人が来た。これは労宮の寫法で解熱した。インフルエンザも流行しているらしいが、それ以外の変な熱病や咳や咽喉痛の人も多い。

　前回も述べたが、発熱や咽喉痛の患者も治療するべきである。発熱しているときは本治法のみの治療になり、すぐに結果が出るから勉強になる。ぜひとも挑戦してもらいたい。ただし、自分が治せない病気だと判断したときは、すぐに専門医に紹介するべきである。このことを忘れないように。

第24回 『鍼道秘訣集』②

日本内経医学会会長／鶯谷書院主宰
宮川浩也 （みやかわ・こうや）

今回のポイント（前回と同）

❶ 心が曇ると、物事が曇って見え、診断が危うくなる

❷ 心が曇ると、神様と仏様の力添えがなくなり、妙効が生まれない

❸ 澄んだ心にするには、貪りの心、瞋りの心、愚かな心をしりぞける

❹ 貪りの心、瞋りの心、愚かな心がないことを「三つの清浄」という

　2019年12月号で『鍼道秘訣集』第4段、前回の新年1月号で同第1段～3段について紹介しましたので、今回は第5段～7段について解説します。

●●●

三つの清浄（次号より続き）

第5段

和訓　此の故に、心を清浄に持を、三つの清浄と云。是心持、諸芸に用いる事也。殊に神へ参詣するにも、身を清るは次にて、心の清浄を専とす。心清れば、神清きがゆへに、向いの神も又清く納受ある也。

往古、栂尾の明恵上人と笠置の解脱上人と此両の名僧をば、春日大明神、双の御眼、双の御手の如く思し召けるに、明恵参詣の日は御簾上り、直に明恵と春日御物語成され、解脱参詣し玉ふには、御簾を隔て、御物語成さる。或日、解脱上人参籠有て、春日へ御申有けるは、神と申し奉るも、仏の垂跡なり。仏は降雨の草木・国土を漏ず湿すが如く、平等にして隔更に無。然るに、明恵と我と別の違有べからざるに、明恵参詣には直に御対面あり、我詣ぬるには、御簾を隔御物語し玉ふ事、心得難しと、問い玉ふ。明神、仰けるは、我に何の隔事の有べき。其方、左様に念心、御簾の隔となる也、と御返答御坐けると。是解脱房の心に慢心の我あるゆへに。

意訳 貪り、瞋り、愚かの三毒心がなければ、心は澄んでいます。澄んだ心を持つことを、3つの清浄といいます。この心持ちは、さまざまな技芸に活用されます。神社に参詣するときに身を清めますが、心が澄んでいることが先で、身を清めるのはその次です。心が澄んでいれば、魂も清く、向かい合う神様も清いので、受け入れてくれるのです。

むかし、春日大明神は、栂尾の明恵上人と笠置の解脱上人を自分の両目、両手のように思っていました。明恵上人が参詣すると、春日大明神は御簾を上げてお話をされました。解脱上人が参詣すると、御簾を上げずにお話をされました。あるとき、解脱上人は「仏が姿を変えてこの世に現れたのが神であります。仏は草木国土、一切を潤すように、平等で分け隔てがありません。したがって、明恵と私にも隔てがないはずですが、明恵が参詣したときには御簾を上げているのに、私が参詣するときは御簾を下げたままです。この隔ては理解できません」と春日大明神に問いました。春日大明神は「私に隔てはありません。あなたのそう思っている心こそが、御簾の隔てと同じではないでしょうか」と答えました。解脱上人に慢心という我があったのです。

三つの清浄とは、無我の境地でもあります。「慢心」とは、仏教用語で「比較する心」であり、典型的な我です。自分を基準にして他者と比べ、他者より優れていると思う「高慢」、等しいと思う「同等慢」、劣っていると思う「卑下慢」があります。慢心がなくなることも、悟りの境地です。

この段は、解脱上人の「慢心という我が隔てを形成していること」を問題にしています。

「隔て」が、この段に5回使われています。物の隔てが御簾で、心の隔てが慢心なのです。解脱上人に卑下慢があり、それが隔てになっていることを指摘しています。

明恵上人（1173〜1232）は、京都栂尾の高山寺の尼僧。高山寺は、有名な国宝『鳥獣人物戯画』を所蔵しています。解脱上人（貞慶：1155〜1213）は、京都笠置の笠置寺の僧。

「垂迹」とは、仏教と神道とが結びついて生れた思想で、仏や菩薩が衆生を仏道に引入れるために、神々の姿を貸りて示現することです。

第6段

和訓 又、古美濃の国、加納の城に於伊茶と申女の母、重病を受苦。於伊茶、余の悲に、関と云処に龍泰寺の全石と申僧を請じ、祈祷の為に陀羅尼を読でもらひける。全石、一心不乱に陀羅尼を読こと暫有て、母、頭をあげ、やれやれ嬉や、頃心の内に苦ありて悲かりけるに、御経の力に依、苦無と。悦事涯無し。厥時、全石憶様、最早布施をもらひ帰るべきか、今少逗留すべきかと思ふ心、出来ける時に、母やれやれ悲や、還心苦く成て候と悲。全石、是聞、扨は我に欲心出る故と念とり、前の如く、一心不乱に陀羅尼を読ければ、母も病漸々に軽成、終に痊けると也。此も皆、我心の清浄と不清浄との謂にて、加様の善悪あり。

意訳 また、美濃の加納城に於伊茶という娘がおり、その母親が重病となり苦しんでいました。於伊茶は悲しさのあまり、龍泰寺の全石という僧侶を招き、陀羅尼（呪文の一種）を読んで祈祷してもらいました。全石が一心不乱に陀羅尼を読む

と、暫くして母親が頭をあげて「やれやれ嬉しい。心に苦しみがあり、悲しかったが、陀羅尼の力によって、苦しみがなくなった」と喜びました。そのとき、全石が「お布施をもらって帰ろうか」「もう少し逗留すべきか」と思ったとたん、母親は「やれやれ悲し。また心が苦しくなってきた」と悲しみました。全石はこれを聞いて、「これは我が心に欲心が出たからだろう」と思い、それまで通り一心不乱に陀羅尼を読み出したら、母親の病気も次第に軽くなり、終には完治(つい)しました。こういうことも心の清浄と不清浄であり、善い結果・悪い結果の差があるのです。

美濃の加納城は、岐阜県岐阜市加納に城址があります。龍泰寺も岐阜県関市に現存しています。一心不乱から、ふと我に返ったときに、我が現れて隔てを形成したので、神や仏をブロックしてしまったのです。

我を張って隔てを作ってブロックしているのですから、神様も仏様も応援しようがないのです。身近な話でいうと、隔てを作れば、家族も、友達も、仲間も手助けしようがないことは明白であります。

第7段

和訓 又、病者に向て憶病出る人有り。是は我芸(わざ)の至らざる者は、心に動転(てんどう)出で易し。去れば不動明王の背なる伽婁羅炎(かるらえん)は心火をあらわす。其火の内に、不動御座(おわします)は、人々の心の動ぜざる体なり。諸芸共に不動の体とならざれは、其事成り難し。歌に「鳴子をば、己が羽風に、任(まかせ)つつ、心と騒ぐ、村雀哉(むらすずめかな)」

此段、能能心掛(よくよくこころがけ)、工夫を可成(なすべし)。是心持第一の事也。

意訳 さらに、病人に対すると憶病が出る人がいる。技術が未熟だから、心が動乱するのです。不動明王の伽婁羅炎(かるらえん)は心の火を表しています（図1）。その火の中に不動明王が居るのですから、心が乱れない姿を現しています。不動明王のようにならなければ、技術や芸術は上達しないでしょう。歌に、「鳴子をば、己が羽風に、任つつ、心と騒ぐ、村雀かな」とあります。この段も、よく心がけて工夫しなければなりません。
以上の「三つの清浄」という心持ちが、当流で最も大事にしていることなのです。

雀を脅して追い払うための音が出る器具を鳴子といいます（図2, 3）。雀は自分の羽ばたきで鳴子の音を出してしまい、それで驚いています。この雀と同じように、自分のせいで、自分の心が動転してしまってはならない、と戒めています。村雀は群れ雀のことで、一羽の雀が騒げば、すべての雀が騒ぎ出すことを指しています。

以上が、夢分流の「心持ち」と「三つの清浄」という内容です。治療家になるためにはこれらの修行が必要であることを力説しています。ご参考いただければ幸いです。

貪・瞋・愚の三毒心が滅却された状態が三つの清浄であり、完全に透明で澄み渡った状態で、仏教の悟りの境地でもあります。修行して到達する境地ですから、私たちが簡単に三つの清浄に到達するわけがありません。第4段で「十が十ながら無我無欲にならずとも、半分にても心清て」と条件を緩めてくれてい

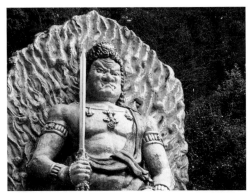

図1 不動明王が背にしている炎は「衆生の煩悩を大智慧の火で焼き尽くし、悟りに導きたい」という強い意志を示しているという。迦楼（娑）羅炎は、インドの伝説上の鳥・迦楼羅が吐き出すという。迦楼羅は仏法の守護神

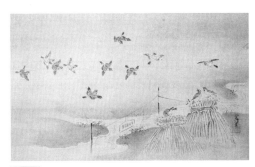

図2 狩野常信「鳴子稲田雀図」（江戸時代前期）。雀の群れを追い払うために、田畑や家の前に張り渡した綱に、図の中央やや下にあるような道具を結び付けた

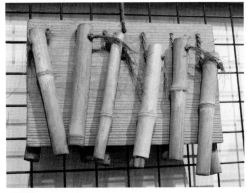

図3 実際の鳴子。雀が自ら触れてしまい、その音に驚いたりすることもある。雀が来たら綱を引いて音を出し、雀の群れを追い払った。写真提供・協力：松茂町歴史民俗資料館（徳島県）

ますが、その半分でさえ難しいでしょうし、1割・1パーセントでも難しいでしょう。

　個人的には、今できることとして、次のようなことを心がけています。

　　・好き嫌いをしない

　　・不平不満をいわない

　　・自分本位にならない

　　・優劣を比べない

　わずかの時間でもいいから、すがすがしい心になりたいと思っています。

　次回は、『霊枢』九鍼十二原篇を材料にして、「はり師よ上工を目指せ」を解説してみたいと思います。

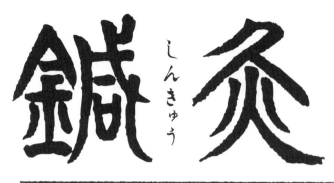

鍼灸
しんきゅう

本当に学ぶと云うこと

著者‥竹村文近

A5判　244頁

定価‥（本体3600円＋税）

「はり100本」竹村文近氏の臨床技術を、写真つきで詳細解説！

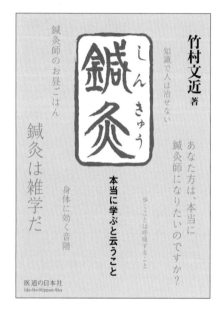

　「はり100本」でおなじみの竹村文近氏が、鍼灸師向けに初の書き下ろし。

　第1部では本誌2013年1月号から2014年12月号まで連載したエッセイ「本当に学ぶと云う事」を加筆・修正して再録。著者が生徒に教えるなかで得られた気づきなどをもとに、患者を元気にする「鍼灸師の生き方」とは何かを追求する。

　第2部では、臨床技術を紹介する。竹村氏の治療法の根本に位置づけられる「基本治療」と各疾患別に追加する施術を、豊富な写真・図版を用いて追試しやすいように詳しく解説する。

　第3部では、著者の患者である各界の著名人が、患者視点から鍼灸治療に寄せる信頼、鍼灸師に求めるものについて語る。

医道の日本社

フリーダイヤル 0120-2161-02

Tel.046-865-2161

ご注文FAX.046-865-2707

1回のご注文 1万円（税込）以上で
梱包送料無料〈1万円未満：梱包送料880円（税込）〉

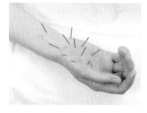

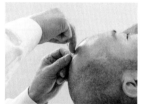

セイリン主催「はり100本 臨床編」セミナー 静岡で開催！

日時	2020年3月8日（日）　13：00-17:00
会場	静岡県・静岡医療学園専門学校 （静岡県静岡市駿河区みずほ5丁目14番地22）
定員	先着30名　　受講料　8,000円（対象者：鍼灸師　学生は被験者のみ）

今回は竹村治療院で学んできた名古屋の大津利夫先生を招き、実際の臨床の場での治療家としての心構えなどのお話をしていただきます。教科書ともいえる『鍼灸 本当に学ぶと云うこと』に沿って、効果のある取穴や施術法をきめ細かく丁寧に行います。当日は書籍の販売も行います。

お問い合わせ　セイリン株式会社 名古屋営業所（担当：西村）

TEL：090-6080-7627　　E-mail：n.nishimura@seirin.tv

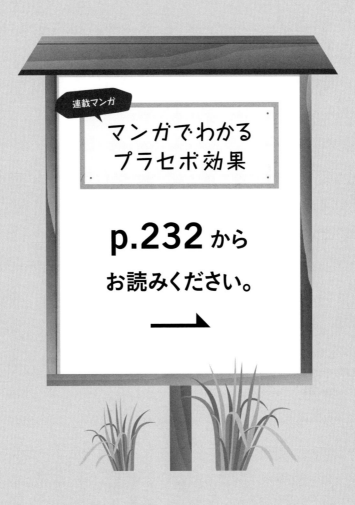

い、本来神父が会うべきだった「臨終の間際」の患者はその後4日間生きていたそうです[10]。

ノセボ効果についてはしばしばこのような衝撃的なエピソードが紹介されます。典型的なのはヴードゥー呪術による死であり、強烈な情動ストレスによって引き起こされる反応として生理学的な説明が試みられています[11]。日本に置き換えるならば藁人形による呪いといったところでしょう。

しかし、そのような極端な例ではなく、私たちの日常生活や医療現場で大小さまざまな影響を与えているノセボ効果のほうが一般的ですし、私たちにとっては重要です。

例えば、携帯電話の使用中または直後に頭痛が発生する被験者を用いたノルウェーの試験では、本当の高周波暴露セッションと偽の高周波暴露セッションとの間で発生した症状の強さに統計学的な有意差がみられませんでした[12]。また、医療の現場では、薬の副作用を知らされた患者のほうがより多く副作用を訴えるし、曖昧な画像診断結果を見せられた患者のほうがより強い痛みや機能障害を訴えます[13]。これらの事象は、いずれもノセボ効果によるものと考えられています。ノセボ効果はプラセボ効果と同じく、期待（ここではネガティブな方向への予想・期待のこと）と条件付けによって引き起こされます[14][15]（神経生理学的な作用経路は異なります）。

プラセボ効果は患者のために意図的に引き出すこともあるでしょうが、ノセボ効果を意図的に引き出すことは医療者の倫理に反する行為です[7]。しかし意図的でなくても、副作用の説明や不用意な言葉が患者のノセボ効果を誘発してしまう可能性があります。したがって、医療者は患者に対して使う言葉を慎重に選ぶ必要があります[13]。

一方で、インフォームド・コンセントを徹底し患者自身が自分の意思で医療を選択することを支援するためには、治療によって苦痛や副作用が生じる可能性についても正しく具体的に伝えなければなりません。真実を伝える義務とノセボ効果を最小限に留める配慮は、しばしば医療者に倫理的なジレンマをもたらすのです。

※この用語の違いは文献8と9ではほぼ逆の説明がなされており、Benedetti[9]はもともとプラセボを投与された際に起きるあらゆる症状改善をひっくるめて「プラセボ」という用語が用いられていたと記しています。この点からも本シリーズでは厳密な定義にこだわらず、原則として「プラセボ効果」「ノセボ効果」と呼ぶことにします。

◆ 参考文献
1. Kennedy WP. The nocebo reaction. Med World 1961; 95: 203-5.
2. Reid B. The nocebo effect: placebo's evil twin. The Washington Post 2002; April 30.
3. Benedetti F, et al. Increasing uncertainty in CNS clinical trials: the role of placebo, nocebo, and Hawthorne effects. Lancet Neurol 2016; 15: 736-47.
4. Faasse K, et al. The power of labeling in nocebo effects. Int Rev Neurobiol 2018; 139: 379-406.
5. Howick J, et al. Rapid overview of systematic reviews of nocebo effects reported by patients taking placebos in clinical trials. Trials 2018; 19: 674. doi: 10.1186/s13063-018-3042-4.
6. Ernst E, et al. Concept of true and perceived placebo effects. BMJ 1995: 311: 551-3.
7. Colloca L, et al. The nocebo effect and its relevance for clinical practice. Psychosom Med 2011; 73: 598-603.
8. Evers AWM, et al. Implications of placebo and nocebo effects for clinical practice: expert consensus. Psychother Psychosom 2018; 87: 204-10.
9. Benedetti F. A modern view of placebo and placebo-related effects. In: Placebo effects SECOND EDITION. Oxford University Press. 2014: 22-73.
10. Spiegel H. Nocebo: the power of suggestibility. Prev Med 1997; 26: 616-21.
11. Cannon WB. "Voodoo" death. Am Anthropol 1942; 44: 169-81.
12. Oftedal G, et al. Mobile phone headache: a double blind. sham-controlled provocation study. Cephalalgia 2007; 27: 447-55.
13. Barsky AJ. The iatrogenic potential of the physician's words. JAMA 2017; 318: 2425-6.
14. Data-Franco J, et al. The nocebo effect: a clinicians guide. Aust N Z J Psychiatry 2013; 47: 617-23.
15. Benedetti F, et al. Nocebo and the contribution of psychosocial factors to the generation of pain. J Neural Transm (Vienna) 2019 Nov 22. doi: 10.1007/s00702-019-02104-x.

06

偽薬や医療者の言葉は
プラセボ効果による改善だけでなく
ノセボ効果による症状発現や
悪化も起こし得る

変雀
和尚

ノセボ反応1）あるいはノセボ効果（またはノシーボ効果）は「プラセボ効果の邪悪な双子の兄弟」と呼ばれ2）、不活性な治療を行ったあとにネガティブな予想をすることにより、ネガティブな転帰を生じさせます3）。つまりプラセボ効果の逆であり、何の効き目もないはずの処置に対してよくない印象や予想を抱くことによって起きるよくない反応です。例えば、得られるはずの治療効果が減弱したり、副作用が増強したりします4）。

臨床試験でプラセボ投与群に割り付けられた人の49・1％（中央値）が有害事象（頭痛、嘔気・嘔吐、疲労感など）を訴え、そのために5％（中央値）が中途脱落しています5）。これは多くの臨床試験の結果をまとめたものであり、実際には検証対象となった疾患や治療によってかなり幅がありますが、とにかく効果のないはずのプラセボ（偽薬）を投与しても多くの「副作用」が観察されるということです。ただし、本シリーズ第10回で解説した「見かけ上のプラセボ効果」6）と同様、プラセボ投与群で見られる症状悪化や副作用の訴えは、自然

経過による悪化や平均回帰を含む「見かけ上のノセボ効果」7）であり、純粋なノセボ効果のみを示しているのではありません。効果のない処置を行ったあとで見られる健康状態の悪化すべて（自然増悪や平均回帰を含む）をひっくるめて「ノセボ反応」（nocebo response）、ネガティブな予想が引き起こす神経生理学的および心理学的メカニズムによる悪化のみを「ノセボ効果」（nocebo effect）と呼んで区別することもあります8）※。本シリーズではプラセボ効果の場合にならって、原則として両者を厳密に区別することなく「ノセボ効果」と呼ぶことにします。

ノセボ効果は不活性な物質（プラセボ）の投与だけでなく、言葉や環境だけでも生じます。アメリカのカトリック教の病院で起きたこんな実話があります。心臓病の入院患者の容体が悪化し、臨終の間際に秘跡（神の恩恵を与える儀式）を行うため神父が呼ばれました。ところが神父は間違えて隣のベッドの患者に対して、おごそかな雰囲気のもと臨終の秘跡を執り行ってしまったのです。その患者は15分後に死んでしま

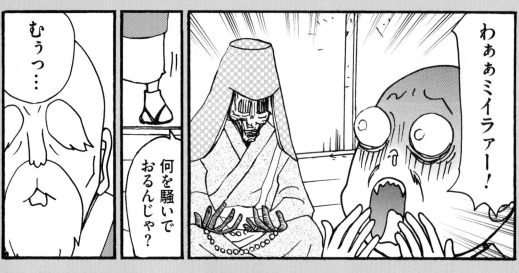

むぅっ…

何を騒いでおるんじゃ？

わぁぁミイラァー！

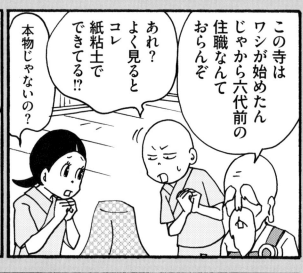

この寺はワシが始めたんじゃから六代前の住職なんておらんぞ

あれ？よく見るとコレ紙粘土でできてる!?

本物じゃないの？

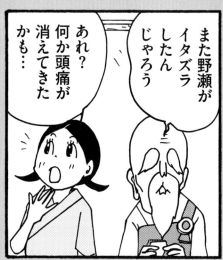

また野瀬がイタズラしたんじゃろう

あれ？何か頭痛が消えてきたかも…

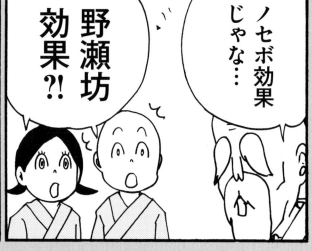

ノセボ効果じゃな…

野瀬坊効果?!

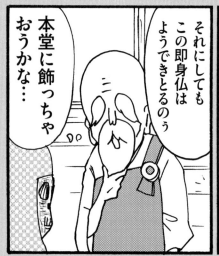

それにしてもこの即身仏はようできとるのぅ

本堂に飾っちゃおうかな…

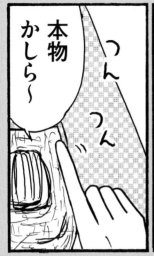
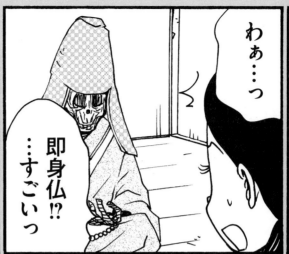
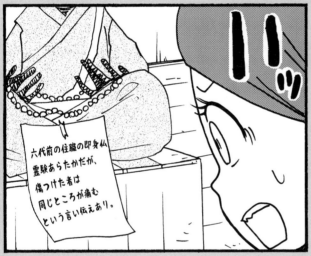
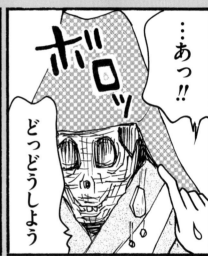
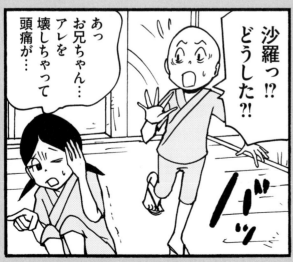
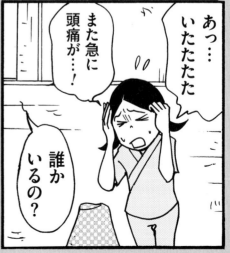

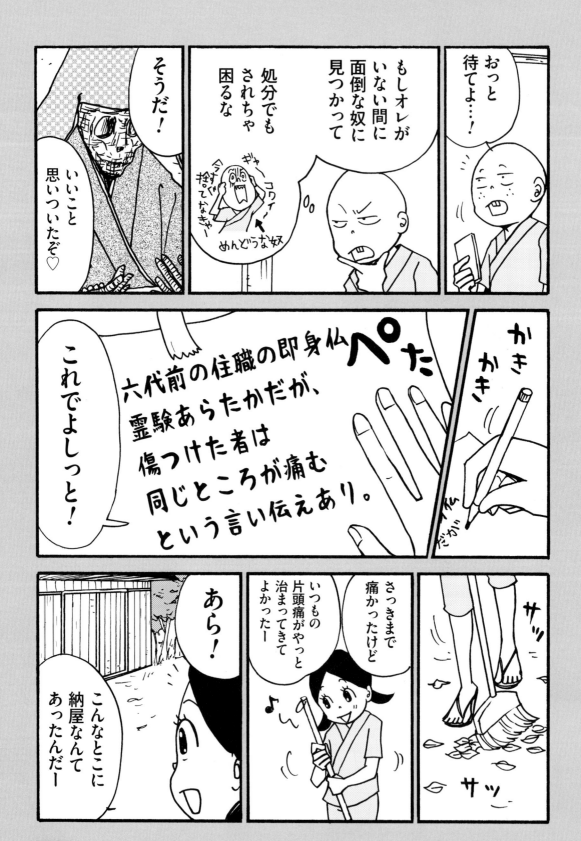

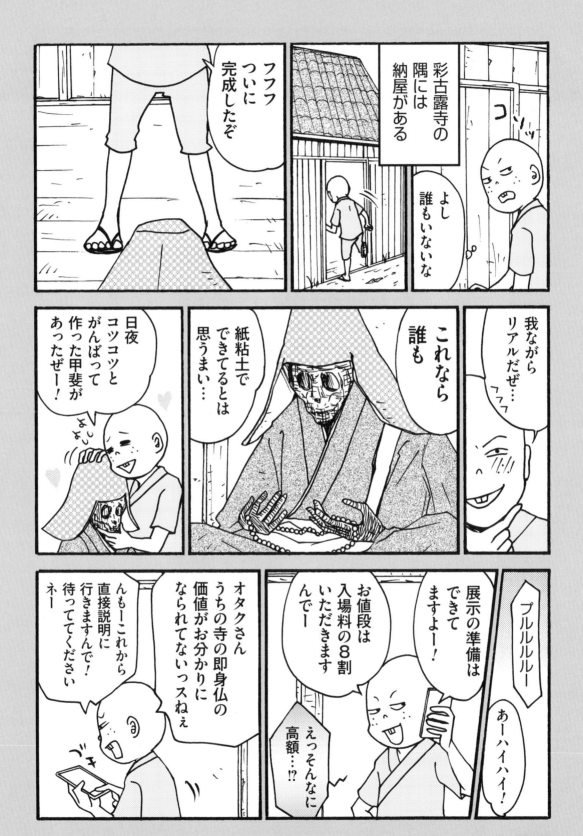

01

マンガでわかる プラセボ効果

さまざまな場面で生じる「プラセボ効果」。
新たな知見とともにそのイメージや可能性も変わってきました。
本連載でプラセボ効果を正しく理解しましょう。

第11回

プラセボ効果の
邪悪な
双子の兄弟!?

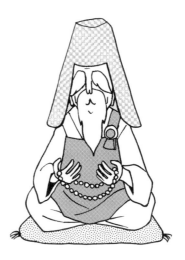

監修・解説：山下仁
絵：犬養ヒロ

覚えておきたい事故防止の知識

 マンガ

鍼灸臨床インシデント

 増補改訂版

監修・解説：山下仁　画：犬養ヒロ　定価：（本体1,800円＋税）A5判 207頁

新たに4話、40P増の増補改訂版！
付録に危険予知トレーニング（KYT）を収録

臨床の現場でいつ起きるかわからないヒヤリハット。「これまで事故なんて起きたことがないよ」という人も、たまたま大事にいたっていないだけかもしれません。

本書は、鍼灸の現場で遭遇しやすいインシデントとその防止法について、楽しいマンガと、エビデンスに基づいた解説で分かりやすく説明。「鍼の抜き忘れ」「火傷」「温灸による熱傷」など臨床現場で昔からあるインシデントから、「個人情報の保護」「カルテの記載と開示請求」「電動ベッドの事故」などを完全網羅しました。

さらに増補改訂につき、月刊「医道の日本」2015年8月号に掲載した4話を新たに収録。そして、事故につながるリスクを事前に察知するための「危険予知トレーニング（KYT）」で、マンガで得た知識を臨床の現場にフィードバックすることができます。

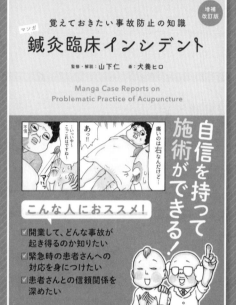

主な内容

●鍼の抜き忘れ／火傷　理学検査による傷害／深刺し／気分不良／手洗い／折鍼防止／B型肝炎対策／古い感染対策情報／抜鍼困難　温灸による熱傷／埋没鍼　個人情報の管理　皮下出血　子供の監視／施術後の疲労感と眠気／認知障害・失見当識の患者　カルテの記載と開示請求／東洋医学用語の誤解／膻中の刺鍼　患肢の取り違え、など28項目
●番外編①楳田川青年の事件簿／番外編②手指の衛生管理と適切な消毒法／番外編③インシデント報告システム
●資料集、索引
●付録1：危険予知トレーニング（KYT）
●付録2：学生　江崎直人

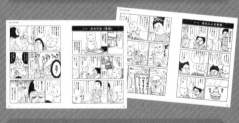

＼ やってみよう！ KYT ／

Q 以下の写真から、どんな危険ストーリーが作れますか？

患者さんが脱衣して電動ベッドに腹臥位になり、鍼灸施術を受ける準備ができたところ。

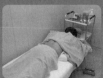

答えは、本書で！

医道の日本社　フリーダイヤル 0120-2161-02　Tel.046-865-2161　ご注文FAX.046-865-2707
1回のご注文 1万円（税込）以上で梱包送料無料〈1万円未満：梱包送料880円（税込）〉

鍼灸徒然草

―ふと臨床篇― その16

しゅとうでんめい
首藤傳明

双極性?

　想像される経脈の病症を尋ねると、思わぬ収穫を得ることがあります。

　46歳の女性、主訴は左肩関節がよく挙がらない、痺れ、腰痛です。頚部の後屈で痛みが出ます。結帯動作では異常ありません。肩関節前後の圧痛もありません。頚椎が原因の上腕神経痛と思われます。脈証は肺虚証、数ではありません。

私「いつからですか」

患者「2カ月前、スーパーの魚売り場でパック詰めをする仕事をし始めた頃からです。冷房がきいているので。身体が冷えて調子が狂いました」

私「咳は出ませんか」

患者「軽い風邪をひいて、ときどき出ます」

私「食欲は？」

患者「最近あまりよくないです」

　肥満に属する体格です。これ以降は私の独り言のような、説明のような話です。

　この脈の人は呼吸器が弱くなりやすい。咳、咽の痛み、肩こり、背中のはり、大小便の異常が出やすい。気分は抑うつ的とい

う、軽いうつ病になりやすい。世の中が面白くない、などです。

患者「気分がハイになることがあります」

私「双極性ですか」

患者「はい、そうです」

　つまり双極性障害、躁うつ病の既往があり、ときどき気分障害が出るのです。

　治療は、太淵、太白、左曲池、左風池、左風門、肩井、左天宗（20壮）、肺兪、脾兪、腸骨点（図1）、跗陽に刺鍼。下線は灸も。

　上腕の異常は、この治療でよくなるでしょ

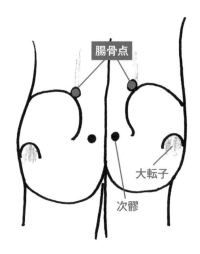

図1　筆者の取穴（腸骨点）
『首藤傳明症例集』（医道の日本社）p.16より

う。頚を強く揉まないこと、上を向く仕事（後屈）を長くしないこと。ときどき深呼吸をしたり、上肢を前方に伸ばす動作をしたり、わさびなど刺激のあるものを少し食したりすると、身体の調整に役立ちます。気分障害の予防にときどき鍼をするとよい。

　この症例は西洋医学、東洋医学の双方から考え、施術したものです。便利です。

腰痛、当たり!

　68歳女性、身長152cm、体重65kg、脂肪質の患者さんです。右の腰痛、4日前に鍼治療したのですが、動作が鈍い、かなり痛いようです。腰の主要点、志室、腸骨点、大腸兪に印をつけます。順番に刺入していきます。脈証は肝虚証です。

　右大腸兪に刺入します。雀啄を繰り返していますと、硬いポイントに当たります。そこ！　これは私が感じるものです。患者さんに聞いても難聴気味、要領を得ません。深さ2cm。刺鍼後、腰を動かしてもらいます。右はよいが左が痛い。注意深く探ると左の大腸兪が少し硬い。脂肪質なので見つけるのは大変です。さて、こちらも刺鍼は大当たり、痛みはとれるはずです。ほかのツボは抵抗感がありませんので、硬いポイントに当てることが大切です。深さと硬さと命中、三題噺です。

　もう1件の腰痛、今度は硬さです。左腰部、殿部、下肢の痛み、57歳の男性です。右の腰が悪い、かばうから左が悪くなる、とご本人曰く。左大腸兪の刺鍼、刺入に苦労しましたが、右はそれ以上に大変です。1寸01番を使うのですが、抵抗があって、

入りません。同じところに2本目、刺入を試みますが、硬い。3本目を試しました。やっと硬いところに命中、雀啄回旋を繰り返しました。この例も深さ2cmです。刺入できるほどに柔らかくなると、血の巡りがよくなる、痛みを起こす物質が流される、痛みが軽くなる。これは患者さんへの説明ですが、そのような経過をたどるようです。

　同じ大腸兪の刺鍼でも、次の例はどうでしょう。

　鍼治療は初めて、36歳男性、土木作業を主とする患者さんです。病院でつけられた病名は腰椎椎間板ヘルニアです。3カ月前に腰痛、1カ月前から再度痛くなる。右自発痛があり、痺れはありません。母趾の背屈・底屈は正常、下肢伸展挙上テスト（SLR）は約30度です。鍼治療の経験がないので、自発痛から、まずは鍉鍼を始めました。患側の曲泉、陰谷、足三里に回旋術。SLR約45度に改善し、患者さん、びっくりしたのか、おっと声が出る。腹臥位は痛くてできません。側臥位で鍉鍼治療を、殿頂（図2）、大腸兪、気海兪、関元兪、飛揚、跗陽にしました。治療を終えたあとは痛みが軽くなりました。急性の神経痛ですから、

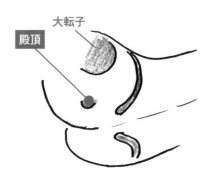

図2　筆者の取穴（殿頂）
『首藤傳明症例集』（医道の日本社）p.171 より

1回の治療でどうこうはできないでしょうが、様子を見ることにします。このような症例では、大腸兪への刺入鍼は痛みを増幅させる恐れがあります。刺入しないほうが得策です。同じツボ、深さの問題、頭を悩ませます。

こわい！　手を握って!!

　めまいの症例です。66歳女性、歩くとふらふらする。理学テストでは頸の後屈（+）、上肢の痺れはない。指擦音（−）、爪擦音（+）。ベッドで休む姿が特異です。右を上にして側臥、左手でベッドの端を握っている。こうしないとベッドから落ちそう、誰かの手を握っていると落ち着く、とのこと。不安神経症？　側臥位で治療します。脈証は肝虚証。左曲泉、陰谷に超旋刺。右耳めまい点（図3）に皮内鍼貼付。右風池に刺入鍼と灸。両肩井、曲池、右肝兪、腎兪に超旋刺。

　前回から8日目、第2診。肝虚証。こわい！

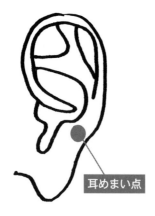

耳めまい点

図3　筆者の取穴（耳めまい点）
『首藤傳明症例集』（医道の日本社）p.28 より

の症状は変わらない。鍉鍼を多用する。こわいので皮内鍼なし。治療した夜、電話があり、大変よくなりましたと。

　前回から16日後、第3診。調子がよいので旅行ができました。お土産です。相変わらず、治療中はこちらの手をしっかり捕えています。

私「男前の手を握りたいだけではないの！」
患者「⁉」

　笑い話はさておき、「ここのベッドは狭いのでこわい」

「金ができたら広いベッドを買います」

美人になる鍼灸

　鍼灸を続けていると思わぬ効果が出ることがあります。副産物といっていい。77歳の女性、ピアノを教えています。長年、左顔面神経痙攣で治療にみえていますが、どういうわけか最近は痙攣が少ない。今日もしばらく観察していましたが、全く起こらない。座位にして正面を凝視してもらうと、顔面左右の表情が違っています。明らかに患側左のほうが、美人に見える。はて面妖な。わけは？　痙攣が起こらないと、右健側より瞼が大きく開いているからです。目が大きい、ぱっちりだと美人に見えるのでしょうか。患者さんにそう伝えると、最近会う人からそういわれることが多いといいます。もともと美人なのに、目の開きが大きいと、さらに磨きがかかるのでしょう。鍼灸は難しい病気に効くのですねえと感心しています。次回からは健側右顔面の治療も加えようと考えています。シニア楊貴妃！

　特別変わった治療にしたわけではないの

ですが、顔面への八分灸のおかげかもしれません。ツボは陽白、迎香、地倉、懸顱など。ツボの変化を見ずに定位置にとります。あるいは年季のせいで腕が上がったのかもしれません＜影の声：その齢で、そんな！　認知症に気をつけよう＞。期待通りにいくものか、楽しみです。

首藤門下の「徒然なるままに」

　鍼灸師・村田守宏氏が、首藤氏の治療をベッドの下方や首藤氏の向かい側で眺めつつ、いろいろと書き留めました。臨床と人生のヒントが、ここにも。

感想

　さて、今回も首藤先生の「思い」を感じることにより「首藤流の心技」を学ぶことができました。最近の見学では、この「思い」をどう感じ、どう深めていくかということが、一番のポイントとなっています。

　この日は、鍼灸の始まりから終わりまで、「いま、どのようなお気持ちで治療されているのか」、師匠の心に自分の心を重ねてみようと思いました。

　具体的には、「この話し方は、相手をリラックスさせるため」とか「ここは大事なツボ」とか「これは流す鍼」など。一つひとつの動作から「お気持ち」を推測することにしたのです（その推測が当たっているかどうかは、分かりませんが……）。すると、首藤流の全体の流れが見えてくる。その感覚を持ってきて地元で治療してみると、成績が格段に向上しているのです。

　「心は治療より上位にある」。このお言葉、ひしひしと感じております。ありがとうござ

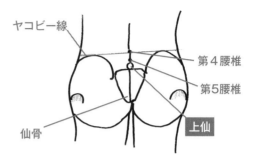

ヤコビー線は両側腸骨稜を結ぶ線をいう。成人においては第4腰椎棘突起を通過する。第5腰椎と仙骨との間が上仙穴。ヤコビー線と督脈の交わる点から少し下方、凹みがある
図4　筆者の取穴（上仙）
『首藤傳明症例集』（医道の日本社）p.87 より

います。

臨床メモ
⊙下肢のつり：肺虚肝実証。太淵、太白、補鍼。行間、瀉。環跳（刺入鍼、灸）、上仙（図4）（灸）、飛揚（灸）。
⊙小指しびれ：頚椎側（刺入鍼）、天宗。
⊙耳疾患：肝虚証。翳風、聴会。
⊙先生の経験から：熱のあるとき（榮火穴）、咳（経金穴）、証にかかわらず陰経全穴を使う。

首藤先生のことば
⊙関節痛で腫脹、熱感のある場合は、検査で異常がなくても、関節リウマチの親戚の可能性が高い。
⊙うつの患者さんは、気分がよくなると顔のしわがとれる。
⊙鍼は、よく効くと思うとよく効くんです。
⊙耳めまい点（図3）に鍼を貼っておくと心が晴れてくる。めまい、頭痛、耳鳴りにも効く。
⊙苦労と書いて幸せと読む！
⊙（病院で治らない関節痛の方に）
患者「先生のところ、もっと早く知っとけば、よかった」
先生「お医者さんも上手にかかればいい。これは病院、これは鍼灸院と分かればいい」

鍼灸字源探検
― 白川静の漢字世界と中国医学の知 ―

• • •

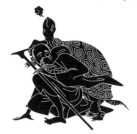

久保裕之
（立命館大学白川静記念東洋文字文化研究所）
イラスト：金子都美絵

第12回 「火」

人類の生存と進化に深くかかわる「火」。その使用が始まったのは数十万年前に遡りますので、漢字の誕生した3300〜3500年前の頃には当然「火」は人々の生活に根づき、その用途も広がっていたことは、「五行」のなかに「火」があることからも十分に理解できます。

そんな「火」の甲骨文は「 」です（図1）。これは燃えている火の象形ですが、「山」の甲骨文「 」に似ています。のちに、双方の字形ははっきりと分化していきます。そんな火を重ねて大きく燃え盛るさまを表したのが「炎（ ）」です。また、「火」はほかのパーツと組み合わさるときに「灬」などに変化します。「灬」は「れんが（連火）」や「れっか（列火）」といいます。

調理では「炙」が篆文「 」からあり、上部の「月」は第7回（2019年9月号）で紹介した「肉」の象形である「 」が変化したものです。まさに「あぶる」そのものを表しているのです。

「焼（燒）」は形声の字ですが、旁の「堯」は甲骨文「 」からあります。これは陶器を焼くときに窯の中で積み上げている様子が由来です。「焙」の旁の「咅」は、花の子房の膨らみが熟して果実となり裂ける様子で、「倍・剖」などに関連します。火であぶって膨らむ、という意味があります。「煮」は形声の字ですが、元の字は「 」で、鍋のなかで肉や米などを煮ているように見えます。ちなみに、家の中で鍋をかけて煮ている様子の字は「庶」です。「蒸」の元の形は「 」で、蒸し器から湯気が立ち上っているようにも見えます。

次の用途は明かりです。古代において火を取り扱う（つかさどる）役目は神聖なものでした。「光（ ）」は「人」の上に「火」を置

図1 左から「火」「光」「主」。光はその成り立ちから、単に明かりという意味だけではないことが分かる

いて火を取り扱う役目の人物を表したもので、のちに「ひかり」の意味となりました。「灯（燈）」は形声の字ですが、「豆」は第8回（2019年10月号）でもお話ししたように、祭器の形でした。室内の明かり取りの道具である灯台の形にも似ていることから考えると、関連がありそうです。「主」の甲骨文は「」で、まさに灯台の上に火が灯っている形です（**図1**）。

屋外での明かりに用いるのはたいまつです。それを交差させた形の字は「」で、「営（營）」の元の字であり、たいまつをたいて野営（キャンプ）をすることを意味しています。また、その赤々とした様子を樹木に咲く花に投影し、「はなやぐ、さかえる」様子を表現したのが「栄（榮）」、さらにたいまつの火の粉が飛ぶ様子から連想されたのが「蛍（螢）」です。「労（勞）」の「力」は農具のすきの形であり、毎年農耕を始めるときに、神聖なたいまつの火ですきをお祭りすることを表していると考えられます。

もちろん、火は治療にも使われます。本連載のタイトルが『鍼灸字源探検』なのですから、「灸」にもちゃんと着目しなければなりません。「灸」は形声の字ですが、古くから医療または刑罰として用いられていたことが、『荘子』『史記』『後漢書』などに記されています。「久（）」は金文からその姿が見え、白川説では人の死体を後ろから支えている形とし、死後の世界は永遠であるという思想によるとしていますが、戦国文字の「」から脛に灸をすえる形で「灸」の元の字があり、「ひさしい」の意味に使われるのは仮借の用法であるとの説もあります（**図2**）。

また、火は神への生贄をささげる手段としても使われました。犬の肉を焼き、その煙を天に上らせて神に生贄を捧げること、その様子を表したものが「犬＋月（肉）＋火」で構

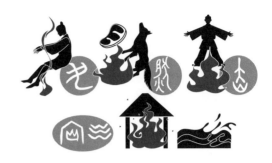

図2 火が関連する字は、鍼灸師に関連のある「灸」（図左上）や「然」（図中央上）、「赤」（図右上）、「災」（図下）など多様な形で身近に存在している

成される「然（）」です（**図2**）。もともとは「もやす・もえる」の意味でしたが、のちに「しかり」という意味になったので、「火偏」をつけて「燃」という字につくり直しました。

ほかにも、甲骨文のなかには「」という字があります。上は人間の形をしています（**図2**）。では、生贄は人間だったのでしょうか。いいえ、これは火ですべてが清められた様子を表しています。そしてこれが「赤」という字の元の形なのです。「赤」が「あかい」という意味のほかに「赤裸々（むきだし）」「赤貧（なにもない）」「赤心（まごころ）」などに使われているのはこういった由来があるからです。

このように、さまざまな用途で火を使いこなしてきた人間ですが、その制御が不能になると大きな「わざわい」をもたらします。洪水もそうです。そこでできたのが「災」の字です。甲骨文にある「」と「」は、それぞれ火事と洪水を表しています。「巛」は川の水の流れる様子で、「巡」が「めぐる」であることが理解できるでしょう（**図2**）。

次回は「五行」の二つ目として「木」の系統についてお話しします。

※古代文字資料は「白川フォント」（立命館大学白川静記念東洋文字文化研究所）、『字通』フォント（平凡社）、「小学堂」（台湾大学中国文学系ほか共同開発）を使用しています。

世界メディアが伝える「鍼灸」最新動向

❶ 鍼治療を普及させるための米国型ビジネスモデル

【米国Forbes】

米国Forbesは12月13日付の記事で、元NBAスタープレーヤーでコネティカット州立大バスケットボール部監督のケビン・オリー氏が、全米で50カ所以上の鍼治療院をフランチャイズ経営するモダン・アキュパンクチャーグループと提携し、鍼治療院をオープンすると伝えました。

記事によると、モダン・アキュパンクチャーグループは、2016年創立の鍼治療院チェーンで、昨今の米国オピオイド禍で痛み治療の代替医療として鍼治療が注目を集めるという後押しもあり、急速に発展した鍼治療院チェーンだと紹介されています。記事では、同社CEOのマット・ヘイル氏が「このチェーン展開は、鍼治療という効果の高い医療を多くの人が身近に、安価に、いつでも受診できるようにするために生み出した経営方法である」と述べています。あわせて、オリー氏が「一人でも多くの患者が薬に頼らない、より自然な方法で心身の調和を保ち、不調の改善を行えるようになってほしい。そんな願いがあって同社のチェーン治療院になることにした」と述べていることも伝えています。

記事

"Kevin Ollie Teams Up With Modern Acupuncture To Spread Holistic Healthcare" Forbes-Dec 13, 2019
「ケビン・オリーがホリスティック医療を広めるためにモダン・アキュパンクチャーグループと提携」

http://bit.ly/2R2oRos

❷ 研究結果：鍼治療はがんの痛み緩和に有効

【米国UPI】

世界にニュースを配信する米国UPIは12月19日付の記事で、鍼治療ががんの痛み緩和に有効であると結論づけた最新の研究結果を伝えました。

記事が取り上げたのは、医学誌「JAMA Oncology」最新号に掲載されたメタ分析結果です。この研究は、過去に世界中の医学誌に掲載された鍼治療や指圧治療の研究論文から、信頼性の高いランダム化比較試験を14本（のべ患者数920人）抽出し、これらの論文をシステマティックレビューした結果です。記事では、14本の研究のうち7本の論文の結果から、鍼治療や指圧治療を行った群のほうが、治療を一切行わないコントロール群や偽鍼治療を行った群に比べて、有意に痛みを減らしていることが分かったと伝えています。また、同じく14本のうち6本の研究結果で、鍼治療や指圧治療を投薬治療と組み合わせた群のほうが、コントロール群や偽鍼治療群よりも、痛みの減少が有意に大きかったと伝えています。

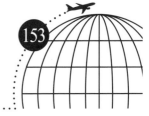

LB JAPAN株式会社代表取締役・日本伝統鍼灸学会理事　中田健吾

記事

"Acupunture may help reduce cancer pain, analysis finds" UPI-Dec 19, 2019
「鍼治療ががんの痛みに効く可能性があると研究結果で明らかになる」

http://bit.ly/2R1glX6

論文出典：全文閲読可

He Y, Guo X, May BH, et al. Clinical Evidence for Association of Acupuncture and Acupressure With Improved Cancer Pain: A Systematic Review and Meta-Analysis. JAMA Oncol. Published online December 19, 2019. doi:10.1001/jamaoncol.2019.5233

http://bit.ly/388aZPk

---

❸ 鍼治療はボトックス治療とは全く異なる最新の美容法だ

【米国Forbes】

　米国Forbesは12月23日付の記事で、美容鍼治療がボトックス治療などの一般的な美容医療とは異なる治療法で高い効果を持っている治療法だと紹介しました。

　記事では、セレブ女優のペネロペ・クルズが「神業だ」と絶賛する美容鍼治療法（治療家）を紹介しながら、鍼灸治療による美容への影響や効果を解説。英国ロンドンを拠点にする著名な治療家を取り上げ、鍼治療や指圧治療で肌や筋肉の再生力を喚起することで、しわやしみといった加齢による衰えを抑えていると紹介しています。鍼灸治療による美顔効果は、身体が持つ自然治癒力による肌の変化なので、ボトックス治療などの人工的な美容医療の効果よりも長く持続し、現在、世界的に人気を博しているとも述べています。

記事

"Is Cosmetic Acupuncture The New Botox?"　Forbes-Dec 23, 2019
「美容鍼治療は新しいボトックス治療なのか？」

http://bit.ly/2RkZayy

---

❹ 研究結果：鍼治療はがんの放射線療法の副作用である
　　口腔乾燥症の緩和に有効

【米国UPI】

　米国UPIは12月28日付の記事で「鍼治療が、頭頸部がんの放射線療法の副作用として起こりやすい口腔乾燥症の緩和に有効である」と結論づけた研究論文を取り上げました。

　記事が取り上げたのは、医学誌「JAMA Network Open」最新号に掲載された米国テキサス州の

M.D.アンダーソン・がんセンターの研究者による鍼治療のランダム化比較試験の結果です。本研究では、頭頸部のがん治療として放射線療法を行う339人の患者を、鍼治療群、偽鍼治療群、鍼治療を行わないコントロール群に無作為に割り付け、それぞれの群での1年後の症状を比較しました。その結果、放射線療法を行った日に週3回鍼治療を行った群では、1年後に、コントロール群（55%）や、偽鍼を経穴に刺鍼したり正規の鍼を経穴以外に刺鍼したりした偽鍼群（48%）に比べて、ドライマウスの発生率が低くなる（35%）ことが明らかになったそうです。研究を率いたリーダーが「放射線治療の副作用としてドライマウスは一般的であり、患者のQOLに大きく作用している。現段階で鍼治療がドライマウスの予防に有効だとする結果が出たことは、今後、鍼治療を標準的な副作用予防法として活用を検討するきっかけである」と述べています。

記事 ………

"Acupuncture may ease common side effect of cancer treatment" UPI-Dec 28, 2019
「鍼治療はがん治療でよく起こる副作用を緩和する可能性がある」

http://bit.ly/2uQKiAs

論文出典：全文閲読可 ………

Garcia MK, Meng Z, Rosenthal DI, et al. Effect of True and Sham Acupuncture on Radiation-Induced Xerostomia Among Patients With Head and Neck Cancer: A Randomized Clinical Trial. JAMA Netw Open. 2019;2（12）:e1916910. doi:10.1001/jamanetworkopen.2019.16910

http://bit.ly/2FTIQzE

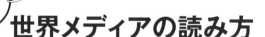

世界メディアの読み方

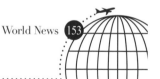

World News 153

3つの「A」を向上させる治療院の
フランチャイズ展開

　記事❶は、米国NBAの元スター選手で今は監督として活躍するケビン・オリー氏が、フランチャイズ経営で急速に提携治療院を伸ばす、新進気鋭のモダン・アキュパンクチャーグループと提携。鍼治療院を開設したという話題です。

米国国技であるバスケットボール界のスーパースターが、医療のしかも代替医療である鍼治療の治療院を開設するという意外性が記事として取り上げられた理由でしょう。

　しかし、記事で注目すべきは、同グループが着実に拡大してきたビジネス戦略についてです。記事では、同グループCEOのコメントで紹介されていますが、同社のフランチャイズが的確に米国国民のニーズ、制度、環境などの各

種トレンドに応じた形でビジネスを展開してきた様子が分かります。

米国でも鍼治療はいわゆるメインストリームの医療として広く社会に認知されているわけでもありません。また、米国医療のスタンダードとして医療保険での適用もありません。にもかかわらず、有力な科学的検証が行われたり、実社会への影響力を持つセレブやスポーツ選手が活用したりすることで、多くの人が鍼治療の存在を知り、興味や関心を持つようになっています。同社はその点に着目したわけです。

記事❷や❹では、鍼のがんの痛み治療としての効果や、抗がん治療の放射線療法の副作用であるドライマウス症候群への効果の知見が紹介されています。こうした医学的な根拠が多くのメディアを通じて発信されていることが分かります。また、記事❸では、セレブ女優のペネロペ・クルズがボトックス治療による美顔ではなく、鍼灸治療をベースにした美容を信奉している話題も報じられています。

同社では、この環境分析に基づいて、より多くの人が鍼治療を実際に利用するようになるために3つの「A」を向上させる戦略をとることになります。具体的には、アクセスポイント（治療院数）を増やすことで人々がいつでも利用できるようにし（Accessible）、医療機関というよりはエステやスパのような店構えにすることで来院しやすくし（Approachable）、できるだけ安価で、かつ明快な一律の治療費設定をすることで支払いしやすくする（Affordable）というものです。この戦略を体現したビジネスモデルが、現在同社がとっているフランチャイズによる多店舗展開です。全米のどこでも同じ質の治療が同一のおしゃれな環境で、しかも均一料金で受けられる治療院チェーンです。

では、3つの「A」を向上させたフランチャイズ展開によって、人々はどのような行動変化を起こしたのでしょうか。世の中には必ずといっていいほど「（ほんの一握りの）何事も先取りしたい」と考える人がいるものです。いわゆる新しいものが好きというタイプで、ほかの人がなんといおうと自分の興味関心で行動します。ある地域内にフランチャイズ店舗を展開すれば、このような「最先端人間」の数を増やすことができます。その店舗数が多ければ多いほど、多くの人がその治療院での鍼治療や効果を耳にしたり目にしたりするようになると、出現するのが「（少数だが目立つ）最新トレンドを先取りしてお試ししたい」人です。メディアが「○○ががんに効く」と取り上げ、その食材をスーパーに買いに出かける人がこれに該当します。昨今はSNSの普及でこの手の話題を自ら発信する人が急増しているので、「最新トレンド」はいつの間にか「流行マストアイテム」になり、やがてそれは「誰もが一度は経験する」ことになるのです。

最新トレンドをお試し体験した「先取り人」は、それを体験したことのない多くの人に「流行を先取りしたもの」をおススメすることで、それほど流行に敏感ではないが「流行マストアイテム」であればやってみようという「（圧倒的大多数の）一般の人」がこれに乗り出すという流れです。記事では、同社のCEOはこの過程を「教育」と表現し、「多くの人に鍼治療のすばらしさを教育するプロセスをつくり出した」と述べています。

流行と不易を正確に見極めるために、鍼灸を取り巻く世界のメディアの論調を読み解くことが重要になるわけです。

論文から読み解く科学的知見 鍼灸ワールドコラム

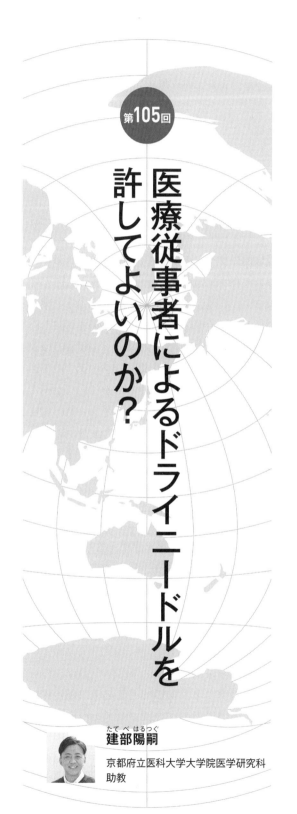

第105回

医療従事者によるドライニードルを許してよいのか？

たてべ はるつぐ
建部陽嗣
京都府立医科大学大学院医学研究科
助教

英語圏で増加するドライニードリング

近年、海外では、理学療法士、カイロプラクターを中心とした医療従事者が、筋骨格系の痛みに対して、「ドライニードル」もしくは「筋肉内刺激法」と呼ばれる治療法を行っている。これには、東洋医学の考えに基づくもの、西洋医学の考え方に基づくもの、この2つの概念を組み合わせたものなどさまざまあるが、共通するのは穴の開いていない非常に細い針を体内に刺入するというものである。つまりは、鍼治療そのものだ。そのせいなのか、イギリス、アメリカ、カナダ、オーストラリアなど英語圏の国々では、鍼治療を受ける患者数は増加の一途を歩んでいる。これらの国での鍼灸受療率は10％程度、もしくは、それ以上と想定されており、鍼灸治療は医療になくてはならないものになっている。

鍼治療には、軽度の痛み、局所的な微量出血などの軽度なものから、それほど頻繁ではないものの、吐き気、めまい、失神、頭痛、局所感染、睡眠障害、気分障害など、さまざまな副作用がある。また、本当にまれではあるが、気胸、神経損傷、感染症など重篤な有害事象も起こりうる。ただ、これらの有害事象に関しては、これまでに本連載でも9回紹介している。そのなかで共通していることといえば、「資格のある施術者の手技であれば比較的安全」であるということだ。

研修期間の短さが有害事象を引き起こす

東洋医学の研修を受けた鍼灸専門医（n＝642）と、西洋医学教育のみを受けた医療者（n

＝458）との間で、有害事象の頻度を比較したオーストラリアの研究がある[1]。有害事象の発生率は、西洋医学教育のみを受けた医療者の群で2.7倍高かった。その理由として考えられているのは、教育・研修期間の不足である。なぜなら、鍼治療に関連する有害事象のほとんどが回避可能なものであるからだ。

　そんななか、2019年12月、1つの論文が発表された。「Evaluating the international standards gap for the use of acupuncture needles by physiotherapists and chiropractors: A policy analysis.（理学療法士とカイロプラクターによる鍼治療使用に関する国際標準ギャップの評価：政策分析）」と題された論文は[2]、米国、カナダ、オーストラリアにおける理学療法士およびカイロプラクターによる鍼治療の法定訓練要件を調べるとともに、それに関連する近年の議論を評価することを目的としている。

　その前に、世界保健機関（WHO）が、「鍼灸における基本的なトレーニングと安全性に関するガイドライン」を示している[3]。そのなかでは、
1.「伝統的な鍼灸治療の実践者」を目指しており、「医学教育や経験がほとんどない、またはまったくない者」の場合（2500時間）
2.「資格のある（現代西洋医学）医師」が、「完全な鍼灸治療トレーニング」を求めている場合（1500時間）
3.「資格のある医師が、鍼治療を臨床業務の一手技として取り入れたい」場合（200時間以上）
4.「他の（現代西洋医学）医療従事者」に関しては、鍼灸治療ではなく指圧のトレーニングを勧める
となっている。我が国では、かつては最低履修時間が定まっていなかったこともあるが、2018年度以降は、鍼灸師は2655時間、鍼灸マッサージ師は2835時間となっている。では、理学療法

士、または、カイロプラクターに関してはどうだろうか。厳密にいえば上記4の「他の医療従事者」となるはずだ。しかし、このガイドラインが作成されたときには、世界ではすでに鍼灸針を臨床で使用していたためなのか、WHOは明らかな言及は避けている。つまり、理学療法士やカイロプラクターが鍼灸針を使って患者を治療するための十分な訓練期間に関して、国際的なコンセンサスは存在しない。

3カ国における鍼灸治療訓練期間

　では、アメリカ、カナダ、オーストラリアの理学療法士およびカイロプラクターの鍼灸治療訓練期間に関してみてみよう（表1）。
①アメリカ合衆国
　理学療法士は、通常、鍼治療のことをドライニードルと呼んでいる。現在、アメリカの3分の2以上の州（n＝36）で、理学療法士は鍼治療を行っており、ほとんどの場合、立法上の認可ではなく、州の理学療法士の協会によって承認されている。そのうちの60％（n＝22）で、最低訓練基準を規定すらしておらず、WHOが医師に課している200時間以上の訓練をしているのはわずか1つの州のみである。

　カイロプラクターは、許可されていれば、一般には「鍼治療」の用語を用いている。カイロプラクターも、大部分の州（n＝35）で鍼治療の使用が認められており、そのうち10州のみが200時間以上の訓練を課している。
②カナダ
　カナダでは、大部分の州と準州で、理学療法士もカイロプラクターも鍼治療を使用することが許可されている。理学療法士は、ケベック州

表1　アメリカ、カナダ、オーストラリアの理学療法士のための鍼灸治療訓練期間

必要訓練期間	アメリカ	カナダ	オーストラリア
許可されているが、特定の訓練期間は規定されていない	アラバマ、アーカンソー、DC、イリノイ、インディアナ、カンザス、ケンタッキー、ネブラスカ、ネバダ、ニューハンプシャー、ニューメキシコ、ノースカロライナ、ノースダコタ、オハイオ、オクラホマ、ロードアイランド、サウスカロライナ、テキサス、バーモント、ウェストバージニア、ウィスコンシン、ワイオミング	アルバータ、オンタリオ、ニューファンドランド/ラブラドール、ケベック（DN）、ユーコン	全地域（DN）
＜100時間	アラスカ、アリゾナ、コロラド、デラウェア、ジョージア、アイオワ、ルイジアナ、メリーランド、ミシシッピ、モンタナ、テネシー、ユタ、バージニア		
100時間		マニトバ、ノバスコシア	
200−250時間	メイン	ブリティッシュコロンビア、ニューブランズウィック、プリンスエドワード島、サスカチュワン	
鍼灸師免許なしでは許可されない	ニューヨーク、アイダホ、フロリダ、ハワイ、カリフォルニア、ニュージャージー、ペンシルベニア、サウスダコタ、ワシントン		
不明	コネチカット、マサチューセッツ、ミシガン、ミネソタ、ミズーリ、オレゴン	ノースウェストテリトリーズ、ヌナブト	

＊DN：ドライニードルの名称のみ許可

を除き、鍼治療という用語の使用も許可されている。理学療法士の基準はさまざまで、5つの州と準州では特定の訓練期間は明確に規定されていない。そのほかは100～200時間程度の訓練を必要としている。カイロプラクターでは、半分の州で規定がなく、残りの半分は200時間の訓練が必要である。

③オーストラリア

2012年以降、「鍼灸師」の肩書きを用いる場合は、法的な承認を申請した医療専門職に限定されている。これまでに、この鍼灸師の承認を申請した職業は、中医師と医師の2つのみである。したがって、理学療法士もカイロプラクターも「鍼治療」の用語を用いることはできない。ただし、この法定環境では、「鍼治療」の用語の使用を避けている限り、どんな職業であっても鍼治療を自由に使用することができてしまう。つまり、現在、オーストラリアの理学療法士とカイロプラクターとでは、ドライニードリングと呼ば

れているものを管理するための要件はない。

いかがであっただろうか。アメリカ、カナダ、オーストラリアでは、理学療法士、カイロプラクターの鍼灸治療への侵入が思っている以上に進んでいる現状が明らかとなった。しかし、その訓練期間は短く、安全性に不安が残る。次号ではカイロプラクターおよび理学療法士による鍼治療の使用をめぐる論争について、解説していく。

【参考文献】

1) Bensoussan A, Myers SP et al. Risks associated with the practice of traditional Chinese medicine: an Australian study. Arch Fam Med 2000; 9(10): 1071-8.
2) Ijaz N, Boon H. Evaluating the international standards gap for the use of acupuncture needles by physiotherapists and chiropractors: A policy analysis. PLoS One 2019; 14(12): e0226601.
3) World Health Organization. Guidelines on basic training and safety in acupuncture 1999. http://apps. who.int/medicinedocs/en/d/Jwhozip56e/.

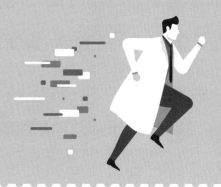

CATCH UP NEWS!

キャッチアップ！ 医療記事
HEADLINE

— HEADLINE NEWS —

NEWS 01
薬で鼓膜再生、保険適用
大阪の病院、
来月にも治療開始

デジタル毎日 2019年12月12日

NEWS 02
がん5年生存率66.4%
0.3ポイント改善
難治性の胆のうがん29.3%
国立がん研

デジタル毎日 2019年12月14日

NEWS 03
紹介状なしで大病院受診、
患者負担額引き上げへ
1000～2000円軸に検討

読売新聞オンライン 2019年12月16日

NEWS 04
漢方薬の作用、
遺伝子レベルで解明
貧血や疲労倦怠などに処方、
十全大補湯

朝日新聞デジタル 2019年12月18日

NEWS 05
「医療ツーリズム」もっと
ビザ手続き緩和へ
政府方針

朝日新聞デジタル 2019年12月18日

NEWS 06
医療ビッグデータ始動
生活習慣病・がん治療に弾み
京大系、初の運用機関に

日本経済新聞電子版 2019年12月19日

NEWS 07
手数料ゼロでマッチング
医師会が医療者向け求人サイト

朝日新聞デジタル 2019年12月23日

NEWS 08
慢性の腰痛は
「痛くても動け」
新診療指針は強く勧める

朝日新聞デジタル 2019年12月25日

NEWS 09
鳥大病院の広報誌が好評
編集長にノンフィクション作家

朝日新聞デジタル 2020年1月6日

NEWS 10
少量のアスピリンで
認知症防げる？
糖尿病女性に効果

朝日新聞デジタル 2020年1月9日

NEWS 11
高齢医療、
歯止めなき「単価」膨張
地域格差も広がる

日本経済新聞電子版 2020年1月14日

NEWS 12
新型肺炎、
日本で初確認
中国・武漢への渡航歴

産経ニュース 2020年1月16日

2020年 学会・研究会・シンポジウム一覧

2020 List of societies, study groups and symposiums

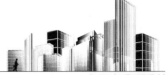

（2020年1月17日現在）

月	日	学会名	会場	連絡先・会長・世話人
2	7-8	日本肘関節学会	奈良・なら100年会館	市立奈良病院・矢島弘嗣
	9	**第37回日本東方医学会**	東京・御茶ノ水ソラシティ・カンファレンスセンター	事務局 03-6264-3015
	9	**第71回日本良導絡自律神経学会学術大会**	東京・東京医療専門学校代々木校舎	事務局 080-6772-7330（AN鍼灸指圧マッサージ内）
	22	日本免疫治療学会	東京・東京大学伊藤国際学術研究センター	北海道大学・清野研一郎
	28-29	日本慢性疼痛学会	東京・御茶ノ水ソラシティ・カンファレンスセンター	順天堂大学・田邉 豊
3	1	**女性鍼灸師フォーラム第55回学習会**	神奈川・神奈川県地域労働文化会館	事務局 womf@nifty.com
	1	**長野県臨床鍼灸学会**	長野県・気の里ヘルスセンター栃の木	事務局 0267-88-2225（新井孝士）
	7-8	**日本東洋医学系物理療法学会第45回学術大会・総会**	東京・筑波大学東京キャンパス文京校舎	事務局 jspoffice@gmai.com
	7-8	日本リハビリテーション連携科学学会	埼玉・埼玉県立大学	埼玉県立大学・朝日雅也
	17-19	日本生理学会大会	大分・別府国際コンベンションセンター ビーコンプラザ	大分大学医学部・小野克重 花田礼子
	20-22	**経絡治療学会第62回鍼灸経絡治療夏期大学**	東京・東京有明医療大学	事務局 03-3402-9695（神宮前鍼療所内）
	25-27	日本解剖学会	山口・ANAクラウンプラザホテル宇部	山口大学大学院医学系研究科・篠田 晃
	26-28	日本脳卒中学会	神奈川・パシフィコ横浜	杏林大学脳神経外科・塩川芳昭
4	10-12	日本内科学会	東京・東京国際フォーラム	慶應義塾大学・竹内 勤
	12	【前期】鍼灸マッサージ師のための機能訓練実践講座 ※9月まで毎月第2日曜日 ※前期と後期の講座内容は同じです	東京・東京ヘレンケラー学院3階	事務局 yume@hitoedanoyume.or.jp（一枝のゆめ財団）
	16-18	日本病理学会	福岡・福岡国際会議場、福岡サンパレス	九州大学大学院・小田義直

月	日	学会名	会場	連絡先・会長・世話人
4	23-26	日本産科婦人科学会	東京・東京国際フォーラム	慶應義塾大学・青木大輔
	24-26	日本呼吸器学会	愛知・名古屋国際会議場	国立病院機構名古屋医療センター・長谷川好規
	26	**第51回現代医療鍼灸臨床研究会**	東京・東京大学鉄門記念講堂	事務局 03-3815-5411 内線 34276（東京大学医学部附属病院リハビリテーション部鍼灸部門）
5	13-16	日本耳鼻咽喉科学会	岡山・岡山コンベンションセンター、ホテルグランヴィア岡山、岡山シティミュージアム、岡山県医師会館、ANAクラウンプラザホテル岡山、岡山国際交流センター	岡山大学大学院医・西﨑和則
	16-17	**全日本鍼灸マッサージ師会 スポーツ鍼灸マッサージ指導者育成講習会**	神奈川・横浜市技能文化会館	事務局 03-3359-6049
	17-19	日本プライマリ・ケア連合学会	京都・国立京都国際会館	弓削メディカルクリニック・雨森正記
	20-23	日本神経学会	岡山・岡山コンベンションセンター、ホテルグランヴィア岡山	岡山大学・阿部康二
	21-23	日本糖尿病学会	滋賀・びわ湖大津プリンスホテル、びわ湖ホール、琵琶湖ホテルほか	滋賀医科大学・前川 聡
	21-24	日本整形外科学会	福岡・福岡国際会議場、福岡サンパレス、マリンメッセ福岡、福岡国際センター	東京慈恵会医科大学・丸毛啓史
	22-23	日本ヘルニア学会	東京・TOC有明コンベンションホール	日本ヘルニア学会理事、東都文京病院・稲葉 毅
	22-24	**第85回日本温泉気候物理医学会総会・学術集会**	早稲田大学国際会議場井深大記念ホール	事務局 03-3541-0757（中村節子）
	22-24	**第69回日本理学療法学会**	愛知・今池ガスビル	事務局 052-364-8844（八田整形外科クリニック）
	28-29	日本顔面神経学会	愛媛・松山市 道後温泉 大和屋本店	愛媛大学・羽藤直人
	29-31	**第69回全日本鍼灸学会学術大会 京都大会**	京都・国立京都国際会館	事務局 69kyoto@jsam.jp（角谷英治）
	30-31	**第121回日本医史学会総会・学術大会**	東京・日本医科大学	事務局 03-5805-5261
	30-31	日本訪問リハビリテーション協会	高知・高知文化プラザかるぽーと、高知市立中央公民館	社会医療法人近森会 近森リハビリテーション病院・小笠原 正

月	日	学会名	会場	連絡先・会長・世話人
6	3-5	日本老年医学会	東京・京王プラザホテル	東京医科大学・羽生春夫
	4-6	日本麻酔科学会	兵庫・神戸ポートピアホテル、神戸国際展示場、神戸国際会議場	慶應義塾大学・森﨑 浩
	11-14	**第57回日本リハビリテーション医学会学術集会**	京都・国立京都国際会館	事務局 022-723-3211（株式会社コングレ東北支社）
	12-14	**第71回日本東洋医学会学術総会**	宮城・仙台国際センター	事務局 03-5657-0775
	12-14	日本抗加齢医学会	新潟・朱鷺メッセ　新潟コンベンションセンター	新潟大学大学院・南野 徹
	18-19	日本緩和医療学会	神奈川・パシフィコ横浜	慶應義塾大学・橋口さおり
	19-20	緩和・支持・心のケア 合同学術大会	京都・国立京都国際会館、グランドプリンスホテル京都	国立がん研究センター・内富庸介
	26-27	日本心身医学会	北海道・札幌コンベンションセンター	北海道大学大学院医学研究院・久住一郎
	27-28	日本在宅医療連合学会大会	愛知・名古屋国際会議場	国立研究開発法人 国立長寿医療研究センター・三浦久幸
	28	**長野県臨床鍼灸学会**	長野県・佐久一萬里温泉ゴールデンセンチュリー	事務局 0267-88-2225（新井孝士）
	28、7/5、19	**兵庫県鍼灸師会 第47回東洋医学夏季大学**	兵庫・兵庫県民会館（6/28）、中華会館（7/5）、兵庫県民会館（7/19）	事務局 078-231-1189
7	4-5	日本顎関節学会	京都・京都テルサ	大阪大学・矢谷博文
	9-11	**日本ペインクリニック学会第54回大会**	長野・若里市民文化ホール、ビッグハット	事務局 076-222-7571（株式会社コンベンションリンケージ内）
	9-11	日本小児循環器学会	京都・国立京都国際会館	京都府立医科大学小児医療センター・山岸正明
	17-18	日本うつ病学会	福岡・北九州国際会議場、西日本総合展示場AIMビル	産業医科大学・吉村玲児
	17-18	日本動脈硬化学会	愛知・名古屋国際会議場	名古屋大学大学院・葛谷雅文
	17-19	日本婦人科腫瘍学会	宮城・仙台国際センター	東北医科薬科大学・渡部 洋
	19、26、8/9	**兵庫県鍼灸師会 令和2年度夏期大学講座**	兵庫・ウィズあかし	事務局 078-926-0801
	19	**第4回日本整形内科学研究会 九州沖縄ブロック地方会・研修会**	福岡・TKP博多駅筑紫口ビジネスセンター301号室	事務局 yoshihiro.zenita@jnos.or.jp（銭田良博）
	未定	**女性鍼灸師フォーラム第56回学習会**	東京・東京医療福祉専門学校	事務局 womf@nifty.com

月	日	学会名	会場	連絡先・会長・世話人
8	27-28	**東洋療法学校協会第44回教員研修会**	香川・かがわ国際会議場	事務局 0877-41-2310（四国医療専門学校・襪田和敏）
9	5-6	日本リンパ浮腫治療学会	宮城・仙台国際センター	弘前大学大学院・福田幾夫
	11-12	日本リンパ学会	埼玉・大宮ソニックシティ	防衛医科大学校・穂苅量太
	12-13	日本臨床医学リスクマネジメント学会	富山・富山大学黒田講堂	富山大学附属病院・長島 久
	17-20	日本アレルギー学会	京都・国立京都国際会館	独立行政法人国立病院機構 相模原病院臨床研究センター・海老澤元宏
	18-20	日本心臓病学会	広島・リーガロイヤルホテル広島、ホテルメルパルク広島、基町クレドホール	広島大学大学院・木原康樹
	25-27	日本睡眠学会第45回定期学術集会・第27回日本時間生物学会学術大会合同大会	神奈川・パシフィコ横浜ノース（2020年4月新規開業施設）	筑波大学・柳沢正史、名古屋市立大学大学院・粂 和彦
	25-27	日本作業療法学会	新潟・朱鷺メッセ 新潟コンベンションセンター	秋田大学大学院・石川隆志
	27-28	**第18回東洋療法推進大会 in 徳島**	徳島・JRクレメントホテル徳島	事務局 03-3359-6049（全日本鍼灸マッサージ師会）
10	1-3	日本癌学会	広島・リーガロイヤルホテル広島、メルパルク広島、広島県立総合体育館	広島大学大学院・安井 弥
	2-3	日本肥満学会	富山・富山国際会議場	事務局長・藤坂志帆
	9	**東洋療法学校協会第42回学術大会**	愛知・名古屋市公会堂	事務局 0587-23-5235（中和医療専門学校）
	9-10	日本肩関節学会	北海道・ホテルエミシア札幌、新さっぽろアークシティホテル	社会医療法人朋仁会 整形外科 北新病院・末永直樹
	11	**【後期】鍼灸マッサージ師のための機能訓練実践講座**※2021年3月まで毎月第2日曜日※前期と後期の講座内容は同じです	東京・東京ヘレンケラー学院3階	事務局 yume@hitoedanoyume.or.jp（一枝のゆめ財団）
	14-17	日本妊娠高血圧学会	奈良・奈良県コンベンションセンター	三重大学・池田智明
	17-18	**第72回日本良導絡自律神経学会学術大会**	大阪・森ノ宮医療学園専門学校・アネックス校舎	事務局 06-6622-5061（吉備・粟谷）
	17-18	日本臨床スポーツ医学会	宮崎・シーガイアコンベンションセンター	宮崎大学・帖佐悦男

月	日	学会名	会場	連絡先・会長・世話人
10	23-24	日本股関節学会	三重・都ホテル四日市、四日市市文化会館、じばさん三重	三重大学・須藤啓広
	25	第52回現代医療鍼灸臨床研究会	東京・東京大学鉄門記念講堂	事務局 03-3815-5411 内線34276（東京大学医学部附属病院リハビリテーション部鍼灸部門）
	未定	日本鍼灸師会 第4回 医療連携研修講座	未定	事務局 03-3985-7501（日本鍼灸師会）
11	7-8	第35回経絡治療学会学術大会 名古屋大会	愛知・名古屋国際会議場 白鳥ホール	事務局 03-3402-9695（神宮前鍼療所内）
	14-15	第29回日本柔道整復接骨医学会 学術大会	東京・帝京平成大学 池袋キャンパス	事務局 03-5830-3025
	15	ホリスティック医学シンポジウム2020	東京・全電通労働会館	事務局 03-3341-3418（日本ホリスティック医学協会）
	15	第40回漢方学術大会	東京・慶應義塾大学薬学部芝共立キャンパス	事務局 03-3805-9140（藤原雅子）
	20-22	第4回日本リハビリテーション医学会 秋季学術集会	兵庫・神戸コンベンションセンター	未定
	21-22	日本女性医学学会	東京・都市センターホテル	東京大学大学院・大須賀 穣
	28-29	第28回日本鍼灸史学会学術大会	京都・京都教育文化センター	事務局 089-913-9927（花園鍼灸院内　寺川華奈）
	28-29	第3回日本整形内科学研究会学術集会・第1回日本ファシア会議	東京・日本大学三軒茶屋キャンパス	事務局 yoshihiro.zenita@jnos.or.jp（銭田良博）
	28-30	日本周産期・新生児医学会	東京・東京国際フォーラム	慶應義塾大学・黒田達夫
	未定	第48回日本伝統鍼灸学会学術大会	沖縄・未定	事務局 03-3341-4043（船水、平井、伊藤）
12	4-5	日本疼痛学会	東京・御茶ノ水ソラシティ・カンファレンスセンター	順天堂大学・井関雅子
	5-6	第16回日本鍼灸師会全国大会 in 東京	東京・帝京平成大学沖永記念ホール・教室	事務局 03-3985-7501（斎藤）
	12-13	第24回日本統合医療学会学術大会	千葉・東京大学柏の葉フューチャーセンター、三井ガーデンホテルカンファレンスセンター	未定
	13	全日本鍼灸マッサージ師会 災害支援指導者育成講習会	香川・四国医療専門学校	事務局 03-3359-6049
	未定	女性鍼灸師フォーラム第57回学習会＆お灸キャラバン	東京・東京医療福祉専門学校	事務局 womf@nifty.com
未定	未定	第59回日本臨床鍼灸懇話会	大阪・未定	事務局 06-6381-6656（米山鍼灸院内　川口眞智子）

月刊「医道の日本」バックナンバー 12カ月INDEX

［ バックナンバーは全国の書店にてご注文いただけます ］

2019年2月号

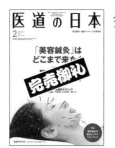

「美容鍼灸」はどこまで来たか／美容鍼灸の臨床とリスクマネジメント

2019年3月号

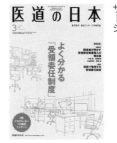

よく分かる「受領委任制度」／デスクワーカーへの鍼灸マッサージ

2019年4月号

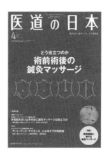

どう役立つのか 術前術後の鍼灸マッサージ

2019年5月号

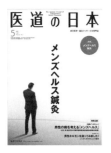

メンズヘルス鍼灸

2019年6月号

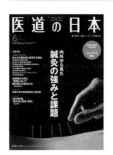

内外から見た鍼灸の強みと課題

2019年7月号

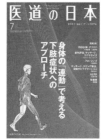

身体の「連動」で考える下肢症状へのアプローチ

2019年8月号

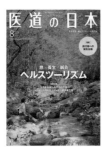

旅×養生×鍼灸 ヘルスツーリズム／旅行者への鍼灸治療

2019年9月号

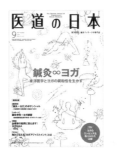

鍼灸∞ヨガ 東洋医学とヨガの親和性を生かす

2019年10月号

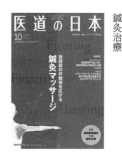

肩関節の可動域を広げる鍼灸マッサージ／肩関節周囲炎への鍼灸治療

2019年11月号

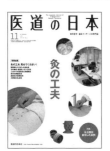

灸の工夫／灸治療が奏効した症例

2019年12月号

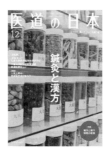

鍼灸と漢方／鍼灸と漢方 併用の症例

2020年1月号

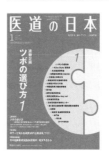

連動企画 ツボの選び方1

SCHEDULE 開催予告

東日本

▶ 漢法苞徳会
開催日 2月2日（日）
会　場 東京都・目黒さつきビル
内　容 「汎用太鍼の実際の実技運用」、「漢法苞徳会カルテ記入の実技」、「六気の治療の実技」、「難経精読」。
連絡先 事務局（宮地）　TEL：090-8511-9021
E-mail：setsuyo_y.m.nishiogi-harikyu@ezweb.ne.jp

▶ 積聚会
開催日 2月8日（土）、2月9日（日）
会　場 東京都・東京文具共和会館
内　容 「接触鍼再考」（小林詔司、原オサム）。
連絡先 事務局　TEL/FAX：03-6659-9098
E-mail：office@shakuju.com

▶ 脈診臨床研修会
開催日 2月9日（日）
会　場 東京都・目黒区緑が丘文化会館
内　容 ①基礎科「経絡病証、臓腑病証（脈からみる病の発生と伝わり方）」、他。
②臨床科「講師が受講生に今一番伝えたいこと」、他。
連絡先 事務局（鍼つばき）　TEL：042-649-8235
E-mail：camellia1005@icloud.com

▶ 東方会
開催日 2月9日（日）
会　場 東京都・ワイム貸会議室
内　容 症例報告、臨床実践研修。
連絡先 事務局（東方堂鍼灸院内）
TEL/FAX：03-3209-0761

▶ 漢方鍼医会
開催日 2月9日（日）
会　場 東京都・中野サンプラザ

内　容 入門部：「病因論」、「実技：お灸治療講義」。
研修部：「治療院経営の工夫」、「呼吸器疾患」。
研究部：「補瀉法」、「五の気、六の気の治療」。
連絡先 天馬堂橋上鍼灸院　TEL：042-946-8189
E-mail：tenmado@email.plala.or.jp

▶ 経絡按摩・関節運動法講習会
開催日 2月9日（日）
会　場 東京都・連合会館501号室
内　容 「基本練習の復習（診断按摩、他）」、「側頚部、後頚部などの按摩」、「足関節・足指関節の関節運動法の実技練習」、他（田中勝、他）。
連絡先 事務局（田中鍼灸指圧治療院内）
TEL：03-3475-4631
E-mail：hibiki@s2.dion.ne.jp

▶ 律動法研究会
開催日 2月9日（日）①基礎シリーズ全3回コース（3）、②月例本科セミナー
会　場 神奈川県・周気堂治療室
内　容 「L5の律動現象の知覚と診断法」、「基本的検査手順」、「律動法による椎間板ヘルニアの診断と治療」。
連絡先 事務局　TEL：045-531-2716

▶ 中医臨床実力養成研修会
開催日 2月16日（日）
会　場 東京都・GS第一伝統治療院
内　容 「各病による痛みの本治と標治のコツ」、「鍼灸、漢方薬、薬膳の方法」、「第一講：痛証の治療のコツと片頭痛」。
連絡先 GS第一伝統治療院
TEL：03-3446-5598
E-mail：gogeish9411@hotmail.com

▶ 文京鍼研究会
開催日 2月16日（日）

会場 東京都・西日暮里ふれあい館

内容 古典研究「難経の病伝」(澤田和一)、臨床講座「脈訣の脈診について」(加藤弘之)。

連絡先 澤田はり治療室　TEL：03-5474-5088

▶ いやしの道協会　初伝・入門講座（全5回）

開催日 2月16日（日）

会場 東京都・七倉会館

内容 「万病一風的治療の基礎について講義（万病一風論、傷寒論、鍼道発秘、霊枢経脈篇）と実技指導（基本の型）」。

連絡先 事務局　E-mail：info.iyashi@gmail.com

▶ 半身症候鍼灸研究会

開催日 2月16日（日）①基礎シリーズ全3回コース(3)、②月例本科セミナー

会場 神奈川県・新横浜はりセンター

内容 ①「鬱病、メニエール、難聴、アトピー性皮膚炎、婦人科疾患、良性・悪性腫瘍鑑別と治療」。②「臨床現場を想定した臨床技術の修得」。

連絡先 事務局　TEL：045-531-2716

▶ 長野式臨床研究会

開催日 2月23日（日）

会場 東京都・ワイム会議室四谷三丁目

内容 ①「技術マスタークラス(1)頭部・顔面」。②「臨床マスタークラス(1)頭部・顔面」(①②長野康司)。

連絡先 ①東北支部　TEL：047-317-5380
E-mail：iwashima.land@gmail.com
②東京支部　TEL：0587-22-1116
E-mail：m16arigatou@yahoo.co.jp

▶ 和ら会・真和塾

開催日 2月23日（日）

会場 東京都・東京医療福祉専門学校

内容 戸ヶ崎正男直伝講座「日本の伝統鍼灸で考えるライフスタイルと任督中心療法」(戸ヶ崎正男)。

連絡先 和ら会事務局
E-mail：yawarakai.shinwajuku@gmail.com

西日本

▶ 氣鍼医術臨床講座

開催日 ①2月2日（日）、②2月8日（土）

会場 兵庫県・漢医堂三ノ宮分院

内容 ①「氣鍼医術臨床講座普通部」(葛野玄庵)。②「玄庵塾」(葛野玄庵)。

連絡先 事務局（漢医堂三ノ宮分院内）
TEL：078-334-1589

▶ （公社）生体制御学会

開催日 2月2日（日）

会場 愛知県・名古屋市立大学病院病棟・中央診療棟3F大ホール

内容 「自律神経機能評価」、「基礎生理学」、「心臓リハビリテーション」、「糖尿病に対する症例検討」、「睡眠育成士認定講座」。

連絡先 事務局
TEL：052-751-9144　FAX：052-751-8689
E-mail：info@j-cmam.jp

▶ 経絡治療学会　香川支部

開催日 2月16日（日）

会場 香川県・琴平商工会館3階

内容 午前：「萬病回春脉法指南」、「初級：相火・君火」、午後：「池田太喜男先生講話集」、「実技研修」。

連絡先 琴平シマヤ鍼灸院　TEL：0877-75-3554
E-mail：tat_manabe89@yahoo.co.jp

▶ 三河漢方鍼医会

開催日 2月16日（日）

会場 愛知県・蒲郡市生きがいセンター

内容 「難経」(森野弘高)、「杉山流三部書」(平松英敬)、基礎実技、応用実技、他。

連絡先 こうたの森のはり灸院
TEL：0564-62-8348
E-mail：koutanomori@yahoo.co.jp

▶ 経絡治療学会　阪神部会

開催日 2月16日（日）

会場 大阪府・森ノ宮医療学園専門学校

内容 講義「腎虚証」、「代謝・内分泌の病」、要穴の取穴と解説、実技実習、古典輪読「難経真義」。

連絡先 事務局（小倉接骨院内）

TEL：0774-20-0665

E-mail：keiraku.hanshinbukai@gmail.com

▶漢方鍼灸臨床研究会

開催日 2月16日（日）

会 場 大阪府・大阪駅前第3ビル オーティーシー

内 容 「治療家の資質について」、「集患UPの心理テクニック」、「臨床運用のコツ（基礎理論編）」。

連絡先 大樹鍼灸院　TEL：06-6192-2366

E-mail：nenoma1127@gmail.com

▶柿田塾

開催日 2月16日（日）

会 場 大阪府・産業創造館

内 容 「柿田流問診講義」（城田吉彦）、「柿田流脈診講義」（沖胡操）、「古典講義」（伊藤和真）、「柿田流の理論と実践」（柿田秀明）。

連絡先 おのころ治療院　TEL：0799-62-0990

▶一般社団法人 東洋はり医学会関西

開催日 2月16日（日）

会 場 大阪府・森ノ宮医療学園専門学校

内 容 臨床講座「婦人科疾患に対する臨床」（宮田あづさ）、実技「小里方式」。

連絡先 ノマド鍼灸院　TEL：090-3942-6514

E-mail：toyoharichokoh@yahoo.co.jp

▶古典鍼灸臨床医学会

開催日 2月21日（金）

会 場 兵庫県・西宮勤労会館

内 容 素問解説「刺腰痛篇第41」（西條洋）、症例検討会「指の痺れ」（林俊亘）、取穴実技「足関節周囲の経穴」、実技。

連絡先 栗原鍼灸院　TEL：078-452-9789

▶長野式臨床研究会　四国支部

開催日 2月23日（日）

会 場 愛媛県・四国中央市ユーホール

内 容 「基礎セミナー（1）臨床実技」（森實陽一）。

連絡先 四国支部　TEL：090-2822-7868

E-mail：toyo-medical@krb.biglobe.ne.jp

研究会などの情報をお寄せください。

●掲載したい学会、研究会の情報を、編集部へFAXかE-mailでお送りください。

【連絡先】株式会社医道の日本社　東京支社　編集部　読者の広場係

FAX：03-3772-3200　E-mail：dokusha@idojapan.co.jp

●掲載料は無料ですが、医療従事者が医療従事者向けに開催しているものに限定しています。

●学会・研究会内に、本誌の定期購読会員がいることを、掲載の条件とさせていただきます。

●初めての学会・研究会様には、会則、主な講師の資格、所属人数、入会金・講習料などにまつわる書類を提出いただいております。基準についてはお問い合わせください。基準に満たない場合は掲載をお断りする場合もございます。あらかじめご了承ください。

●掲載内容は誌面の関係上、編集部で改変、要約、省略させていただく場合がございます。校正はお出ししておりません。

鍼・温灸と経絡按摩・関節運動法

① 鍼・温灸講習会

刺鍼穴を調べる「診断按摩」と「強揉み前揉捏」の練習。「痛くなく気持ち良く響かせる」をモットーの00番鍼の鍼術。鍼の響きの上にさらに温灸で温熱的響きを加えて症状を改善する治療を行います。

② 経絡按摩・関節運動法講習会

1）経絡按摩

経絡は十二経絡・奇経八脈を重視して、その経絡とツボの研究を行います。
最も硬結・圧痛のあるツボを持続圧すると主に十二経絡に沿って響きが起こります。
二人一組になって全身按摩および腰痛や肩凝りなど症状別按摩の実技練習を行います。

2）関節運動法（参考テキスト・関節運動学的アプローチ〔ＡＫＡ〕初版）

仙腸関節と全身の関節の機能異常に対して適切に関節運動法を行うと、中医学の経絡に沿って気持ち良い響きが起こって症状が改善します。腰痛をはじめいろいろな症状改善の実技練習を行います。

◎期間期日：2020年4月～2021年3月　8月休講　年11回　毎月第2日曜日　午前10時～午後5時
◎会　　場：連合会館501号室　東京都千代田区神田（地下鉄千代田線新御茶ノ水駅B3出口0分）
◎受講費用：1）鍼・温灸講習会（午前10時～12時）　受講資格：鍼・灸の免許のある方（専門学校在籍者可）
　　　　　　　39,500円（鍼温灸テキスト1冊、DVD2巻、温灸1本、鍼4種類、機関誌代、修了証を含む）
　　　　　　2）経絡按摩・関節運動法講習会（午後1時～5時）
　　　　　　　78,500円（経絡按摩と関節運動法のテキスト、よくある症状への手技療法のDVD、他DVD・7巻、
　　　　　　　O脚ベルト、機関誌代、修了証を含む。なお映像教材はDVDのみです）
◎受講資格：按摩・マッサージ・指圧、鍼灸、柔道整復師の免許を1つ以上ある方（専門学校在籍者可）

申込先　**田中鍼灸指圧治療院**　電話 **03-3475-4631**

〒107-0062 東京都港区南青山 2-25-10 エスト南青山2F
Eメールアドレス：hibiki@s2.dion.ne.jp

2020年度　**実際の臨床ですぐに役立つ！**

伊藤和憲教授のエビデンスと最新科学に基づいた痛みの鍼治療セミナー

限定30名

明治国際医療大学　教授
全日本鍼灸学会常任理事
鍼灸学博士
著　書
『はじめてのトリガーポイント鍼治療』『トリガーポイントマップ』『いちばんやさしい痛みの治療がわかる本』、ＤＶＤ『はじめてのトリガーポイント鍼治療（腰下肢痛＆膝痛）』（以上、医道の日本社）ほか多数

講師 伊藤 和憲

好評につき6年目！　年に1回、伊藤教授の講義と直接の実技指導が受けられる4コース。エビデンスと最新科学に基づいた痛みの鍼治療に特化し、4日間で22時間。4コースで最新の痛みに関する鍼治療全体を学べる。全コース修了者には、修了書を発行。

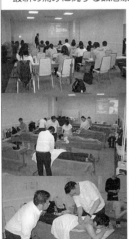

●前半2コース「トリガーポイント鍼治療セミナー」
|日程A| 5月24日（日）「基礎：急性痛の治療方法」
|日程B| 6月28日（日）「応用：慢性痛の治療方法」

●後半2コース「エビデンスと最新科学に基づいた痛みの診断と治療手技セミナー」
|日程C| 8月30日（日）Part 1
|日程D| 9月13日（日）Part 2

※いずれもAM10：30～PM5：00予定

Dコース終了後「伊藤先生を囲む会（懇親会）」（別途参加費：5,000円）
日常臨床で困っているケースやセミナーで聞き足りなかったことなど、ザックバランに

受講対象

鍼灸師／医師／鍼灸学生
専門学生・2年生以上
大学生・3年生以上

費　用

各コース：18,700円
（学生・17,600円）

★複数コース申込の場合
割引制度がございます。
ホームページをチェック

詳しいプログラム・申し込み方法はホームページをチェックしてください

リスタ・コンディショニング・ルーム
http://www.resta-eap.com/

主催：株式会社リスタ

リスタ・コンディショニング・ルーム
リスタ・カウンセリング・ルーム
〒222-0033 神奈川県横浜市港北区新横浜
2-14-8　オフィス新横浜610
TEL／FAX　045-548-8861

医鍼連携研修

| 研修会場 | 東京大学医学部附属病院 |

チーム医療の一員として、治療方針を立て、結果を出せる臨床力を身につける！

2020年度研修生を募集中

○ 医師による現代医学の講義があり、**西洋医学の視点** からもポイントが学べる
○ 現代鍼灸・中医鍼灸・経絡治療の理論と臨床を **ニュートラルに学べる**
○ 研修受講後、**病院実習の機会** を提供する
○ 主な講師陣

現代医学　津田篤太郎（NTT東日本関東病院リウマチ膠原病科部長）

須田　万勢（諏訪中央病院リウマチ膠原病内科・総合診療科）

現代鍼灸　粕谷　大智（東京大学医学部附属病院リハビリテーション部鍼灸部門主任）

中医鍼灸　横田　篤広（東京医療福祉専門学校専任教員）

経絡治療　相澤　良（日本伝統医学研修センター所長）

2年コース【全20回】

4月・8月を除く各月第3日曜日の9：30〜17：00
（現代医学・現代鍼灸・中医鍼灸・経絡治療 各1単位）

受講料：　1年次　10万円
　　　　　2年次　10万円
※別途、実技実費等

募集人数：40名
応募締切：3月7日
（先着順ではありません）

詳細は医療鍼灸協会HPをご覧ください
https://www.iryoshinkyu.com

医療鍼灸協会は、医鍼連携の推進と連携を担う鍼灸師を育成する目的で設立された団体です

Common diseaseへの対応を確実に身につける	臨床力の強化	総合力の育成
■ 臨床で扱うことが多い疾患について、「現代医学」「現代鍼灸」「中医鍼灸」「経絡治療」の切り口でアプローチ	■ 少人数による実技 ■ 今後ニーズが拡大する分野にアプローチ ■ 模擬治療を活用した治療構成力のレベルアップ	■ 画像診断について ■ カルテ・診療情報提供書の書き方 ■ 東洋医学的な考え方の系統的な講義

社団 JB日本接骨師会

施術にともなう煩雑な保険業務を全面的にバックアップします！

● 保険者との受領委任契約の締結・療養費委任払申請代行独自開発の自動審査システムによる保険内部審査
● 保険者との交渉及び入金処理や保険取扱いについての情報交換
● 保険講習会（会員は受講無料）・保険相談・万一の医療事故発生時には医療紛争調整委員会による窓口対応等

会員特典（対象：独立開業の方）

● レセコンソフトの無償化！
● レセプト作成用ハードウェア購入資金融資制度有り！
● 4ヶ月間月会費半額！
● 国保立替払い！
国保立替払いは月会費の半額免除を受けた会員に対して最長で6ヶ月間、国保請求額の75％を限度として立替払いが可能です
● 会員が毎月事務局へ発送するレセプトの送料は無料！

社団JB日本接骨師会
〒164-0013 東京都中野区弥生町1-13-7 柔道整復師センター1階

| 入会のお問い合わせ | TEL（03）5388-7211
FAX（03）5388-7231 |

http://www.pb-jp.org/
E-mail: jbmic@sepia.ocn.ne.jp

詳しい説明書がありますのでご連絡ください

セミナー広告ご出稿のお客様へ

WEB無料掲載サービスの御案内

本誌にセミナー広告（4分の1枠以上）をご出稿いただきますと、医道の日本社公式サイト〔https://www.idononippon.com/〕内で、学会・セミナー・研究会の予定をまとめた **「Event Calendar」** にも、セミナーの主な内容を 無料 で掲載いたします（ご希望の方はお写真も掲載可能／横位置1点）。

詳細は、セミナー広告担当係まで。

サイト名

Event Calendar

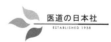

株式会社医道の日本社 広告係
☎03-5718-3012　FAX 03-5718-3013

VOICE/THOUGHT/SUGGESTION
読者の声

1

漢方薬は葛根湯などごく一部のものしか知識がないですが、鍼灸と漢方は車の両輪。2019年12月号の記事にも書かれていましたが、日本では鍼灸師が漢方薬を扱うのは難しい。なので漢方薬局などとの連携ができるといいなと思います。また漢方の特集も組んでください。

（大阪府・萬田逸蔵）

2

近所では買えない「医道の日本」2020年1月号をやっとゲット。特集はとても興味深くて勉強にもなる。なかなかほかの先生がどう考えているのかうかがう機会が少ないので、このような企画はもっともっとやってほしい！

（Twitter・鍼山灸太郎。@瑠璃鍼灸@rurisinQ_Room）

「読者の声」コーナーでは、皆さまからのご感想・ご意見をお待ちしております。本欄で紹介させていただいた方には、掲載誌と図書カード（500円分）をお贈りいたします。
【読者係メール宛先：toukou@idojapan.co.jp】

BOOK　新刊紹介

※お問い合わせは各発行所にお願いいたします

◉ リハビリテーション用語の起源を訪ねる

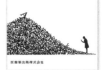

本著では、リハビリテーションの現場で使用される用語の正しい意味と歴史を、芳賀信彦氏（東京大学医学部附属病院医学系研究科リハビリテーション医学教授）が解説。「Alzheimer disease」や「Parkinson disease」といった、普段から耳にする医療用語が誕生した経緯などが掲載されており、知的好奇心をくすぐる内容となっている。

芳賀信彦・編著
医歯薬出版
新書判・154頁
定価2,200円＋税

◉ ネイティブが教える日本人研究者のための
論文の書き方・アクセプト術

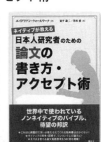

世界で読まれている"English for Writing Research Papers 2nd ed.(English for Academic Research)"（Springer、2016）の邦訳が満を持して発売。「簡潔で無駄のないセンテンスの作り方」など英文での執筆におけるテクニックや、要旨から結論、文献レビューの書き方といった論文構成のテクニックが紹介されている。

エイドリアン・ウォールワーク・著／前平謙二、笠川梢・訳
講談社
A5判・512頁
定価3,800円＋税

◉ インド伝統医学で健康に！
アーユルヴェーダ入門

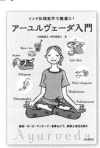

NPO法人日本アーユルヴェーダ協会理事長の上馬塲和夫氏が著者の一人として名を連ねる本著は、インド伝統医学「アーユルヴェーダ」の説明から、アーユルヴェーダを用いた生活テクニックや食生活、セルフケアについて、豊富な写真とともに易しく解説。

上馬塲和夫、西川眞知子・著
山と渓谷社
四六判・192頁
本体1,400円＋税

The Reader's Information

CLOSE UP!

漢方鍼医　第45号

鍼灸学術研究誌
第45号
漢方鍼医

漢方鍼医会

漢方鍼医会

今号はおもに、第24回夏期学術研修会の会長講演（隅田真徳氏）、基調講演（森本繁太郎氏）、パネルディスカッション、感想が収載されている。そのなかで隅田氏は『霊枢』に見る補瀉法、暦の仕組み、季節の病症論を論じ、森本氏は漢方鍼医会の設立背景とともに季節に対する治療について述べている。パネルディスカッション「難経脈論に則った季節と漢方はり治療および陰陽調和の手法」は、各パネリストの発表後に行われた質疑応答の様子も紹介。そのほかに、滋賀県漢方鍼医会が開催した地方組織講演として、南谷旺伯氏の「未完成の散ずる鍼をたずねて」の講演内容が掲載されていた。

砭石　第514号　古典鍼灸研究会

東洋療法　第309号　公益社団法人全日本鍼灸マッサージ師会

会報　第115号　公益社団法人京都府鍼灸マッサージ師会

兵庫県保険鍼灸師会会報　新年号　協同組合兵庫県保険鍼灸師会

漢方の臨床　12月号　東亜医学協会

人間医学　1月号　人間医学社

マクロビオティック　1月号　日本CI協会

短歌21世紀　1月号　短歌21世紀発行所

会報　121号　東洋療法学校協会

広報杉山　第114号　公益財団法人杉山検校遺徳顕彰会

経絡鍼療　1月号　東洋はり医学会

全鍼協NEWS　第10号　一般社団法人全国鍼灸マッサージ協会

さきたま　第187号　埼玉県鍼灸師会

経絡治療　第219号　経絡治療学会

季刊宇宙　第172号　山岡記念文化財団

漢方鍼医　第45号　漢方鍼医会

心・技・体　第316号　日本整体学会

温知会々報　第82号　温知会

［編集後記］

なぜ、そのツボを選んだのか ──。投稿原稿で必ずチェックするのが、配穴の理由である。連動企画は前号に引き続いて「ツボの選び方」。1月号では、計18の研究会からの回答を収載して反響を呼んだが、今号では、24の研究会からの渾身の回答を掲載。SNSでは「自分ならばこうする」という声もあった。1月号と合わせて、合計42の研究会のツボの選び方と、そこに至るプロセスを堪能しながら、ぜひ、自分なりのツボの選び方を一考していただければ幸いである。▶NHKでまた東洋医学の特番を組むことになった。収録現場に足を運んだが、その内容の多くを鍼灸が占めていることには驚いた。海外ロケまで行う力の入れようである。スポーツ鍼灸に、頭痛やうつ病への鍼灸など、種類も多岐にわたった。セルフケアも多く紹介されるので、ぜひ患者さんにもお知らせしてみてはどうだろうか。「経絡はファシアではないか？」という『閃めく経絡』（医道の日本社）での言説にも触れられた。放送は2月5日（水）19時30分より。【山口】

11月のオフィス移転、年末年始進行、パソコンの入れ替えなど諸々の山を乗り越え、新しいオフィスがある大井町の探検は後回し、年賀状の返事も失礼して、喪中はがきをいただいた相手に年賀はがきを出してしまうという人生初の失敗もしながら、やっと2号連続の特別編成号、連動企画「ツボの選び方」を読者の皆様にお届けできる段となりました。ここ数年の小誌は、読み切れないという読者のご意見にお応えする意味もあってページ数を抑えて構成してきましたが、この連動企画の掲載号は熱い進行で、やや厚くなっております。小社のWebサイトの「勉強会・研究会一覧」も連動して最新情報に更新しました。この企画のもとに集まってくださった研究会の皆様、そして小誌の読者に感謝します。【由井】

［今月のおすすめ］

話題のNHK大河ドラマ「麒麟がくる」の初回放送を観ました。昨年11月の事件から、撮り直しや再編集を経て、よくここまで漕ぎ着けたなあ、現場は大変だったろうなあと感動しました。物語内では、堺正章演じる望月東庵という架空の医師が登場。鍼治療を匂わすセリフもあって、今後の展開に注目したいと思います／『DVD版 よくわかる長野式治療』の発売、たいへんお待たせしております。現在詰めの作業を行っておりますので、今しばらくお時間をいただきたく何卒よろしくお願い申し上げます。【椚田】

医道の日本
VOL.79 NO.2 2020年2月

2020年（令和2年）2月号　Vol.79 No.2（通巻917号）
©IDO NO NIPPON SHA, Inc.
2020年2月1日発行（毎月1回1日発行）　定価 本体908円＋税　送料140円

発行人	戸部慎一郎	広告	岩花京太朗	
編集長	山口智史		熊澤宏昭	
編集	由井和美		城間あやね	
	兼平祐輔			
	小林篤子	デザイン	株式会社 dig	
	椚田直樹	デザイナー	成宮成	
	髙橋優果		山崎綾子	
	島田潤		峰村沙那	
	山本千津			
		組版	有限会社ナノネット	
			株式会社アイエムプランニング	
		印刷・製本	横山印刷株式会社	

発行所　株式会社医道の日本社
http://www.idononippon.com

本社　〒237-0068
神奈川県横須賀市追浜本町1-105
TEL 046-865-2161
FAX 046-865-2707

東京支社　〒140-0014
東京都品川区大井町1丁目23番1号
カクタビル8F

広告受付　TEL 03-5718-3012
FAX 03-5718-3013

編集部　TEL 03-5718-3011
FAX 03-3772-3200

● 本誌に掲載された著作物の複写・複製・転載・翻訳・上映・譲渡・データベースへの取り込みおよび送信（送信可能化権を含む）に関する許諾権は株式会社医道の日本社が保有しています。
● 本誌の内容の転載、およびコピー、スキャン、デジタル化等の無断複製は著作権法上の例外を除き禁じられております。
● 本誌を代行業者等の第三者に依頼してスキャンやデジタル化することは個人や家庭内での利用でも著作権法違反です。

医道の日本

次号予告
March 3月号 2020

||||||||||||||||||||||||||||||||||||||||||||||||||||||||||||||||||||||||||||||||||||||||||||

巻頭企画

災害に備える (仮)

　2019年に日本列島に上陸した台風19号は、予想を遥かに超えた甚大な被害をもたらしました。いつまた起きるかもしれない災害に、鍼灸マッサージ師が備えておくべきこととは。次号では、「防災コンサルティング」を行う企業に治療院で始められる防災について、また災害支援鍼灸マッサージ師合同委員会（DSAM）の委員の先生方に災害支援への取り組みについて話を聞きました。特集では季節柄多く見られる花粉症への治療を紹介します。

特集

花粉症への鍼灸マッサージ (仮)

＊予告した内容は変更になることがあります。

〈 便利でお得な定期購読がオススメです！ 〉

購読料 （税込・送料弊社負担）		
1年間（12冊）▶ **9,800**円	単体購入より **2,176**円お得！	
半年間（6冊）▶ **5,500**円	単体購入より **488**円お得！	

お申込み
お支払い方法

郵便局で払込み ▶ 巻末の払込取扱票をご利用ください。

クレジットカード ▶ 医道の日本社のネットショッピングをご利用ください。
http://www.ido-netshopping.com/

NEW! **クレジットカード自動継続プラン**

1年間の購読料が **9,600**円と通常プランよりもさらにお得な
自動継続プランを始めました。このプランは下記のURLからお申込みください。
http://bit.ly/2nTOsDO

※定期購読の途中解約・返金はできかねますので、あらかじめご了承ください。

お問い合わせ　フリーダイヤル
0120-2161-02（平日9:00〜17:00）　http://www.ido-netshopping.com/contact/

地域別 求人案内

JOB INFORMATION

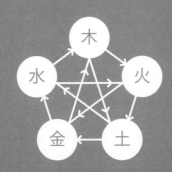

2020年3月号の求人広告申込締め切りは2月6日（木）になります。
以下のURL「医道の日本 Jobサーチ」からもお申込みいただけます。

https://www.ido-jobsearch.com

8分の1枠以上でご出稿いただきますと、掲載誌発行月の5日〜（約
1ヶ月間）、「医道の日本 Jobサーチ」にもサービス掲載されます。

医道の日本社広告係
TEL:03-5718-3012　FAX:03-5718-3013

全国版

東京23区

東京23区以外

埼玉

千葉

神奈川

北海道・東北

北関東

甲信越・北陸

東海・近畿

中国・四国

九州・沖縄

海外

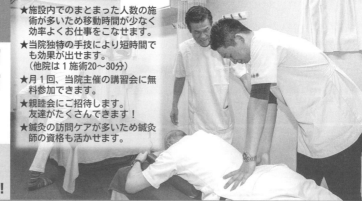

全国版

東京23区 | 東京23区以外 | 埼玉 | 千葉 | 神奈川 | 北海道・東北 | 北関東 | 甲信越・北陸 | 東海・近畿 | 中国・四国 | 九州・沖縄 | 海外

ご高齢者様のきれいと元気のお手伝い

マッサージ師 鍼灸マッサージ師 大募集

おひとりで通院できない方のお住まいやご入居施設を訪問してマッサージや機能訓練・鍼灸治療をするお仕事です。
初心者・未経験者でも大丈夫です！

★施設内でのまとまった人数の施術が多いため移動時間が少なく効率よくお仕事をこなせます。

★当院独特の手技により短時間でも効果が出せます。（他院は1施術20〜30分）

★月1回、当院主催の講習会に無料参加できます。

★親睦会にご招待します。友達がたくさんできます！

★鍼灸の訪問ケアが多いため鍼灸師の資格も活かせます。

◎週1日からOK ◎AM・PMのみOK ◎フルタイムOK ◎WワークOK ◎直行直帰OK ◎初心者OK

〔業務時間〕 AM9：00〜PM17：00までの間で応相談
※訪問先の事情により多少前後あり

〔訪問先〕 横浜市を中心とした神奈川県一円
（東京・埼玉・千葉にも分院あり）

〔業務形態〕 業務委託（完全歩合制）

〔報酬〕 1施術／15分⇒700円以上1,000円
※実績例 フルタイムだと1日20人楽にできます
その場合1,000円×20施術⇒20,000円（1日）

有限会社ハッピーケアミサワ

院名 きくな駅前ミサワ鍼灸マッサージ院

〒222-0021 神奈川県横浜市港北区篠原北1-2-31 1F
☎ 045-401-6644
最寄駅 JR横浜線・東急東横線「菊名駅」西口徒歩30秒

応 募

業務委託契約に関する資料をお送りしますので、下記のメールアドレスに必要事項を書いて送信して下さい。

①「業務委託契約資料送付希望」 ②氏名 ③住所
④連絡先TEL番号

送信先 info@misawa-massage.com
FAX送信も可 045-430-5113 三澤美由紀あて

正社員・アルバイトも募集しております
詳細は当院専用の採用サイトをご覧下さい

https://happycaremisawa.com

求人サイト 医道の日本 Job サーチ

1938年創刊 月刊「医道の日本」誌と連動した
求人サイト5つのポイント

◆国家資格者が多数会員登録

◆「鍼灸師＋求人」など
資格名でのWEB検索上位表示

◆掲載課金型
掲載料のみで、追加費用等はかかりません

◆掲載開始が早い
お申込み頂いてから約2営業日

◆毎月、専門分野の求人特集をピックアップ

https://www.ido-jobsearch.com

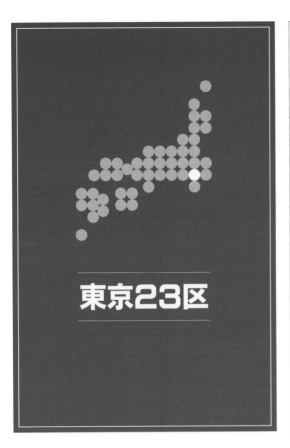

東京23区

㈱五健鍼灸整骨院グループ

東京都世田谷区三軒茶屋１−６−１　４F
https://goken-g.co.jp
☎03−5430−8516

【急募！】週40時間の変形労働時間制（シフト制）を採用し、働きやすい環境です。

募集：管理・勤務柔整師、鍼灸師、あマ指師
　　　（男女・年齢・臨床経験不問・学生可）
給与：施術者　　　21万1千円〜27万円
　　　（残業手当を含めて23〜30万円程度）
　　　管理職　　　32万円〜
　　　時給バイト　1020円〜
時間：8時30分〜18時30分又は19時（休憩有）
休診：日曜・祝日、年末年始
待遇：健康保険・厚生年金・雇用労災保険加入
　　　週休2日制、有給休暇、賞与・昇給あり
研修：レセプト・症例・新人各研修会他
勤務：代々木上原・用賀・経堂・弦巻・三軒茶屋
　　　太子堂・西小山
其他：保険鍼灸・訪問リハビリ・地域体操教室
　　　提携医療機関多数あり、卒後臨床研修可
開業42年の経験と実績。すべては患者様の為に
東洋医学と西洋医学が共存した医療を目指す

美容鍼灸・自律神経専門サロン　ブレア銀座

東京都中央区銀座2丁目11−5
陽光銀座セントラルビル7F
☎045-664-3899（代表）　https://www.iblea.co.jp

銀座店オープンにつきスタッフ募集！
職種：鍼灸師　勤務形態：正社員
月給：20万円〜＋業績給
勤務時間：10時〜19時、13時〜22時　休憩あり
勤務日数：週5　シフト制
休日：週休2日制　月曜定休＋土日のどちらか
勤務地：元町・銀座（各勤務地若干名募集）
福利厚生：社会保険・厚生年金
　　　　　有給・夏期・冬期休暇あり
　　　　　連休取得可能
一生役立つ技術、おもてなしが身につく、欧米と日本の技術を融合した初の美容鍼灸・自律神経調整専門サロンです。全身治療と美容鍼灸ができるようになり、患者さんに喜ばれます。顔だけの鍼、局所治療だけでなく、経絡治療や奇経八脈など全身治療をしっかり行い丁寧に施術していきます。日本美容鍼灸マッサージ協会主催のセミナースタッフとしてプロの治療家が学びに来る技術を無料で受講でき、習得できます。まずはお気軽にお問い合わせください。

佐々木整形外科

東京都墨田区江東橋4-30-16 メンテック大塚ビル2階
JR・錦糸町駅南口より徒歩4分
☎03−6666−9185　http://sasakiseikeigeka.net

資格：鍼灸師・鍼灸マッサージ師
給与：正社員23万円　※交通費支給　※制服貸与
勤務時間：8：30〜19：00　※休憩あり（土曜午前のみ）
休日：水曜定休日、日曜・祝祭日
　　　他夏季休暇、年末年始休暇あり
新卒者大歓迎！年齢経験不問。鍼やレセプトを学ぶことができます。

訪問マッサージ　リファイン

東京都練馬区練馬3−24−18　並木第1ビル203
練馬駅より徒歩7分
☎03−6914−6210

資格：あん摩マッサージ指圧師・鍼灸マッサージ師
給与：週5日勤務25万円、週6日勤務30万円保証
　　　業界最高水準の歩合給昇給あり
　　　非常勤業務　売上50%〜（昇給あり）
時間：常勤9〜18時前後（休憩有）、非常勤週2日〜
休日：週1〜2日、年末年始、夏季休暇あり
　　　新卒者歓迎、臨床経験不問、勤務時間応相談
　　　練馬区・豊島区近辺の訪問業務です。

全国版
東京23区
東京23区以外
埼玉
千葉
神奈川
北海道・東北
北関東
甲信越・北陸
東海・近畿
中国・四国
九州・沖縄
海外

全国版

東京23区

東京23区以外

埼玉

千葉

神奈川

北海道・東北

北関東

甲信越・北陸

東海・近畿

中国・四国

九州・沖縄

海外

渋谷総合治療センター（新店舗）

東京都渋谷区渋谷2－22－11　渋谷フランセ奥野ビル
8階　ＪＲ山手線・渋谷駅徒歩30秒
☎03－6427－4207　http://medical-shibuya.com

☆正社員として採用された方にお祝い金5万円贈呈！☆
正社員募集（柔道整復師・鍼灸師・マッサージ師）
給与：月給23～75万円＋インセンティブ支給
昇給年4回、賞与年2回（0.1～4.0ヶ月）。諸手当あり
（管理者、社宅、家族、自宅作業、誕生日祝い）。
時間：8時～22時（時間内で実働8時間のシフト制）、
残業なし。待遇：完全週休2日、年休10日（年末年始・
夏季・ＧＷ・ＳＷ）、育児、慶弔休暇あり。

も～みんぐ

渋谷区恵比寿1－8－7　三恵8ビル3Ｆ
恵比寿駅徒歩30秒
☎03－3444－4981

募集：マッサージ師・鍼灸師・柔整師（整体・学生可）
休日：曜日応相談、週休2日可、院内及び出張治療
給与：歩合制（歩合高率）
　　　入社3ヶ月25万円～30万円の保証あり。
勤務時間：朝10時～深夜4時迄の間で応相談
やる気があって、人の2倍働いてでも3倍収入が欲し
い人歓迎。
働きながら実践及び高技術が学べ高収入が得られます。

株式会社　本間鍼灸研究所　本間治療院

東京都葛飾区亀有5－15－6　ＪＲ亀有駅徒歩2分
https://東京鍼灸師求人.com
☎03－5613－8484　FAX03－5613－8485

　　　※鍼灸師ならば鍼灸院で働きませんか？！※
院長は鍼灸協会理事ですので業界の最新情報が入り、
鍼灸師として必要な事が学べます。社員旅行や食事会
もあり、男性4名女性4人のスタッフの仲も良く楽し
い職場です！女性も活躍できます！臨床未経験者を大
歓迎します。上京される方には生活準備金（10万円）
を差し上げます。25才以下の教育に注力します。
月給22～50万円（19年度実績）・社保・週休2日・有給

新小岩駅前総合クリニック

葛飾区新小岩2－1－1　リーフコンフォート新小岩
3・4階　ＪＲ総武線・新小岩駅より徒歩1分
☎03－5678－5616　https://shinkoiwa.towakai.com/

資格：柔整師・鍼灸師（学生、臨床未経験者可）
時間：平日9～13/15～19時、土曜9～12/13～15時
休日：週休2日制（シフト制、勤務日・時間応相談）
時給：1200円
待遇：交通費支給・社会保険完備・有給休暇制度あり
当院では外傷の整復、固定処置、鍼灸治療、マッサー
ジ、運動・物理療法を実践しています。詳細はお電話
にてお問い合わせ下さい。見学のみでも可能です。

医療法人社団 岡田クリニック

杉並区上荻2－36－4　ＪＲ荻窪駅より徒歩12分
http://www.okada-cl.jp/
☎03－3301－3350

資格：あマ指師、常勤およびパート
勤務8：10～12：30、14：30～18：10、土曜午前のみ、週4.5日
休日：木・日・祝日、夏冬1週、健保・雇用・労災・厚生年
金・交通費有　給与：24～35万以上、パート1500円以上
機能回復、疼痛緩和、癒しを主体とし、解剖、生理学
的知識を用い、治療にあたります。外傷、スポーツ障
害、ロコモ症例も多く、ＸＰ、固定法を指導します。

新橋烏森整形外科

港区新橋2－15－7　Ｓ－ＰＬＡＺＡ弥生2Ｆ
ＪＲ新橋駅前、徒歩1分
☎03－3500－5353　http://www.shimbashi-seikei.com/

資格　柔整師（マ師　パート・学生可）
　　　明るく元気な向学心のある方を望んでいます。
勤務　月～金曜日、9時～18時。休憩有
休日　土・日曜、祝日、夏・冬期。
給与　20～35万円（社会保険完備、交通費支給）
　症例豊富で、骨折・脱臼等の外傷処置を数多く経験
でき、レントゲンも読めるようになります。また手技
療法も行っており、治療効果を上げています。

東十条きたもと整骨院

東京都北区東十条4－6－18
ＪＲ京浜東北線・東十条駅（徒歩3～4分）
☎03－5390－2187

柔整師、マッサージ師　学生・パート可
臨床未経験の方も大歓迎
9時～12時半、15時～19時半、土曜9時～14時
日曜祝祭日、年末年始、夏期休暇あり
20～40万円、賞与年2回、昇給年1回、時給1100円～
交通費支給、社会保険・厚生年金・雇用保険あり
カイロ、整体等の勉強会あり、向上心のある方待って
ます！　お電話下さい！　明るい職場です。

合同会社　楽上

東京都江戸川区宇喜田町1015－201
都営地下鉄・船堀駅より徒歩9分
☎03－5659－1290　https://www.korya-rakuda.com

「こりゃらくだマッサージ」オープニングスタッフ
あん摩マッサージ指圧師、鍼灸師募集
あマ師：月額258,000～336,000円（基本給＋職務手当
　　　　＋資格手当）、試用期間は固定給200,000円／月
鍼灸師：月額254,000～332,000円（上記同様）
待遇：通勤手当、社保、業績により賞与
時間：9：00～18：00（休憩あり）
休日：土日祝・年末年始　※パート時給　1300円～

全国版

東京23区

東京23区以外

埼玉

千葉

神奈川

北海道・東北

北関東

甲信越・北陸

東海・近畿

中国・四国

九州・沖縄

海外

原田整骨院・鍼灸マッサージ院

東京都練馬区栄町 6－12
西武池袋線・江古田駅より徒歩1分
☎03-5999-3282 http://www.aozorakikaku.info/

【開業30年の信頼と実績】
資格：鍼灸師　※鍼灸の患者さん
が多数来院されています。
給与：4週6休で30万〜40万円、
完全週休2日・時短勤務可・正月1
週間休暇・有休100%　ライフワー
クバランス良・交通費・制服支給・
雇用・労災・賠償責任保険加入

指圧の鬼

東京都荒川区町屋 3－20－19
町屋駅より徒歩7分
☎080－3586－0202

資格：あん摩マッサージ指圧師
時間：12〜20時、週休2日
給与：完全出来高制
サービス精神旺盛な方、スキルアッ
プ、独立開業を目指している方に
は最適な環境をご用意しておりま
す。開業前の予行練習として利用
して下さい。

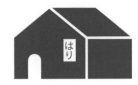

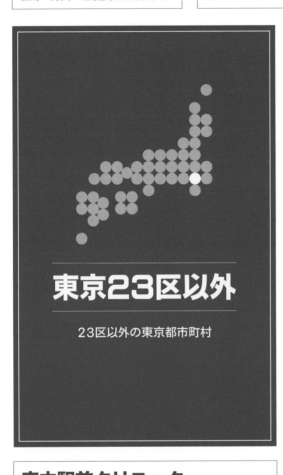

府中駅北口クリニック

東京都府中市府中町 1－6－2　三和第2ビル2階
府中駅北口徒歩1分
☎042－319－1543　http://f-kitacl.com

【資格】柔道整復師、あん摩マッサージ指圧師
【時間】平日9：00〜13：00・15：00〜19：00
　　　　土曜9：00〜12：00・13：00〜15：00
【休日】水曜日、日曜日、祝祭日（有休制度あり）
【給与】時給1220円〜
テーピング、固定法、レントゲン読影、整復、手技療
法等臨床経験のない方でも丁寧に御指導します。
見学可能です。詳細などお気軽にご連絡ください。

本町クリニック

東京都国分寺市本町 2丁目7番10号エッセンビル2階
JR国分寺駅　北口より徒歩5分
☎042－324－9481　http://www.本町クリニック.jp/

資格：鍼灸師・マッサージ指圧師・柔道整復師
時間：常勤11：00〜19：30 or 8：40〜17：10 休憩有
　　　非常勤8：40〜12：40 or 15：00〜19：30
　　　週当たり3〜4日勤務、常勤は4週8休
給与：常勤24万2800円〜26万円　非常勤1320〜1400円
業務：リハビリテーション室で、整形外科専門医の下
　　　鍼灸マッサージなどを行う。
標榜：整形外科、内科、リウマチ科、リハビリ科

府中駅前クリニック

東京都府中市宮町 1丁目100番　ル・シーニュ4階
京王線・府中駅の駅ビル内
☎042－319－8383　https://fuchu.towakai.com/

資格：柔整師、鍼灸師（学生、臨床未経験者可）
時間：平日9〜13／15〜19時、土曜9〜12／13〜15時
休日：水曜、日曜、祝日（シフト制・勤務日時応相談）
時給：1200円
待遇：交通費支給、社会保険完備、有給休暇制度あり
駅から直結して通いやすい環境です。様々な症状の患
者様が来院していますので鍼灸師、柔整師どちらの方
も活躍できます。詳細はお電話にて承ります。

みゆき接骨院グループ

八王子市下柚木270－6
☎042－678－5031

〜八王子市内に4院展開〜
資格：柔道整復師、鍼灸師、
　　　あん摩マッサージ指圧師
給与：月給20万円〜　昇給あり
時間：9：00〜20：00（休憩180分）
待遇：社会保険完備。
　　　交通費支給（上限あり）
休日：日曜、年間休日120日

全国版

東京23区

東京23区以外

埼玉

千葉

神奈川

北海道・東北

北関東

甲信越・北陸

東海・近畿

中国・四国

九州・沖縄

海外

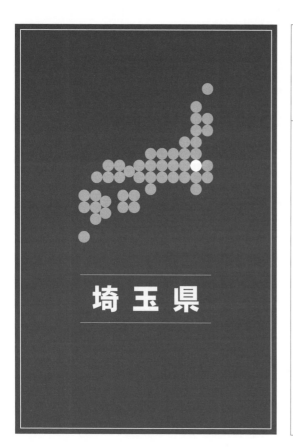

埼 玉 県

あさひメディカルグループ

〒331-0812
埼玉県さいたま市北区宮原町2-18-15
☎048-661-6690（担当：山下）

※蕨市にて2019／12／1新規開院！※
資格：柔道整復師、マッサージ師、理学療法士
勤務：平日9～13時、15～19時
　　　土日祝9～13時、14～17時
休日：シフト制による週休2日制
給与：20万8000円（柔整・マ師）28万円（ＰＴ）
勤務地：さいたま市内3診療所、
　　　　上尾市、蕨市（12月1日開院）
応募方法：山下まで連絡後、履歴書持参
　　　　　（詳細は面談時にて）
理学療法士は、入職時より正社員としての採用
になります。
柔道整復師・マッサージ師は、入職後に運動器
リハビリテーションセラピスト研修会、全国病
院理学療法協会による運動療法機能訓練技能講
習会に積極的に参加する方を求人いたします。
尚、上記講習会が修了までの約1年間は契約社
員となります。
（給与等の契約内容は常勤職員と相違ありませ
ん。終了後、常勤としての登用となります。）

草加整形外科内科（訪問マッサージ部門）

埼玉県草加市中央1-1-18
東武スカイツリーライン・草加駅より徒歩5分
☎090-4216-2914　採用担当：矢田

資格：あん摩マッサージ指圧師、要運転免許
勤務：月～土曜　9：00～18：30　休憩有、副業可
給与：年俸300～600万円可、時給3000円、試用期間有
休日：週休2日可、フレックス可、パート可、応相談
待遇：各種保険完備、交通費支給、有給休暇、昇給
程よく働きたい方、とにかく稼ぎたい方、新卒ＯＫ。
訪問治療経験者で開業したい方は、幹部候補として求
ム。小さい職場で大きく成長したい方、随時募集。

山崎医院

埼玉県加須市根古屋642-10
東武伊勢崎線・加須駅より3km
☎0480-73-6463 https://www.kisaiyamazaki.com/

資格：鍼灸師、柔道整復師、両資格保持者優遇
時間：平日午前8時～12時、午後2時～7時
　　　土曜午前8時～12時
給与：20万円以上。勤務日数、資格により応相談。
待遇：社会保険完備、交通費支給、有給休暇あり
通所介護（デイサービス）、居宅介護（ケアマネ）事
業所併設

PRICE DOWN　医道の日本 Net Shopping

治療家の必需品が
お求めやすくなりました。

全国一律 荷造り送料880円　ご購入金額合計1万円以上で送料無料！

お問い合わせはこちら　☎0120-2161-02

福岡クリニック

埼玉県さいたま市南区根岸 5－18－3　ヴィラ白幡 2 F
埼京線・武蔵浦和駅徒歩13分
☎048－864－1301

パート・アルバイト募集
資格：柔道整復師・鍼灸師・マッサージ師
給与：時給1200円〜　交通費支給
時間： 9：00〜12：00　15：00〜19：00
休日：木曜・祝日・第 2・4・5 曜日・夏・冬期
午前だけ・午後だけの勤務もOK（シフト制）。
地域密着型の医療を続けて43年の整形外科です。
あなたの鍼やマッサージの技術を活かしませんか？

㈱元気　訪問マッサージ元気

埼玉県川越市砂新田 3 －20－8
東武東上線・新河岸駅より徒歩10分
☎049－241－7700

資格：あマ指師、要車免許
23〜40万円＋歩合、昇給年 1 回
※研修（ 3 ヶ月）月給20万円
待遇：社保完、交支給、車通勤可
　　　退職金、服貸、車貸
休日：完全週休 2 日、日・祝、年
　　　末年始、夏季、有給
女性も多く、リハビリの勉強充実

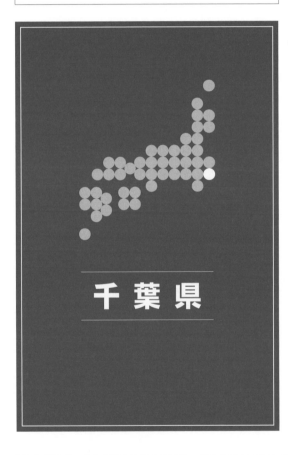

千 葉 県

訪問リハビリマッサージことほぎ

千葉市若葉区桜木 3 －13－23－ 1 F
https://www.kotohogi.net
☎043－233－7722　（担当：院長　田中）

ワークライフバランスの整った勤務環境と高額
保障給を高レベルで両立。女性が安心して勤務
資格：マ師国家資格、要普免or原付、新卒歓迎
年齢：不問（個人の人柄と能力で採用）
時間： 9 〜18時（休憩約 1 H、自宅休憩可）
朝礼・夕方待機なく直行直帰、遅出・早退も有
休日：週休 2 日（日曜日＋ 1 日）、年末年始
正社員週 5 日：月給28万円保障＋歩合
正社員週 6 日：月給34万円保障＋歩合
準社員週 5 日 6 H勤：月給21万円保障＋歩合
パート：日12500円or時1500円、週 1 日 3 H〜
昇給：年 1 回、正社員平均約5000円の月給UP
賞与：年 2 回、正社員平均年19万円（18年実績）
待遇：社保（厚・健・雇・労）、法定健康診断
有給休暇法定日数（取得率104％）産休育休有
マイカー業務使用（ETC・給油カード貸与）
マ師18名中、勤務 3 年以上14名、女性 8 名在籍
来院施術なし、デイ併設せず、訪問施術に専念
歩合ではない為、収入安定、患者取り合いなし
新卒未経験者には研修 2 ヶ月で懇切丁寧に指導

臼井駅前鍼灸接骨院

千葉県佐倉市王子台 3 － 2 － 5
京成臼井駅南口より徒歩 5 分
☎043－461－2276　HP有

資格：柔整・鍼灸・マ師（新卒可）
時間： 9〜12時／15〜21時 休憩有
　　　（土・祝 9〜14時）
給与：22万〜 交通費（ 2 万円まで）
待遇：社保完備、完全週休 2 日
　　　有給、夏季・年末年始休暇
鍼灸師はすぐに鍼を打てます。お
気軽にお問い合わせ下さい。

愛光クリニック 整形外科内科

千葉市美浜区高洲 3 －14－ 7 1 F
JR京葉線・稲毛海岸駅徒歩 2 分
☎043－303－1008

柔整師、鍼灸師、マッサージ師
正社員　25万円〜㋺時給1200円〜
待遇　㋤全額支給
時間　 9 時〜12時／15時〜19時
休日　応相談　年末年始　お盆
　　　臨床経験少ない方でも親切
に御指導します。元気でやる気の
ある方は、まずはお電話下さい。

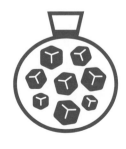

全国版
東京23区
東京23区以外
埼玉
千葉
神奈川
北海道・東北
北関東
甲信越・北陸
東海・近畿
中国・四国
九州・沖縄
海外

全国版

東京23区

東京23区以外

埼玉

千葉

神奈川

北海道・東北

北関東

甲信越・北陸

東海・近畿

中国・四国

九州・沖縄

海外

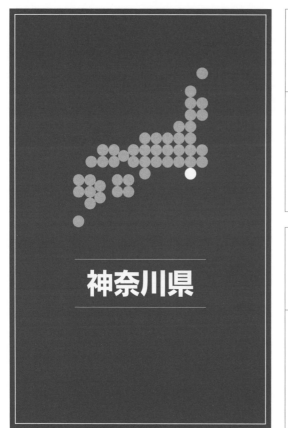

神奈川県

平和堂鍼灸整骨院　平和堂マッサージ

神奈川県藤沢市下土棚463－7　小田急江ノ島線・長後駅東口徒歩3分　https://www.heiwado-m.com/
☎0466－41－2533 または 090－9842－6789

資格：鍼灸マ師・マ師・鍼灸師・柔整師
時間：9：00～18：00（休憩2回あり）
給与：【マ師・鍼灸師】25万円～＋歩合（～50万円）
　　　【柔整師】22万5千円～＋歩合（～50万円）
休日：週休2日（日曜地1日）、有給、夏期冬期休暇
待遇：労雇保険、交費全給、車貸与、昇給、役管手当
　　　※卒後認定臨床施設の為、院内・外・レセプト
　　　業務等を多数学べます‼

メディケア鍼灸マッサージセンター

川崎市宮前区鷺沼1－8－5－201
田園都市線・鷺沼駅徒歩5分
☎044－871－2558　http://www.e-mdcare.com

業務：訪問医療マッサージ、機能訓練、鍼灸治療
資格：鍼灸マ師（要普免）　給与：入社6ヵ月後28万
以上（賞与年2回）待遇：厚生年金・健保・雇用・労
災・退職金制度あり　時間：8時45分～17時45分（休
憩1時間）休日：土・日・夏季年末年始（完全週休2日）
特色：人材育成に力を入れ研修会が充実しております。
在宅、外来、デイ等、様々な経験ができます。見学随
時可、気軽にご連絡ください。

医療法人社団 湘南会 くりはま整形外科

横須賀市久里浜1－3－17 鈴栄メディカルビル5、6F
京浜急行・京急久里浜駅徒歩1分
☎046－833－8755　http://kurihama-seikeigeka.jp/

資格：鍼灸マッサージ師、柔整師、パート可
給与：月給20～30万円、時給1300～2000円
時間：平日9：00～19：00（昼休みあり・シフト制）
　　　土曜9：00～13：30
休日：日・祝、夏期・年末年始休暇あり
待遇：交通費支給、制服貸与、各種保険・保育室あり
応募：まずは履歴書（写真付）を郵送して下さい‼
女性も多数活躍中です。お気軽にご応募下さい。

匠整骨院

神奈川県相模原市緑区西橋本5－1－1
ラ・フロール4階　最寄駅：橋本駅
☎042-772-9883　http://fukuju2016.com/takumiseikotsuin.html/

資格：柔道整復師・鍼灸師・指圧マッサージ師
給与：月給26万円以上（＋歩合）（院平均給与43万円）
　　　時給1375円～　交通費全給・無料駐車場有
完全週休2日制・3日制もあります。（基本給の80％）
レセプトの残業等一切ありません。
開業した時に失敗しない技術、知識等必ず身につくと
思います。臨床認定院です。経験0でも大丈夫です。
どうぞお気軽にご応募下さい。

高山整形外科

川崎市多摩区西生田3－9－30　ヤマダビル2F
小田急線・読売ランド前駅の南口すぐ
☎044-959-5828　http://www.takayama-seikeigeka.jp/

資格：柔道整復師（新卒・臨床未経験者歓迎）
給与：月給20万円以上（経験考慮）社会保険完備
　　　昇給年1回、賞与年2回、交通費支給
時間：9～12：30、15～18：45（土：9～13：45）
休日：木・日・祝祭日、夏季・年末年始、有休
スポーツ傷害のアスリハから高齢者の骨折や転倒予防
に対する運動療法を実践しています。運動器疾患に興
味があり、意欲的に取り組んでくれる柔整師を募集。

西村治療院（鍼灸・マッサージ）

川崎市多摩区登戸2590－3　ヨシザワ15ビル2F
小田急線・登戸駅より徒歩4分
☎044－933－2489　http://nishimura-chiryoin.com/

鍼灸・マッサージ師求む。30～40代の方活躍中（学生
可）。スポーツ障害、運動器疾患に特化した治療院！
【給与】時給1200～2000円、交通費全額支給
　　　　週5日勤務…24万円以上
【時間】9～20時（休憩あり）
【休日】毎週月曜日、月1日曜日
曜日・勤務日数応相談。週1可能。見学可能。要面接
本格的に鍼灸マを勉強したい方歓迎！勉強会有。

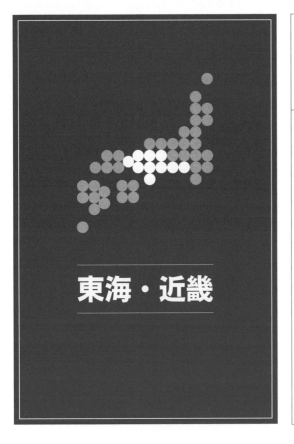

東海・近畿

温故療院

静岡県浜松市中区上島 7 －13－18
http://onkoryouin.jp
☎053－474－1302　担当：寺田

事業：治療院（施術管理者「実務経験」認定院）
　　　介護保険事業、プール
資格：鍼灸マッサージ師、鍼灸柔整師
給与：正社員　基本給23万円～
手当：訪問手当（月 1 万～ 2 万）
　　　残業手当（月10時間以内）、通勤手当など
勤務： 1 日 8 時間・週40時間労働のシフト制
休日：週休 2 日（日曜日と他 1 日）
休暇：有給、リフレッシュ、年末年始など
業務：在宅リハビリマッサージ、治療室内の施術
　　　デイサービスの機能訓練指導員
応募：随時受付（郵送・電話・メール）
その他：社保完備、賠償責任保険加入、通勤困
　　　　難者賃貸補助制度、社用車貸与あり
メール：soumu-onko@onkoryouin.jp
職員数88名。 3 年～ 5 年当社で経験を積み、独
立開業している職員が多数います。また、会社
の一員として施術業務以外に、介護保険や経営・
管理業務など、経験と技術・知識を活かし新た
な場で活躍している職員も！

やわら在宅マッサージ

愛知県名古屋市天白区焼山2－305
ハイツリービル201号
☎0120－720－870

資格：マッサージ師　要普免
給与：パート歩合制 6 ～ 7 割支給
時間： 9 時～18時の間で 3 h以上
休日：土日祝、年末年始、夏期
運動訓練や機能訓練を加えたリハ
ビリマッサージに興味のある方。
ご都合の良い時間帯を選択できま
す。お気軽にお電話ください。

「共に働く」をサポート！ 治療家専門求人サイト

医道の日本 Jobサーチ　https://www.ido-jobsearch.com

WEB 求人広告（Ｓプラン、WEB プラン）の掲載期間は 14 日間か 28 日間の
2 種類ございます。最短でお申込当日からの掲載が可能です。

株式会社医道の日本社 広告係

全国版

東京23区

東京23区以外

埼玉

千葉

神奈川

北海道・東北

北関東

甲信越・北陸

東海・近畿

中国・四国

九州・沖縄

海外

◆医道の日本社図書◆取扱書店一覧

北海道

札幌市	三省堂書店札幌店	011-209-5600
	MARUZEN&ジュンク堂書店札幌店	011-223-1911
	紀伊國屋書店札幌本店	011-231-2131
	コーチャンフォー新川通り店	011-769-4000
小樽市	喜久屋書店小樽店	0134-31-7077
旭川市	ジュンク堂書店旭川店	0166-26-1120

青森県

青森市	戸田書店青森店	017-762-1815
弘前市	ジュンク堂書店弘前中三店	0172-34-3131
	紀伊國屋書店弘前店	0172-36-4511

岩手県

| 盛岡市 | ジュンク堂書店盛岡店 | 019-601-6161 |

宮城県

| 仙台市 | 丸善仙台アエル店 | 022-264-0151 |
| | アイエ書店 | 022-738-8670 |

秋田県

| 秋田市 | ジュンク堂書店秋田店 | 018-884-1370 |

山形県

山形市	八文字屋本店	023-622-2150
	高陽堂書店	023-631-6001
	戸田書店山形店	023-682-3111
東田川郡	戸田書店三川店	0235-68-0015

福島県

| 郡山市 | ジュンク堂書店郡山店 | 024-927-0440 |

茨城県

| つくば市 | ACADEMIAイーアスつくば店 | 029-868-7407 |

群馬県

前橋市	蔦屋書店前橋みなみモール店	027-210-0886
	紀伊國屋書店前橋店	027-220-1830
	戸田書店前橋本店	027-223-9011
	廣川書店前橋店	027-231-3077
高崎市	廣川書店高崎店	0273-22-4804
	戸田書店高崎店	027-363-5110
藤岡市	戸田書店藤岡店	0274-22-2469

埼玉県

さいたま市	紀伊國屋書店さいたま新都心店	048-600-0830
	三省堂書店大宮店	048-646-2600
	ブックデポ書楽	048-852-6581
	紀伊國屋書店浦和パルコ店	048-871-2760
熊谷市	戸田書店熊谷店	048-599-3232

千葉県

千葉市	志学書店	043-224-7111
	三省堂書店そごう千葉店	043-245-8331
流山市	紀伊國屋書店流山おおたかの森店	04-7156-6111
柏市	ジュンク堂書店柏モディ店	04-7168-0215
船橋市	ジュンク堂書店南船橋店	047-401-0330
習志野市	丸善津田沼店	047-470-8313
印西市	宮脇書店印西牧の原店	0476-40-6325

東京都

千代田区	三省堂書店神保町本店	03-3233-3312
	三景書店	03-3252-2149
	いざわ書林	03-3261-3311
	亜東書店	03-3291-9731
	新樹社書林	03-3293-5691
	東方書店	03-3294-1001
	燎原書店	03-3294-3445
	書泉グランデ	03-3295-0011
	丸善お茶の水店	03-3295-5581
	丸善丸の内本店	03-5288-8881
中央区	八重洲ブックセンター	03-3281-8203
	丸善日本橋店	03-6214-2001
中野区	ブックファースト中野店	03-3319-5161
新宿区	紀伊國屋書店新宿本店	03-3354-0131
	ブックファースト新宿店	03-5339-7611
江東区	紀伊國屋書店ららぽーと豊洲店	03-3533-4361
大田区	東邦稲垣書店	03-3766-0068
品川区	医学堂書店	03-3783-9774
文京区	文光堂書店本郷店	03-3815-3521
豊島区	たにぐち書店	03-3980-5536
	ジュンク堂書店池袋本店	03-5956-6111
渋谷区	MARUZEN&ジュンク堂書店渋谷店	03-5456-2111
武蔵野市	ジュンク堂書店吉祥寺店	0422-28-5333
国分寺市	紀伊國屋書店国分寺店	042-325-3991
多摩市	丸善多摩センター店	042-355-3220
立川市	ジュンク堂書店立川高島屋店	042-512-9910
	オリオン書房ノルテ店	042-522-1231

神奈川県

横浜市	有隣堂伊勢佐木町本店	045-261-1231
	有隣堂横浜駅西口店	045-311-6265
	紀伊國屋書店横浜店	045-450-5901
	ACADEMIA港北店	045-914-3320
	紀伊國屋書店ららぽーと横浜店	045-938-4481
	ブックファースト青葉台店	045-989-1781
川崎市	丸善ラゾーナ川崎店	044-520-1869
厚木市	有隣堂厚木店	046-223-4111
藤沢市	ジュンク堂書店藤沢店	0466-52-1211

新潟県

新潟市	考古堂書店	025-229-4050
	紀伊國屋書店新潟店	025-241-5281
	戸田書店新潟南店	025-257-1911
	ジュンク堂書店新潟店	025-374-4411
長岡市	戸田書店長岡店	0258-22-5911

富山県

| 富山市 | 紀伊國屋書店富山店 | 076-491-7031 |
| | BOOKSなかだ掛尾本店 | 076-492-1197 |

山梨県

甲府市	ジュンク堂書店岡島甲府店	055-231-0606
中巨摩郡	明倫堂書店甲府店	055-274-4331
中央市	戸田書店山梨中央店	055-278-6811

長野県

| 松本市 | 丸善松本店 | 0263-31-8171 |

岐阜県

| 岐阜市 | 郁文堂支店 | 058-246-1722 |
| | 丸善岐阜店 | 058-297-7008 |

静岡県

| 静岡市 | 戸田書店静岡本店 | 054-205-6111 |
| | MARUZEN&ジュンク堂書店新静岡店 | 054-275-2777 |

浜松市	ガリバー浜松店	053-433-6632
掛川市	戸田書店掛川西郷店	0537-62-6777

愛知県

名古屋市	丸善名古屋本店	052-238-0320
	ジュンク堂書店ロフト名古屋店	052-249-5592
	大竹書店	052-262-3828
	三省堂書店名古屋本店	052-566-6801
	ジュンク堂書店名古屋店	052-589-6321
西春日井郡	紀伊國屋書店名古屋空港店	0568-39-3851

滋賀県

草津市	ジュンク堂書店滋賀草津店	0568-39-3851

京都府

京都市	丸善京都本店	075-253-1599
	アバンティブックセンター京都店	075-671-8987
	大垣書店イオンモールKYOTO店	075-692-3331
	ガリバー京都店	075-751-7151

大阪府

大阪市	ジュンク堂書店大阪本店	06-4799-1090
	MARUZEN&ジュンク堂書店梅田店	06-6292-7383
	紀伊國屋書店グランフロント大阪店	06-6315-8970
	紀伊國屋書店梅田本店	06-6372-5821
	ジュンク堂書店近鉄あべのハルカス店	06-6626-2151
	ジュンク堂書店難波店	06-6635-5330
	旭屋書店なんばCITY店	06-6644-2551
東大阪市	ヒバリヤ書店本店	06-6722-1121
堺市	紀伊國屋書店泉北店	072-292-1631
高槻市	紀伊國屋書店高槻店	072-686-1195
	ジュンク堂書店高槻店	072-686-5300

兵庫県

神戸市	ジュンク堂書店三宮駅前店	078-252-0777
	ジュンク堂書店三宮店	078-392-1001
	神陵文庫本店	078-511-5551
	紀伊國屋書店西神店	078-990-3573
姫路市	ジュンク堂書店姫路店	0792-21-8280

奈良県

奈良市	ジュンク堂書店奈良店	0742-36-0801
橿原市	奈良栗田書店	0744-22-8657

和歌山県

和歌山市	宮脇書店ロイネット和歌山店	073-402-1472

岡山県

岡山市	神陵文庫岡山営業所	086-223-8387
	泰山堂書店鹿田本店	086-226-3211
	丸善岡山シンフォニービル店	086-233-4640
倉敷市	喜久屋書店倉敷店	086-430-5450

広島県

広島市	紀伊國屋書店広島店	082-225-3232
	神陵文庫広島営業所	082-232-6007
	井上書店	082-254-5252
	丸善広島店	082-504-6210
	ジュンク堂書店広島駅前店	082-568-3000
安芸郡	フタバ図書TERA広島府中店	082-561-0770

山口県

宇部市	井上書店宇部店	0836-34-3424

徳島県

徳島市	紀伊國屋書店徳島店	088-602-1611
	久米書店	088-623-1334
	久米書店医大前	088-632-2663

香川県

高松市	宮脇書店総本店	087-823-3152
	ジュンク堂書店高松店	087-832-0170
	宮脇書店本店	087-851-3733
丸亀市	紀伊國屋書店丸亀店	0877-58-2511

愛媛県

松山市	ジュンク堂書店松山店	089-915-0075
	新丸三書店	089-955-7381

福岡県

福岡市	紀伊國屋書店福岡本店	092-434-3100
	九州神陵文庫本社	092-641-5555
	紀伊國屋書店ゆめタウン博多店	092-643-6721
	ジュンク堂書店福岡店	092-738-3322
	丸善博多店	092-738-3322
北九州市	井上書店小倉店	093-533-5005
久留米市	紀伊國屋書店久留米店	0942-45-7170

佐賀県

佐賀市	紀伊國屋書店佐賀店	0952-36-8171

長崎県

長崎市	紀伊國屋書店長崎店	095-811-4919

熊本県

熊本市	紀伊國屋書店熊本はません店	096-377-1330
菊池郡	紀伊國屋書店熊本光の森店	096-233-1700

大分県

大分市	紀伊國屋書店アミュプラザおおいた店	097-515-5050
	ジュンク堂書店大分店	097-536-8181
	紀伊國屋書店大分店	097-552-6100

宮崎県

宮崎市	蔦屋書店宮崎高千穂通り店	0985-61-6711

鹿児島県

鹿児島市	ジュンク堂書店鹿児島店	099-239-1221
	ブックスミスミオプシアミスミ店	099-813-7012

沖縄県

那覇市	ジュンク堂書店那覇店	098-860-7175
豊見城市	戸田書店豊見城店	098-852-2511
中頭郡	琉球光和考文堂メディカルブックセンター	098-945-5050

ご希望の本が店頭にない場合は書店にご注文下さい。

MOXIBUSTION DVD & BOOK

2種類の灸を自在に組み合わせる！

DVD 越石式 灸テクニック

熱くなく、気持ちよい灸法で、どんな患者にも対応できる！

33年にわたって灸のみで治療する越石まつ江氏。その灸法は、安藤譲一氏（元・日本鍼灸理療専門学校副校長、元・埼玉県鍼灸師会会長）が考案した隔物灸である「紫雲膏灸」を、越石氏が継承・発展させたもの。慢性疾患に対応しツボにすえる「多壮灸」と、身体の広い範囲に熱を浸透させ急性疾患に対応する「糸状灸」の2種類の灸を自在に組み合わせて、多様な疾患・患者層に柔軟に対応。このDVDでは多壮灸・糸状灸それぞれの特徴やつくり方、施灸のコツ、実際の臨床の流れなどを詳しく解説。明日の臨床から実践ができる。

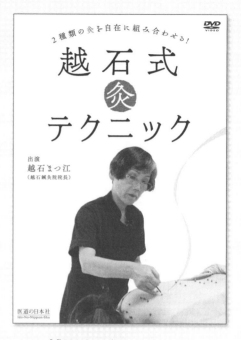

2種類の灸を自在に組み合わせる！
越石式 灸テクニック
出演 越石まつ江（越石鍼灸院院長）

出演：**越石まつ江**
約85分　価格（本体8,800円＋税）

お灸を、どのツボに、どのように、どのくらい、なぜすえるのかが分かる温灸入門書

温灸読本

治療のコツを盛り込みながらイラストと写真を使って楽しく解説！

「ツボとは一体、何なのか」「鍼と灸は、何が違うのか」「透熱灸と温灸は、どこが違うのか」「お灸の壮数は、何を目安にすればよいのか」。今まで曖昧だったそれらの疑問に応えてくれるのが、本書だ。基礎になる考え方と温灸（知熱灸・八分灸・灸頭鍼）の実際の運用までをイラストと写真、そして宮川氏の長年の臨床のコツを盛り込みながら解説した一冊。

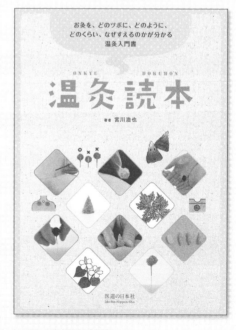

お灸を、どのツボに、どのように、どのくらい、なぜすえるのかが分かる温灸入門書
ONKYU DOKUHON
温灸読本
著者 宮川浩也
医道の日本社
Ido-No-Nippon-Sha

著者：**宮川浩也**
B5判116頁　定価（本体 3,600円＋税）

医道の日本社　フリーダイヤル 0120-2161-02　Tel.046-865-2161　ご注文FAX.046-865-2707
1回のご注文 1万円（税込）以上で梱包送料無料〈1万円未満：梱包送料880円（税込）〉

ＦＡＸ番号
046-865-2707

● FAXによるご注文は、裏面に送付先をご記入ください。

● 受注の間違いを防ぐために、ハガキの投函や２回の送信など重複したご注文はお避けください。

┌→ハガキでのご注文はここから切り取ってご使用ください。

注文書

┌→愛読者はがきこと注文書とハガキ間面のミシン目を切り取ってご使用ください。

郵便はがき

料金受取人払郵便

田浦局承認
65

差出有効期間
令和２年４月
30日まで

切手を貼らず
このままお出
しください。

237-8790

横須賀市追浜本町1-105

㈱医道の日本社

● お支払は商品に同封の振替用紙でお願いします。（商品・金額により、他のお支払方法でお願いする場合もございます。）

● 月刊「医道の日本」誌の新規御購読は雑誌とじ込みの振替用紙でお申し込み下さい。

通信欄（ご希望・お読みものへのご意見・ご当社に本書きもらもう。）

愛読者はがき

┌→愛読者はがきこと注文書とのミシン目を切り取ってご使用ください。

郵便はがき

料金受取人払郵便

品川局承認
2036

差出有効期間
令和３年11月
24日まで

切手を貼らず
このままお出
しください。

140-8790

001

東京都品川区大井1-23-1
カクタビル8階

㈱医道の日本社

愛読者はがき係行

ご記入いただいた個人情報は、お支払い確認等の連絡・商品お届けのため、および当社出版物や商品のご案内のために利用し、その目的以外での利用はいたしません。また、ご記入いただいた個人情報に変更が生じた場合は、速やかにご連絡ください。

フリガナ		
お名前		（　　歳）
ご住所	〒	☎
E-mail		@
	メールマガジン（無料）の配信を希望 □する　□していない	
定期購読	□している（会員番号：　　　　　　　） □していない	
お持ちの資格 ※レ印をお入れください（複数可）	□鍼灸師　□あマ指師　□柔道整復師　□医師　□歯科医師 □看護師　□薬剤師　□ケアマネージャー　□理学療法士　□トレーナー □エステティシャン　□もっていない　□その他：	

※資格欄は以前にお答え頂いている場合は未記入でも結構です。

FAXでのご注文（医道の日本社行　FAX 046-865-2707）

● FAXでのご注文は、下のミシン目を切り離さず、側面のミシン目とアンケートとのミシン目を切り離してご使用ください。

〈通信欄〉

注文書

年　　月　　日

商品コード	品　名	サイズ	数量	金　額
				千

合　計

フリガナ

お名前

ご住所　〒　　―

☎
FAX

E-mail　　　　＠

メールマガジン（無料）の配信を希望□する

※お電話番号は必ずご記入ください

お持ちの資格
□鍼灸師　□あマ指師　□柔道整復師　□医師　□歯科医師
□看護師　□薬剤師　□ケアマネジャー　□理学療法士　□トレーナー
□エステティシャン　□もっていない　□その他：
※し印をお入れください（複数可）

●資格欄は以前にお答え頂いている場合は未記入でも結構です。

●アンケートにご協力ください。このはがきを出していただいた読者の中から抽選で図書カード（500円分）を贈呈します。
・2月号で面白かった記事に○印をつけて下さい。※5つまで。
・のプレゼント希望の場合は□に／印をつけて下さい。（読者プレゼント　□希望する）

1. 今月のスタッフブッシュ
2. 私と鍼灸
3. 生薬とからだをつなぐ
4. 読者を訪ねて
5. 医療連携の現場から
6. 外傷整復道場
7. 特報　NHK特集番組「東洋医学ホントのチカラ」第2弾No.2
8. 連動企画「ツボの選び方2」
9. 学会・イベントレポート
10. 業界ニュース
11. 古典から鍼灸師の仕事を見直す
12. 疾患別　実践陰陽太極鍼
13. マンガでわかるプラセボ効果
14. 鍼灸字源探検
15. 鍼灸徒然草
16. 池田政一の臨床
17. 鍼灸ワールドコラム
18. 世界メディアが伝える「鍼灸」最新動向
19. 学会・研究会・シンポジウム一覧
20. キャッチアップ！医療記事HEAD LINE
21. 今月の読者の広場
22. 求人案内

■今後「医道の日本」で取り上げてほしいテーマや症例などをご記入ください（例：「リウマチ」「美容鍼」など）。

■本誌へのご意見・ご感想・ご要望など自由にお書きください。

2020.2

Orchestrating a brighter world

NEC

クラウドでしか実現できない、新たな時代の「施術録管理」がここにある。

すぐに使える！簡単に記録できる！安心・安全に管理できる！

「施術ノート管理サービス」

はり師・きゅう師・あん摩マッサージ指圧師の業務負荷を軽減

いつでも・どこからでも、施術者が患者の施術録を作成・登録・閲覧することが可能になります。ソフトウェアのインストールやアップデートは不要。容易にサービスを導入・活用することができます。

東洋療法に対応

療養費支給申請が容易に

時間や場所を問わず利用可能

充実したサポート体制

https://www.nec-solutioninnovators.co.jp/sl/orientaltherapy/

NECソリューションイノベータ

PR

NECソリューションイノベータ株式会社

あはき師専用の
「NEC 東洋療法支援ソリューション 施術ノート管理サービス」
をリリース

ICT(Information and Communication Technology の略。情報通信技術)による社会ソリューション事業を展開するNECグループ企業、NEC ソリューションイノベータ株式会社が1月、鍼灸マッサージ師のための「NEC 東洋療法支援ソリューション 施術ノート管理サービス(以下、施術ノート管理サービス)」をリリースした。徹底的に鍼灸マッサージ師向けにつくられたシステムとのこと。この新サービスについて同社サポートサービス事業部で、開発チームの宮井誠氏と、鍼灸マッサージ師でもある大鐘善恵氏に話を聞いた。

❖ 鍼灸マッサージ師の「かゆいところに 手が届く」システムを目指して

　これまでも電子カルテなどのソフトウェアは市販されてきたが、今回同社が開発したサービスはクラウド・コンピューティングを活用したシステムであるのが大きな特徴だ。

　「クラウド・コンピューティング」とは、

ネットワークに接続されたサーバ・コンピュータに存在するソフトウェアやデータをスマホやタブレットなどの手元のデバイスに呼び出して使用する仕組み。クラウドサービスとすることで、ユーザ登録してログイン ID・パスワードを入力するだけで、いつでも、どこでも、患者情報の登録、施術録の作成閲覧ができる。そのため、往療先やスポーツ大会など施術所外での活動で

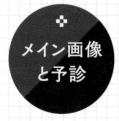

メイン画像
と予診

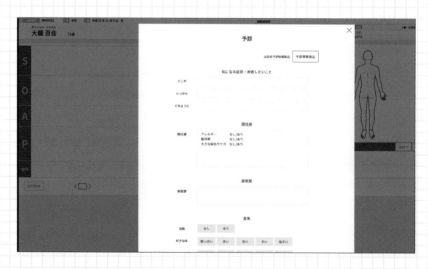

「施術ノート管理システム」メイン画面。5万件の施術録を登録でき、SOAPにも対応。予診は五行の色体表を含めた項目を入力できる

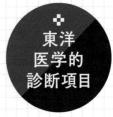

**東洋
医学的
診断項目**

脈診は脈状診、六部定位脈診、4祖脈・6祖脈・8祖脈に対応。腹診については5分割、9分割を選択して、自分の施術スタイルによって使い分けできる。舌診も図を直接クリックして入力可能

- 検査結果 -

脈診

脈状診

	施術前		施術後
数脈		→	平脈

六部定位

	施術前			施術後	
右	左	→	右		左
	寸			寸	
	関			関	
虚			平		
	R			R	

4祖脈

	施術前		施術後
	沈		平
	遅	→	平

6祖脈

	施術前		施術後
	浮		平
	数	→	平
	実		平

8祖脈

	施術前		施術後
	浮		平
	数		平
	虚	→	平
	遅		平

舌診

部位	施術前		施術後
舌辺（左）	歯痕	→	やや改善
舌尖	点刺	→	改善

腹診

腹診五分割

部位	施術前		施術後
肝	硬結あり	→	やや改善
腎	弾力なし	→	やや改善

腹診九分割

部位	施術前		施術後
左季肋部	硬結あり	→	やや改善
左腸骨部	硬結あり	→	やや改善

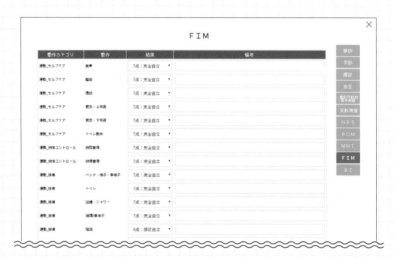

徒手検査は30以上搭載しており、臨床で使われるものはほぼ網羅されている。検査部位によって使える検査名が選択肢として表示されるので、検査名を迷ったり間違えたりといったエラーを防ぐことができる

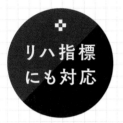

FIMとBIはADLの指標。受療委任が始まり、鍼灸が地域医療に含まれた。これにより、寝たきり状態などADLの高くない患者を施術することも増えてくると予想される。そこで、FIMとBIの記載、点数を選択できるようにした。各患者ごとに点数を把握しておけば、医療連携で大いに役立つ

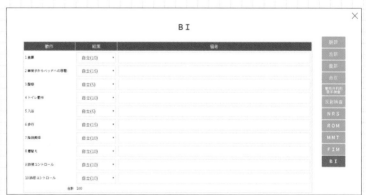

も役に立つ。

　同社にとって鍼灸マッサージ師向けのサービスをリリースするのは、初めての試みとのこと。今回はどういった背景で、「施術ノート管理サービス」を開発したのだろうか。宮井氏は次のように語る。

　「当社では今後さまざまなSaaS（Software as a Serviceの略。クラウドで提供されるソフトウェアのこと）を展開していきたいと考えており、その一つとして鍼灸マッサージの分野に注目したのです。そして、何人かの鍼灸マッサージ師にヒアリングしたところ、業界が抱えるいくつかの課題が浮かび上がってきました」

　その課題とは、他の医療職に比べて「施術データの蓄積ができていない」「IT武装

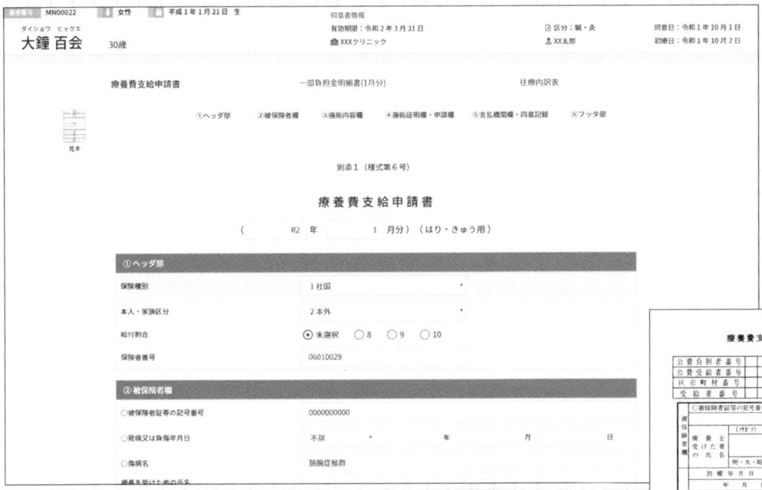

MN00022
女性
平成1年1月21日 生
ダイショウ ヒャクエ
大鐘 百会
30歳
同意者情報
有効期限：令和2年3月31日
XXXクリニック
区分：鍼・灸
XX太郎
同意日：令和1年10月1日
初療日：令和1年10月2日
療養費支給申請書
一部負担金明細書(1月分)
往療内訳表
①ヘッダ部
②被保険者欄
③施術内容欄
④施術証明欄・申請欄
⑤支払機関欄・同意記録
⑥フッタ部
見本
別添1（様式第6号）
療養費支給申請書
（ R2 年 1 月分）（はり・きゅう用）
①ヘッダ部
保険種別
1 社国
本人・家族区分
2 本外
給付割合
未選択
8
9
10
保険者番号
06010029
②被保険者欄
被保険者証等の記号番号
0000000000
発病又は負傷年月日
不詳
年
月
日
傷病名
頚腕症候群

かんたん作成

別添1（様式第6号）
療養費支給申請書（ 年 月分）（はり・きゅう用）
公費負担者番号
公費受給者番号
区市町村番号
受給者番号
保険者番号
1 2 3 4 5 6 7 8 9 10 11 12 13 14 15 16 17 18 19 20 21 22 23 24 25 26 27 28 29 30 31

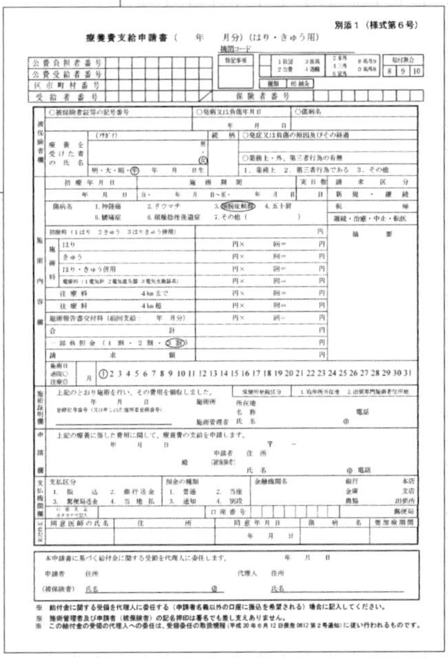

療養費
申請

上図のフォームに必要事項を入力していくだけで、療養費支給申請書をPDFで自動出力してくれる（下図）

化が遅れている」といった点である。もちろん個々の鍼灸マッサージ師はそれぞれの方法で、施術データを蓄積・管理・活用していることと思うが、それが業界全体で共有されているとは言い難く、共通したフォーマットも存在しない。このためビッグデータの蓄積が困難であるがゆえに、エビデンス研究や医療連携などさまざまな領域で障壁になっている側面がある。

「現在、東洋療法では施術録を紙媒体で記録していることが多く、電子データとして蓄積されていないため、施術の客観的な分析、効果測定や経過観察などが難しい状況にあります。こうした状況を受け、当社は、施術録の電子化による施術実績・結果の記録、検索などIT化によって支援するための『施術ノート管理サービス』の開発に着手しました。多くの施術者に使っていただくことで、鍼灸マッサージ業界の課題に貢献できると考えたのです」

とはいえ、前例の少ない鍼灸マッサージ業界へのICT活用については分からないことも多く、文字通りゼロからの開発になったという。2018年はデモ版を開発して複数の鍼灸マッサージ師に見てもらい、さまざまな意見を取り入れていった。大鐘氏は次のように振り返る。

「デモ版の時点では伝統鍼灸寄りの造りだったのですが、現代鍼灸の要素も大幅に取り入れました。鍼灸マッサージには多様な施術スタイルや流派が存在するので、1年以上の期間をかけてどんな流派の先生方

にも一定レベル以上の使いやすさ、共有のしやすさを追求していきました。また、2019年1月には鍼灸マッサージの施術においても受療委任制度を利用できるようになりました。開発チームは受療委任制度についての講習会にも参加して理解を深めて、サービスに盛り込んでいきました」

こうした経緯を経て、2019年3月よりVer.1.0の開発がスタート。重要な機能要件として療養費や要配慮個人情報への対応強化を図り、より有益かつ安全なインフラとして開発期間を2019年12月まで延ばして進め、2020年1月に直販開始となった。

✚ クラウドならではの豊富なメリット

クラウドと聞くと、「なんだか難しそう」と感じる向きもあるかもしれない。しかし、宮井氏によれば、手軽に利用できるため、業務の負担を軽減してくれるという。

「クラウドの利点は、インターネットにつながっていればPCやスマホ、タブレットなどどんな機器でも使えて、ウィンドウズかmacOSといったOSの違いの制約を受けないところにあります。また、面倒な設定も必要ありません」

さらに、運営元であるNECソリューションイノベータがさまざまな管理をしてくれるというのがメリットとして大きい。例えば、今後の法改正により療養費などの諸制度が変わったとしても、運営側が絶えずアップデートして設定変更を行うので、ユーザはソフトの再購入、再インストール、アップデートのし忘れなどを気にせず、いつでも最新バージョンのものを使うことができる。また、患者の個人情報を施術所で管理することで生じ得る情報漏洩や消失のリスクを低減できるところも見逃せない。

業務負担の軽減という点では、施術録への記入のほとんどをプルダウンやチェックボックスによる選択やアイコン・画像をタッチ・クリックする感覚的操作で完了する。このためスピーディーに施術録を作成できる。さらに、作成した施術録をもとに各種情報を入力していけば、厚労省が提供するフォーマットに従った療養費支給申請書も自動でつくることができるので、療養費請求に対してハードルが高いと感じている人にとっては請求がぐっと身近になるだろう。

「まずは顧客（患者）管理のために使っていただき、施術所のIT化の最初の一歩を踏み出してみていただければと思います。今後も利用者の意見を取り入れて、サービス強化を図っていきます。鍼灸マッサージ師の皆さんが持っている『わざ』をクラウドで後世に残していきませんか」

■申し込み方法
HPより、施術所／施術者の登録後、クレジットカード決済

■価格
基本契約（月額・税抜き価格）　3,000円〜

■お問い合わせ先
以下URLのお問合フォームよりお問い合わせください。
https://www.nec-solutioninnovators.co.jp/sl/orientaltherapy/index.html

「ゲンキ」をつくる仕事

1957 年創立の本校には 6000 名を超える卒業生がいます。
体験入学では臨床家や指導者としてご活躍中の先生方をお迎えし、「本物
の技と心」を伝えていただきます。「はり」「灸」の治療体験、施設見学、
個別相談会も行いますので、この機会にぜひお越しください。

願書受付中！！

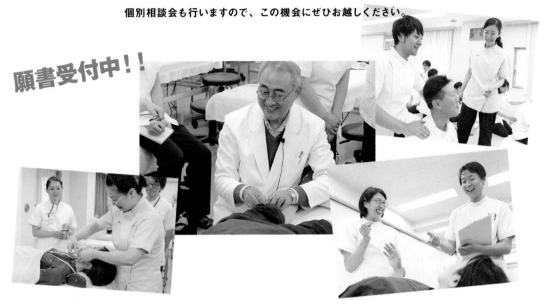

2020年4月入学生　募集学科

募集学科	募集人員	
鍼灸科	昼間部	30名
	夜間部	30名

募集学科	募集人員	
鍼灸あん摩マッサージ指圧科	昼間部	30名
	夜間部	30名

■専門実践教育訓練給付金対象講座　　■職業実践専門課程認可校

体験入学日程 ※体験入学の詳細は随時本校ホームページに掲載いたします

2020　**2.2**（日）　**3.1**（日）

特別講演日程 ※特別講演の詳細は随時本校ホームページに掲載いたします

2020　**2.8**（土）

学校見学随時受付中！

厚生労働大臣認定　学校法人　素霊学園
東洋鍼灸専門学校

TEL 03-3209-5436　**MAIL** info@toyoshinkyu.ac.jp

〒169-0073 東京都新宿区百人町 1-4-4　https://www.toyoshinkyu.ac.jp

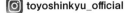 toyoshinkyu_official　　 toyo_shinkyu

駅から徒歩**3**分

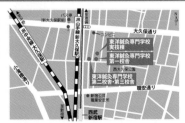

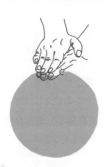

心を削る仕事より、

心を癒す仕事がしたい。

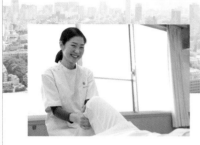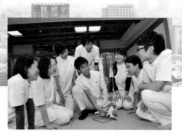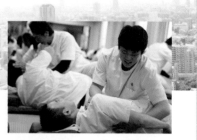

国家資格　あん摩マッサージ指圧師

厚生労働大臣認定
総本山長生寺付属 **長生学園**

〒144-0055　東京都大田区仲六郷 2-35-7
京急線雑色駅徒歩4分/JR蒲田駅徒歩17分

TEL **03-3738-1630**　長生学園 Q

■募集要項	
募集学科	あん摩マッサージ指圧師科 昼間部 60名 あん摩マッサージ指圧師科 夜間部 60名
修業年限	3年
授業時間	昼間部 9:00～12:10 夜間部 18:00～21:10

入学試験
2/16（日）**3/14**（土）
施術体験つき学校説明会
2/8（土）　　　　13:30～ 2/26（水）、3/4（水）18:00～

500万個
累計販売数

Mediflow

ウォーターベースピロー

カナダ・メディフロー社

たくさんの医療施設や治療院で患者様に販売されております。

Mediflow
ELITE ―エリート―
WATERBASE® FIBER PILLOW

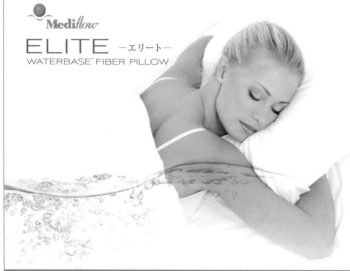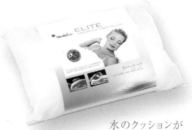

水のクッションが
快適な眠りを提供します。

プレミアムピロー・エリート

商品コード **IKB-10009**

本体価格 **12,000円**（税別）

サイズ:縦51×横71×高15～19cm（高さは水の量で調整）
　　　　※高さは未使用時の実寸サイズ
材　質:[内層] ポリエステル 100%　[外層] 綿 100%

カナダMediflow社 日本総販売元 株式会社医道の日本社　フリーダイヤル 0120-2161-02

商品詳細は公式サイトをご覧ください。　メディフロー公式サイト　http://www.mediflow.jp/

理学療法士を3年間でめざす！

リハビリテーション学科（理学療法士養成・昼3年制・定員66名）

国家資格保有者サポート制度：入学金半額免除

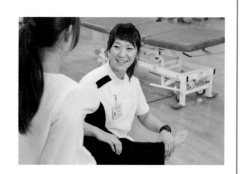

■はり師・きゅう師・あん摩マッサージ指圧師など、医療・福祉系の国家資格保有者について、リハビリテーション学科の入学金を半額免除する制度が始まりました。

■本校リハビリテーション学科は1979年開設。約1,900名の卒業生を輩出してきました。長年の経験・実績に基づいたカリキュラム、卒業生のネットワークにも支えられた臨床実習、就職のサポートが特長です。

■10代〜40代まで、幅広い年齢層の学生が在籍しています。

■学校見学　月〜土曜　11時／18時　　■入学試験：2/16（日）・3/1（日）

 東京衛生学園専門学校　〒143-0016　東京都大田区大森北4-1-1（JR 大森駅徒歩5分）
TEL 03-3763-6621　　webサイト https://www.teg.ac.jp/

「共に働く」をサポート！
治療家専門求人サイト

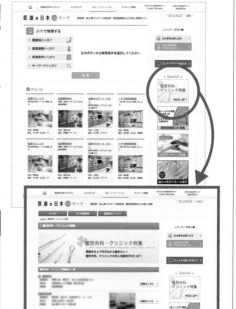

「医道の日本 Job サーチ」では、求職者の関心が高いキーワードを特集としてピックアップし、掲載しています。
スタッフ採用を検討中の先生方、特集の内容をご確認の上、是非ともこの機会にご利用ください。

・・・・・・・・求人特集（予定）・・・・・・・・

〜3月

整形外科・クリニック／短時間勤務OK
在宅マッサージ
鍼灸の患者が多い治療院
新卒歓迎の治療院・クリニック

https://www.ido-jobsearch.com

https://www.ido-jobsearch.com にアクセス後、諸注意をお読み頂き、サイト上より直接ご登録、お申し込みください。

医道の日本社　Tel.03-5718-3012　Fax.03-5718-3013

メールアドレス info@ido-jobsearch.com

一般医療機器

継続圧刺激の
マグレイン®

進化を重ねて半世紀

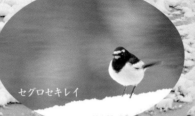

セグロセキレイ

阪村研究所の向かいには深泥池があります。
深泥池は北・東・南の三方を山に囲まれた池です。
水の流入はなく、池全体の三分の一が浮島になっており、
この下には水が流れていることが確認されています。
浮島は水温や水質の関係で有機物の分解が
進まず、枯れた植物がそのまま堆積し、
その上に苔や植物が生えていくことで出現します。
季節により上下し、冬には沈んで冠水します。
この特徴から、いろいろな植物が育成しています。
冠水を逃れるやや高い部分にはアカマツなどの樹木が生え、
冠水部分にはミツガシワやカキツバタが生育します。

ヒドリガモ

冬の深泥池

・皮膚の知覚は体を守る必要から鋭く早く確実に伝達します。
・皮膚感覚を利用するマグレイン、手軽で合理的な治療用具です。
・体の変化で現れる過敏化部位に定点である、ツボ等へ貼付してください。

MAGRAIN

継続弱刺激、受容率変化による虚実両症に

定番商品		**マグレインN 鉄粒** 1mm 300粒入り 1,800円 (税別) 茶色アクリル系粘着剤 7mm		**マグレインN 金粒** 1mm 300粒入り 1,900円 (税別) 茶色アクリル系粘着剤 7mm
クリアテープで美容向け		**マグレインクリア クロム** 1mm 240粒入り 1,800円 (税別) 透明アクリル系粘着剤 7mm		**マグレインクリア 金粒** 1mm 240粒入り 1,900円 (税別) 透明アクリル系粘着剤 7mm
敏感肌におすすめタイプ		**チタンビーズクリア** 1mm 200粒入り 1,800円 (税別) 透明アクリル系粘着剤 7mm		**チタンビーズアクリル絆** 1mm 200粒入り 1,800円 (税別) 茶色サージカルテープ 7mm

※金粒は弱刺激、補にお使いください

マグレイン 円錐粒（エンスイ）

押圧刺激による貼付中の瀉治療用に

高さ底辺各2mm エンスイ型粒子
茶色アクリル系粘着剤 12mm　　　75粒 1,900円 (税別)

株式会社 阪村研究所

http://www.magrain.co.jp

〒603-8041　京都市北区上賀茂ケシ山1番地
TEL:075-701-8171　FAX:075-701-8172

※業務用大包装卸価格あり、お問い合わせはコチラ
http://magrain.co.jp/intl/contact

※サンプル・資料請求・ご注文は電話・ファックス・またはWEBサイトから